EL FIN DE LAS ALERGIAS ALIMENTARIAS

El fin de las alergias alimentarias

El primer programa para prevenir y revertir la epidemia de nuestros tiempos

Doctora Kari Nadeau

Directora del Centro Sean N. Parker para
la Investigación sobre Alergias y Asma
de la Universidad de Stanford

y Sloan Barnett

Autora bestseller de *The New York Times*

Traducción: Laura Paz

Grijalbo *vital*

El papel utilizado para la impresión de este libro ha sido fabricado a partir de madera
procedente de bosques y plantaciones gestionadas con los más altos estándares ambientales,
garantizando una explotación de los recursos sostenible con el medio ambiente y beneficiosa para las personas.

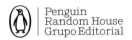

Penguin
Random House
Grupo Editorial

El fin de las alergias alimentarias
El primer programa para prevenir y revertir la epidemia de nuestros tiempos

Título original: *The End of Food Allergy.*
The First Program to Prevent and Reverse a 21st-Century Epidemic

Primera edición: abril, 2023

A los pacientes... los verdaderos héroes de nuestra historia

Índice

Primera parte

Comprender las alergias alimentarias

Capítulo 1

Introducción a *El fin de las alergias alimentarias*

*Quiénes somos, por qué estamos aquí
y qué nos espera a futuro*

Bienvenido al futuro de las alergias alimentarias.

Si estás leyendo este libro, entonces probablemente padeces una alergia alimentaria de algún tipo. O quizá simplemente te interesa comprender más sobre esta epidemia que está oprimiendo al país y cada vez más al mundo. Tal vez acaban de diagnosticar a tu bebé con una alergia a las nueces, a los lácteos o al huevo. Quizá tienes a un niño en primaria confinado a la mesa libre de nueces de la cafetería y rechazas invitaciones a fiestas de cumpleaños por miedo a que una exposición accidental al trigo o a los lácteos lo puedan mandar al hospital. Es posible que tengas amigos con alergias alimentarias en su familia o un diagnóstico propio. Tal vez eres médico y desearías tener más opciones para tus pacientes. O quizá eres un padre o una madre ansiosos sobre cederle a cualquier otro que no seas tú el cuidado de la alergia alimentaria de tu hijo.

Es posible que seas un maestro y tengas niños que padecen alergias alimentarias a tu cargo. O quizá haya un miembro adolescente en tu familia que parece estar a punto de olvidar llevarse la epinefrina cuando sale con sus amigos. O quizá en tu familia eres tú el que nunca ha probado un cacahuate, resultado de acomodar tu vida alrededor de evitar lugares y alimentos donde pueda estar tu alérgeno.

Seas quien seas, si eres una de las decenas de millones de personas alcanzadas de alguna manera por una alergia alimentaria o simplemente sientes curiosidad por la condición, entonces este libro es para ti. Este libro está aquí para ayudarte.

Las alergias alimentarias están entrando en una nueva era. Durante décadas hemos luchado contra esta epidemia alarmante y desconcertante que afecta cada vez a más niños y adultos. Sin embargo, la ciencia ha podido aportar poco a quienes están destinados a una vida de miedo por una posible muerte (aunque sea rara) por exposición accidental.

Esa época se acabó. Ya terminaron los días en que evitar un alimento a toda costa era la única opción, cuando no se podía hacer nada y nadie tenía idea de cuáles eran los tratamientos. También dejamos atrás los años en que cualquier mención de una alergia alimentaria se topaba con escepticismo, ignorancia y rechazo. Tanto la ciencia como el público en general reconocen ahora esta condición como una enfermedad grave que requiere nuestra ayuda.

Durante el último siglo, los investigadores de alergias alimentarias han descubierto un nuevo continente en este campo de estudio. La comprensión del sistema inmunológico, conseguida con tanto trabajo, crea ahora un campo fértil que permite el crecimiento de algo nuevo: opciones.

La inmunoterapia se encuentra en el corazón de este nuevo mundo. Esta poderosa técnica entrena al sistema inmunológico para que deje de tratar un alimento dado como un enemigo. Ayuda al cuerpo a retomar el curso, reeducándolo, lenta pero firmemente, sobre la seguridad de las nueces, el trigo, el huevo o los lácteos, o cualquier alimento que provoque esa peligrosa reacción autodestructiva conocida como un ataque alérgico.

Exploremos un nuevo territorio

Este libro aporta una mirada profunda al programa completo para prevenir, diagnosticar y revertir las alergias alimentarias. La primera parte comienza con las terribles cifras que exponen el dramático aumento de la condición en los últimos 30 años más o menos. Desentrañamos las diversas teorías que buscan explicar este incremento en la prevalencia, recolectando *granos* de verdad esparcidos por este campo de investigación. Después atendemos uno de los efectos secundarios más pernicio-sos de las alergias alimentarias: la culpa de los padres. Vemos qué nos dice la ciencia sobre las dietas en el embarazo, las dietas en la lactancia, la herencia genética y otros posibles caminos por donde pueda entrar esa confusión alimentaria al sistema inmunológico. Al dejar de lado la autoculpa, nos encargamos entonces de la cocina, guiando a las fami-lias en todo lo que necesitan saber sobre los cambios que deben hacer en casa después de un diagnóstico de alergia, incluyendo una mirada fresca al complicado lodazal de las leyes de etiquetado de alimentos.

La segunda parte se adentra en el corazón de la nueva era de las aler-gias alimentarias. Comienza con una mirada hacia el pasado, en cómo nos enfocamos tanto en la exclusión como única opción. Equipados con las lecciones de antaño, pasamos entonces al conocimiento que ahora tenemos sobre la prevención de las alergias alimentarias. Nos alejamos del mito de la exclusión de alimentos ayudados por investi-gaciones rigurosas sobre una introducción temprana. Y ofrecemos una guía práctica basada en evidencia para saber cuándo y cómo añadir nue-vos alimentos a nuestra dieta y poder prevenir las alergias alimentarias.

Esto nos lleva a la inmunoterapia. En pocas palabras: ya es posible tratar y revertir las alergias alimentarias. Las investigaciones continúan y seguimos identificando regímenes estándar que alergólogos de todas partes puedan ofrecer en sus clínicas. Pero los miles de pacientes que ahora viven libres del miedo de una exposición accidental —muchos de los cuales comen abiertamente sus alérgenos como si nunca hubie-ran tenido una mala reacción a ellos— son testamento de la fuerza de este programa. La nueva era de la alergia alimentaria trata de devolver el control a las vidas de las personas. La inmunoterapia es una de las formas como va a ocurrir.

Incluimos información para ayudarte a decidir si la inmunoterapia es para ti, cómo puedes volverte partícipe de algún estudio o ser trata-do con seguridad en una clínica, y qué otras precauciones necesitas tomar en consideración conforme te adentras en esta nueva era. En pocas palabras, te equipamos con todo lo que necesitas saber sobre este tratamiento novedoso. Te damos un mapa del camino y te decimos cómo moverte, te mostramos las mejores atracciones y nos asegura-mos de que tengas un lugar dónde quedarte.

Pero hay mucho más en este nuevo momento para las alergias alimentarias. Los procesos de investigación y desarrollo están llenos de productos, desde nuevos medicamentos hasta accesorios y (por supuesto) aplicaciones. Vemos cada rincón donde ya se están dando avances con una dosis de escepticismo sano. Esta visión del futuro no tan distante es realista y está enfocada en lo que realmente te podría servir, reconociendo que el dinero que se puede obtener del "mercado" de las alergias alimentarias —es decir, de las personas que viven con la condición— es un buen motivo para ser precavidos.

En la última sección tocamos un aspecto de las alergias alimentarias que apenas si se ha reconocido durante mucho tiempo: el coste emocional. Vemos las investigaciones que muestran cuánto afecta la condición a todos los miembros de la familia y ofrecemos consejos para niños y padres sobre cómo lidiar con ello. Las voces de los adolescentes y los adultos jóvenes que crecieron con una alergia alimentaria y ahora habitan del otro lado te darán ideas invaluables.

Por último, consideramos nuestra parte en el futuro de la salud del planeta. El aumento de las alergias no se deslinda de muchos otros problemas graves que enfrentamos en la actualidad. Así que las sugerencias en la última parte no solo pretenden prevenir las alergias alimentarias, sino también reducir nuestro impacto en la Tierra. La nueva era de las alergias alimentarias descansa sobre la verdad de que no tenemos que aceptar el *statu quo*. Nuestras decisiones hacen la diferencia.

Respecto a tus guías

Antes de adentrarnos, queremos compartirte nuestras historias personales. Para ambas, la conexión inicial a las alergias fue personal, pero correr la voz de que ha comenzado una nueva era se ha vuelto una misión. Nuestra meta con este libro es contarte todo lo que sabemos para que tú puedas tomar decisiones informadas para ti y tu familia. Empezaremos contándote de nosotras.

Kari

Mi carrera en ciencia y medicina ha estado dedicada al cuidado de niños y adultos que padecen alergias alimentarias. En la clínica y en el laboratorio, estudio el sistema inmunológico y trabajo con colaboradores de todo el mundo que comparten la visión de prevención y tratamiento de las alergias por comida.

Mi primera exposición al mundo de las alergias llegó siendo niña, en Nueva Jersey, cuando apenas caminaba. Mi padre, un biólogo marino, estaba investigando cómo la contaminación afectaba el agua y la vida marina. Parte de ese trabajo implicaba estudiar la vida animal en el lecho de un río, lo que implicaba vivir en una casa flotante. Una casa flotante con humedad. Y resultó que yo era terriblemente alérgica. Entre eso y mi fuerte asma, tuve una apreciación muy temprana de qué tanto puede afectar al cuerpo nuestro entorno.

Trabajar como técnica médica de emergencia a los 16 años (el primer auto que manejé en la vida fue una ambulancia) me ayudó a darme cuenta de que quería ser doctora. Me uní a una de las primeras generaciones que incluyó mujeres en la Universidad de Haverford. Gracias a una beca y los excelentes maestros ahí, tuve mi primer atisbo de biología molecular y el inmenso funcionamiento interno de nuestras células, incluyendo las células inmunológicas responsables por las alergias. Decidí continuar tanto con la investigación como con la atención médica, y obtuve mi licenciatura y doctorado en la Escuela de Medicina de Harvard a través del Programa de Entrenamiento de Científicos Médicos, patrocinado por los Institutos Nacionales de la Salud (programa donde también conocí al que se convertiría en mi marido).

Un día, en 2003, cuando estaba haciendo mi práctica, nos llamaron a mi mentor y a mí a la Unidad de Cuidados Intensivos (UCI). Por entonces yo era becaria en los campos de asma, alergia e inmunología, donde aprendía de Dale Umetsu en la Universidad de Stanford. Seguí a Dale a la UCI, y ahí se nos acercó un padre de familia llorando. Tenía una bolsa de plástico con un autoinyector de epinefrina. Podía ver que la aguja estaba doblada. "No lo entiendo —nos dijo—. No lo entiendo".

Pero muy pronto Dale y yo comprendimos el problema con total claridad. El hijo de nueve años del hombre había sido diagnosticado con una alergia a la leche siendo un niño pequeño. Los médicos en ese entonces sabían muy poco sobre la alergia a la leche y la familia se quedó con la impresión de que desaparecería. Una noche, su hijo bebió accidentalmente del vaso de leche de su hermana. Cuando aparecieron los síntomas de la alergia, su familia probó con la epinefrina, pero la dosis era para un niño pequeño. Entró en shock anafiláctico y, en cuestión de 12 horas, su cerebro se había hinchado tanto que ya no había esperanza de salvar su vida.

La historia no terminaba ahí. El niño se volvió donador de hígado y el receptor desarrolló una alergia a la leche. Yo no sabía en sí por qué sucedía eso, pero estaba determinada a descubrir por qué, estudiando el sistema inmunológico. Y sabía que quería hacer algo para detener muertes completamente prevenibles como esta. Podía ver que investigar los mecanismos detrás de la alergia alimentaria y encontrar formas de mejorar el cuidado de la gente viviendo con la condición eran metas inseparables. Para mí, se volvieron sueños inseparables.

Mientras más me adentraba en el mundo de las alergias alimentarias, padres y pacientes empezaron a acercarse a mí. Nos reunimos en cafés por todo el mundo, donde compartieron los problemas que tenían con las alergias de sus hijos o las propias. Conforme familia tras familia me preguntaba si alguna vez habría forma de hacer algo mejor para las personas con alergias alimentarias, me dediqué a ayudarlos. Estas conversaciones evolucionaron en un involucramiento extensivo con la comunidad de alergias alimentarias, la cual ha sido invaluable para guiar mi labor, señalándome las necesidades y preguntas más apremiantes. Otros centros de alergias estaban teniendo buenos resultados con métodos experimentales para tratar las alergias de leche, huevo y cacahuate. En cuestión de años, mi equipo en Stanford estaba realizando el primer estudio clínico de inmunoterapia, combinado con el medicamento para asma omalizumab, el cual bloquea un componente crucial en reacciones severas, para tratar la alergia a la leche. El estudio incluyó a solo 11 pacientes, pero los resultados nos impactaron. Varios pacientes pudieron tolerar una cantidad mucho mayor de leche en nueve meses; para algunos, el cambio tomó tres meses nada más. Este éxito se repitió en nuestro siguiente estudio, ahora tratando personas con más de una alergia alimentaria.

Conocí a Sloan y su familia en 2013, cuando se acercó a mí para tratar las alergias de sus hijos. En los años siguientes hablamos seguido sobre encontrar una manera de comunicar a otros la revolucionaria transformación que estaba sucediendo en las alergias alimentarias. Su visión, compasión y determinación nos llevó a crear juntas este libro. Conforme progresó la investigación, quería asegurarme de que las familias y los pacientes supieran todo lo posible sobre prevenir y tratar alergias alimentarias, lo mismo que ella... lo que culminó en el libro que tienes en tus manos.

Sloan

Me sumergí en el mundo de las alergias alimentarias en un restaurante cerca de nuestra casa en Nueva York, cuando mi hijo tenía dos años. Empezó a verse enfermo y pensamos que se estaba resfriando. Pero cuando lo acosté ya en casa, me di cuenta de que su corazón estaba acelerado. Mi esposo y yo corrimos al hospital más cercano y, después de dos días en cuidados intensivos, le diagnosticaron asma. El doctor nos dijo que era necesario hacerle pruebas de alergias alimentarias porque era muy común entre los niños con asma. Cuando se le diagnosticó una alergia a los cacahuates, el médico sugirió que también revisáramos a nuestra hija, que tenía solo seis meses en ese entonces. Ella dio positivo para una alergia a las nueces. La experiencia fue enteramente nueva para mí. Recordé que el capitán del equipo de squash de mi universidad había muerto por una reacción alérgica a los cacahuates. Pero nadie en mi familia se había topado con algo así.

Nos mudamos a California cuando mis hijos tenían cuatro y cinco años. Los ataques de alergia parecían seguir a nuestra hija por todo el mundo. Donde estuviera, alguna clase de residuo de nueces parecía encontrarla. Logramos mantener los cacahuates enteramente lejos de mi hijo, pero yo veía la amenaza de la alergia alimentaria de cerca, una y otra vez, cuando mi hija estaba creciendo.

Un día, en una boda, una pareja sentada en nuestra mesa empezó a hablar de su propia experiencia con un hijo alérgico a la comida:

"Ustedes viven cerca de Kari Nadeau —nos dijeron—. ¿No la conocen?".

Yo no, y decidí remediar ese hecho de inmediato. Resultó ser en el momento perfecto. Mi hijo se inscribió en una prueba de investigación para un nuevo tratamiento contra la alergia a los cacahuates y mi hija se inscribió en uno para la alergia a las nueces. Durante el año siguiente hice el viaje de 90 minutos a Stanford cada semana para que uno u otro de mis hijos pudiera aumentar la dosis del tratamiento. Nunca fue fácil, pero la posibilidad de superar esta condición potencialmente fatal hizo que el reto valiera la pena. Y el increíble trato de Kari y su equipo nos dio la confianza de encontrarnos en las manos más seguras.

Más adelante, cuando mis dos hijos superaron sus alergias y Kari y yo nos habíamos vuelto amigas, la animé a llevar su labor al mundo. Podía ver qué tan brillante era como investigadora y médica, y creía que sus dones prodigiosos merecían un público mayor. Para ese entonces, Kari sabía de mi experiencia como abogada, periodista y autora del libro bestseller *Green Goes with Everything*. (Una guía para vivir mejor y más sanamente). Kari sabía que yo compartía su pasión por crear más conciencia medioambiental, identificando las causas de las alergias alimentarias y compartiendo la información sobre las opciones de tratamiento a cuantas personas fuera posible. Así que nos unimos como coautoras para ayudar a que las familias de todo el planeta tuvieran acceso al conocimiento y se sintieran empoderadas para asumir el control de su situación. Nuestra visión a futuro es simple: acabar con las alergias alimentarias.

Ambas

Para facilitar la lectura, hablamos en plural a lo largo del libro. A veces ese plural también se emplea para Kari y su equipo de investigación. Cualquier cosa correspondiente a pruebas clínicas realizadas en la Universidad de Stanford proviene directamente de la experiencia de Kari. Todos los pacientes mencionados en este libro accedieron a compartir sus historias. Todos los métodos aplicados a pacientes y sus familias en este libro se basaron en sus decisiones personales. Les pedimos a los padres o a los adultos recién diagnosticados que consulten con profesionales sobre cualquier intervención que vayan a realizar para prevenir o tratar una alergia alimentaria.

Un futuro creado con muchas manos

El progreso científico es la propia definición de un esfuerzo conjunto. Nos movemos hacia el futuro de manera gradual, un estudio a la vez, construyendo a partir de los hallazgos de otros. Hablamos de nuestros resultados, nos encontramos en conferencias, nos animamos mutuamente y, muchas veces, nos volvemos amigos.

La nueva era de las alergias alimentarias llegó a darse por los numerosos investigadores y médicos dedicados que continuaron su labor a lo largo de décadas, y que lo siguen haciendo hoy en día. Reconocieron que las alergias alimentarias son una condición grave que vale cada hora invertida en el laboratorio y esos dólares para investigación que cuesta tanto obtener. Y nunca dejaron ir la idea de encontrar un tratamiento. Incluso se atrevieron a soñar con prevenir y curar las alergias alimentarias. El trabajo de estos investigadores y médicos se incluye a lo largo de este libro, y nos da gusto mostrar de esta manera sus descubrimientos pioneros. Nos disculpamos por cualquier omisión inadvertida de investigaciones importantes e interesantes que se estén realizando en la actualidad o que nos haya llevado hasta donde nos encontramos ahora.

Este libro también extrae nuestra investigación en la Universidad de Stanford y nuestra experiencia con el cuidado de pacientes y sus familias, ya sea durante pruebas clínicas o como parte de un manejo rutinario de alergias. Nos sentimos honradas de incluir en este libro las ideas de pacientes, padres, investigadores, médicos clínicos y niños afectados directamente por alergias alimentarias.

Prepararte para el viaje

La ciencia de las alergias alimentarias es un esfuerzo constante a nivel mundial. Los investigadores intentan comprender procesos increíblemente diminutos y detallados del sistema inmunológico: la interacción de nuestro sistema inmunológico con el medioambiente, el papel de los genes en la formación del funcionamiento interno de la inmunidad, la influencia externa de nuestro entorno, las proteínas de diversos alimentos y cómo las maneja nuestro cuerpo, el efecto de distintos tipos de medicamentos en todo esto y mucho mucho más. Lo cual significa que esta historia está lejos de terminar. En cambio, apenas comienza. Y eso implica que no siempre llegaremos a conclusiones firmes, respuestas definitivas, resultados consistentes. Algunos estudios se contradicen mutuamente. Algunos hallazgos se pueden interpretar de distintas formas. Y todo el tiempo surgen nuevos descubrimientos, por tanto, es necesario tener un pensamiento flexible. Lo que parece cierto hoy quizá no lo parezca dentro de un año, dado el paso de las investigaciones.

Nosotras no disimulamos las investigaciones y no nos escondemos de estudios que aportan resultados contrarios. Creemos que equipar a las personas con información implica presentar un panorama tan completo como sea posible. Es típico (y necesario) que los científicos sientan un escepticismo sano sobre investigaciones nuevas. Los hechos pueden aparecer después de que se discute y se repite nueva información y sus análisis. A tal efecto presentamos un resumen de esos datos en el apartado "En conclusión". Y te prometemos que cada uno de nuestros comentarios está basado en la mejor evidencia disponible en la actualidad.

Y ya que tocamos el tema de la ciencia... abunda. El futuro de las alergias alimentarias está basado en investigaciones, y queremos que conozcas los descubrimientos que décadas de investigación han producido. También queremos asegurar que cualquiera afectado por una alergia alimentaria se sienta en calma al navegar a través de la información. Esperamos que hables con alergólogos certificados. Esas conversaciones y el conocimiento obtenido de este libro te equiparán para sacar tus propias conclusiones sobre lo que la evidencia implica para tu vida.

Todos los estudios que hemos incluido en el libro se encuentran aquí porque son parte de la historia. Está bien pasar rápidamente por las descripciones de los estudios y enfocarte más en los resúmenes. Aun así, dejarás este libro con una idea clara de aquello de lo que se trata la nueva era de las alergias alimentarias. Si tomas el tiempo de considerar cada una de las investigaciones, entonces tendrás una comprensión más profunda de la historia de la investigación alimentaria y comprenderás cómo la ciencia ha luchado para dar vida a este nuevo método. De cualquier manera, te invitamos a no sentirte intimidado ni confundido por la ciencia y las cifras. Ambas están aquí para servirte, no al revés.

El fin de las alergias alimentarias incluye una lista completa de todos los estudios a los que hacemos referencia a lo largo de las páginas. Una versión de la lista con hipervínculos está disponible en TheEnd OfFoodAllergy.com. También incluimos un glosario y tres apéndices. El primero contiene una lista de organizaciones y contactos donde las familias con alergias alimentarias pueden encontrar toda clase de apoyo. El segundo apéndice es una desmitificación concisa de las ideas comunes sobre las alergias alimentarias. El tercero es una lista de todos los vínculos económicos entre nosotras y cualquiera entrevistado en este libro, así como las empresas con fines de lucro involucradas en el tratamiento y la prevención de las alergias alimentarias. Queremos que todos los que tomen este libro sientan la confianza de que la información que reciben es neutral y está basada única y exclusivamente en nuestra mejor evidencia hasta la fecha. Nuestro singular motor es asegurarnos de que cualquiera que desee el conocimiento de cuáles son las mejores formas en la actualidad para atender alergias alimentarias pueda tenerlo.

Para adultos recién diagnosticados

Desarrollar una alergia alimentaria de adulto es más común de lo que la gente pueda pensar. Aunque gran parte del discurso público sobre alergias alimentarias se enfoca en niños, la población diagnosticada con alergias alimentarias después de los 18 años está creciendo. Más de 10% de los adultos en Estados Unidos son alérgicos a por lo menos un alimento. Casi la mitad de esta población desarrolla al menos una alergia alimentaria como adulto. Para casi un cuarto de la cifra, la edad adulta fue la primera vez que experimentaron la condición. La situación es similar en otras partes del mundo.

Casi toda la información contenida en este libro aplica para cualquiera con alergias alimentarias, sin importar la edad. Claramente, los adultos que viven con esta condición no necesitan preocuparse por no tener acceso en su alacena a snacks riesgosos ni por buscar la mesa libre de nueces en la cafetería de la escuela. Pero casi todo lo demás es universal. Aunque el lenguaje en este libro se dirige varias veces hacia los padres de niños recién diagnosticados, los adultos con alergias alimentarias lo pueden leer, ya que aplica a ellos por igual. Será obvio cuando la información sea específica para los niños.

Sobre todo, los tratamientos revolucionarios que presentamos son para personas de todas las edades. Muchos adultos alérgicos a algún alimento han completado su inmunoterapia con éxito y ahora viven libres del temor a encontrarse a su antiguo alérgeno. La nueva era de las alergias alimentarias les puede cambiar la vida a todos.

Hablar el idioma

Por último, sería muy útil conocer un poco de la terminología básica. Ciertas palabras se emplean muchas veces de manera intercambiable o poco clara dentro del mundo de las alergias alimentarias. Así que queremos asegurarnos de que los significados específicos de las palabras más utilizadas en este libro sean claros. También incluimos un glosario al final del libro con más definiciones.

Alergia: Las ronchas, la comezón, el jadeo, los ojos llorosos y con comezón, la congestión nasal, la tos, la mucosidad y la baja presión arterial que el cuerpo produce cuando se encuentra con un alimento que el sistema inmunológico identifica equívocamente como dañino. Esta reacción involucra un tipo de célula inmunológica llamada inmunoglobulina E, o abreviada IgE. Las investigaciones sobre alergias muchas veces usan el término *alergia mediada por IgE* para indicar una reacción específica, determinada por la inmunidad, que es una forma distinta a tener una sensibilidad alimentaria que provoca, digamos, molestias gastrointestinales temporales.

Desensibilización: Las intervenciones que aumentan la cantidad de un alérgeno que una persona puede soportar sin tener una reacción alérgica se conocen como tratamientos desensibilizantes. La desensibilización es el proceso general de aumentar la "dosis" de un alérgeno con el tiempo.

Intolerancia: La frase *intolerancia alimentaria* difiere de *alergia alimentaria*. Una intolerancia puede provocar inflamación (como la de la lactosa) o dolor de cabeza (como sucede con el glutamato monosódico). Algunas personas experimentan salpullido por ciertas especias y frutas (como la canela y la piña). Cuando una persona dice: "No puedo comer frijoles, me producen gases" o "No puedo comer pimientos, alteran mi sistema digestivo", se refieren a una intolerancia que no amenaza su vida.

Sensibilidad: Algunas personas tienen sensibilidades alimentarias que pueden provocar incomodidad, a veces grave, pero tampoco son una alergia alimentaria dentro del propósito de este libro. Una persona con enfermedad celiaca puede tener severa diarrea después de comer trigo. Es una condición seria que necesita tomarse en cuenta en restaurantes y entre fabricantes de alimentos procesados, pero no es una alergia alimentaria por definición. Asimismo, una persona puede tener cierta cantidad de IgE dirigida contra un alimento en particular sin ser realmente alérgico; este escenario también cae dentro de la definición de sensibilidad, en lugar de alergia alimentaria.

Tolerancia: La tolerancia se refiere a cuando el cuerpo no reacciona contra una proteína, ya sea que provenga de su interior (la insulina, por ejemplo) o del exterior (cacahuate, huevo o leche, por ejemplo). La mayoría de nosotros somos naturalmente tolerantes a todos los alimentos. A veces la tolerancia llega poco después del primero o segundo año de vida, un escenario común con la alergia al huevo. La tolerancia inducida por terapia implica que se entrena al sistema inmunológico para que no exista una alergia alimentaria u otra reacción (como la reacción a un trasplante de órgano). En este estado, la persona no necesita una exposición constante (digamos, un cacahuate al día) para mantener su tolerancia. En el campo de las alergias alimentarias, ahora nos referimos a este estado como *ausencia de respuesta sostenida*. Es muy pronto para establecer si el sistema inmunológico reentrenado permanecerá así el resto de la vida de una persona; en otras palabras, si esa persona está curada. Existen personas que permanecieron tolerantes incluso después de un año entero de no consumir el alérgeno. El resultado con que antes soñábamos ahora es una realidad. La ausencia de respuesta sostenida es lo más cercano que tenemos a decir que una persona está curada... por ahora.

Nota final: A lo largo del libro, cualquier mención de alergia al huevo se refiere a huevos de gallina, y cualquier mención a alergia a la leche se refiere a la leche de vaca.

Capítulo 2

La epidemia de alergias alimentarias: ¿qué está pasando y por qué?

Lo que sabemos y lo que no sabemos sobre las causas
detrás de las impresionantes cifras

Natalie Giorgi siempre había tenido cuidado. Diagnosticada con alergia a los cacahuates a los tres años, tenía que serlo. Evitar la leguminosa (los cacahuates no son nueces) se había vuelto una de sus primeras habilidades en la vida. Al igual que muchos niños, desarrolló un "sentido arácnido" que le decía cuando su enemigo, el cacahuate, estaba cerca.

Luego vino el verano de 2013 y el cuarto viaje anual de su familia a un campamento en el bosque, cerca del lago Tahoe. Suscitado por correos electrónicos y llamadas telefónicas de los padres de Natalie cada año, el campamento se aseguraba de que la comida estuviera libre de cacahuates, y no había habido incidentes en sus vacaciones anteriores. Por lo que Natalie pensó que era seguro comer las barritas de Rice Krispies que había probado en ocasiones anteriores.

Después de un bocado, Natalie, de 13 años en ese entonces, supo que algo andaba mal. Corrió hacia sus padres y les dijo que creía haber comido crema de cacahuate. Le dieron Benadryl y esperaron. No pasó nada. ¿Se habían equivocado sobre su alergia todos estos años? ¿Ya la había superado?

Unos minutos después, vomitó. Su vía respiratoria empezó a cerrarse. Su padre le inyectó epinefrina y luego le dio una segunda dosis, y una tercera, pero la reacción era imparable. La ambulancia tardó mucho tiempo en llegar por lo remoto de su locación. Para cuando Natalie ingresó al hospital, los médicos no pudieron salvarla. Murió esa noche por una mordida a una barrita de Rice Krispies hecha con crema de cacahuate.

Las cifras

De ninguna manera Natalie estaba sola en la amenaza que enfrentaba. Según los informes, las alergias alimentarias entre niños se han elevado drásticamente en últimos años y siguen en aumento. Las alergias que comienzan en la edad adulta también van en aumento.

Es difícil contabilizar cuántos niños en Estados Unidos viven actualmente bajo la clase de amenaza que Natalie enfrentaba. La única forma de saber con seguridad que un niño tiene una alergia alimentaria es darle el alimento y esperar a ver si reacciona. Pero la mayoría de los estudios que miden la prevalencia de las alergias alimentarias se apoya en cuestionarios que llenan los padres, sin ninguna garantía de cómo se diagnosticó la condición. Algunos padres pueden confundir una alergia con malestares digestivos, dolores de cabeza o síntomas ocasionados por un alimento que no les sienta bien por una u otra razón. Una encuesta que pretenda encontrar el índice de alergias alimentarias, es decir, el porcentaje de niños en una población dada, puede sobreestimar la estadística porque los padres con niños alérgicos a alimentos son más propensos a participar (un fenómeno que los estadistas llaman sesgo de selección). Algunos análisis de alérgenos tienen un índice elevado de falsos positivos, confirmando la presencia de una alergia que no existe, de nueva cuenta inflando el estimado. El índice de alergia al huevo depende de si los huevos que se usan para medir una reacción están crudos o cocidos. Todas estas variables pueden dificultar la determinación de una prevalencia nacional y global.

Sin embargo, aun si se toman en cuenta todos estos factores, las estadísticas son claras: las alergias alimentarias se han disparado en el último par de décadas. Una de nuestras fuentes principales para tal aseveración es la colección federal de estudios conocida como Encuesta

Nacional de Salud y Examinación Nutricional (NHANES, por sus siglas en inglés). De acuerdo con la encuesta NHANES más reciente, entre 2007 y 2010, 6.5% de los niños de Estados Unidos vivían con una alergia alimentaria. Son casi 5 millones de niños, o 7 de cada 100. Un estudio más reciente realizado por investigadores de la Universidad de Northwestern, con Ruchi Gupta a la cabeza, deja la prevalencia de alergias alimentarias en 7.6% de los niños de Estados Unidos. En cuanto a los adultos, un estimado de 2014 deja la prevalencia entre la población adulta en 5% más o menos, o alrededor de 14 millones. Una encuesta de 2019 que realizamos con investigadores de Northwestern de más de 40 000 adultos estadounidenses reveló que casi 4 400 —11%— tenía alergias alimentarias. Aplicar esa cifra en la población total de Estados Unidos implica que más de 26 millones de los adultos tienen una alergia a los cacahuates, los mariscos, los lácteos u otro alimento. Y de cada 100 pacientes con alguna alergia alimentaria, alrededor de 6 serán alérgicos a solo un alimento, pero 40 serán alérgicos a dos por lo menos, y a veces más. Sin importar si nos enfocamos en las cifras más o menos conservadoras, es claro que las alergias alimentarias están desbocadas en el país.

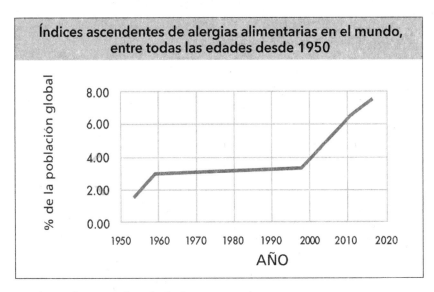

Índices ascendentes de alergias alimentarias en el mundo, entre todas las edades desde 1950

Basado en información de múltiples fuentes revisadas por expertos.

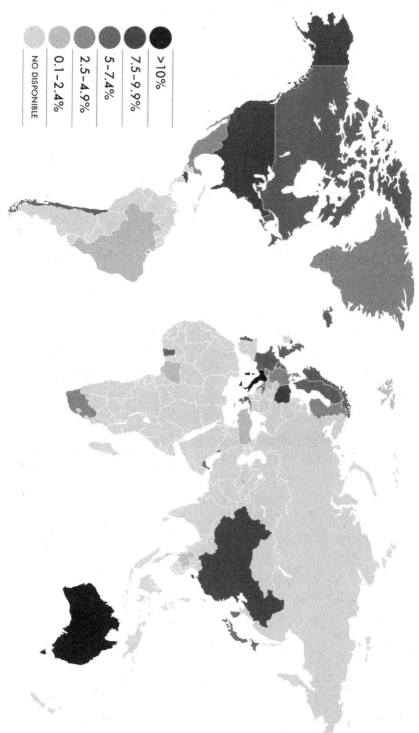

NO DISPONIBLE
0.1-2.4%
2.5-4.9%
5-7.4%
7.5-9.9%
>10%

Prevalencia global de alergias alimentarias

Eso también es veraz alrededor del mundo. En 2013, un grupo internacional de investigadores, dirigido por la Organización Mundial de las Alergias, informó que los índices de alergias alimentarias llegaban hasta 15% entre los 89 países incluidos. De acuerdo con sus hallazgos, una alergia alimentaria no es un fenómeno único de los países occidentales. Australia, Finlandia y Canadá encabezan las listas de niños de cinco años o menos; Mozambique, Tanzania e Islandia tienen los índices más altos para niños mayores. Si consideramos todos los niños, desde su nacimiento hasta los 18 años, Reino Unido, Colombia y Finlandia ocupan los tres primeros lugares. En otras palabras, las alergias alimentarias son un fenómeno global que no deja de empeorar.

No siempre fue así. El cambio se ha documentado ampliamente desde finales de la década de 1990, y algunos investigadores pueden rastrearlo hasta los años cincuenta. De acuerdo con los Centros para el Control y la Prevención de Enfermedades (CDC, por sus siglas en inglés), la prevalencia de alergias alimentarias entre niños se incrementó 3.4% entre 1997 y 1999. Entre 2009 y 2011, aumentó otro 5.1%. Tales porcentajes pueden parecer pequeños, pero los vemos en el contexto del mundo real: se trata de más de un millón adicional de niños con alergias alimentarias en menos de 15 años. Las visitas al hospital por alergias alimentarias se triplicaron de 1993 a 2006. De nueva cuenta, esto solo en Estados Unidos. En China, por ejemplo, las alergias alimentarias entre los infantes subieron de 3.5% en 1999 a 7.7% en 2009. A principios de los años noventa, en Reino Unido, 16 de cada millón de niños ingresaban anualmente a hospitales por alergias alimentarias. Para 2003, ese número había llegado a 107 por cada millón.

La alergia a los cacahuates está particularmente fuera de control. En 1997, menos de 0.5% de los niños en Estados Unidos eran alérgicos a los cacahuates. En 2008, el índice subió a 1.4%. En los siguientes siete años, la prevalencia casi se duplicó, llevando el índice a 2.2% en 2018. Los lácteos podrían ser peores. En una encuesta de 2007, 17% de los participantes reportaron una alergia a la leche. Se ha visto un incremento en la incidencia de los ocho alérgenos alimentarios más comunes —huevo, pescados, mariscos, nueces (almendras, avellanas, nueces de Castilla, pistaches y todas las demás), trigo, soya, junto con la leche y los cacahuates— en años recientes.

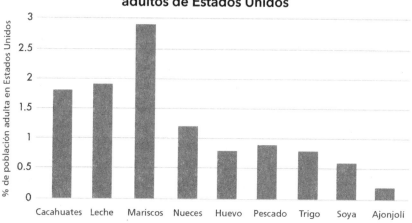

Los nueve alérgenos alimentarios más comunes entre adultos de Estados Unidos

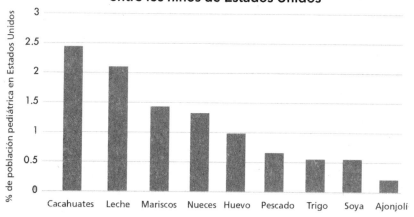

Los nueve alérgenos alimentarios más comunes entre los niños de Estados Unidos

La raza y la etnia importan. Un estudio de 2016 de 817 niños estadounidenses de Chicago, Illinois, y Cincinnati, Ohio, mostró que el asma y el eczema (ambos conocidos factores de riesgo de alergias alimentarias) eran más comunes entre niños afroamericanos que entre niños hispanos y blancos. En comparación con niños blancos no hispanos, los niños afroamericanos también estaban en un mayor riesgo de presentar alergias al trigo, el maíz, la soya, el pescado y los mariscos. Los niños hispanos eran más propicios a tener alergias al maíz, el pescado y los mariscos, en comparación con los niños blancos del estudio. Los índices actuales de alergias alimentarias son más altos entre niños negros no hispanos. Los estudios han encontrado índices mayores de alergia a los camarones entre negros no hispanos que entre blancos no hispanos. Otras investigaciones mostraron que los niños negros son más propensos a ser alérgicos a varios alimentos al mismo tiempo. Y un estudio que observó tendencias de alergias alimentarias entre 1997 y 2007 reportó el incremento más significativo entre los niños hispanos. "Tener ancestros africanos era un factor de riesgo notable para el incremento de riesgo de la sensibilización a los cacahuates", indica un resumen de la información. Los investigadores han recorrido un largo camino para comprender cómo y por qué la etnia tiene un papel en las alergias alimentarias, y cómo podemos atender este factor de riesgo de manera efectiva.

La geografía también cuenta en el riesgo de alergias alimentarias. Dónde viva una persona puede influir en los alimentos a los que sea alérgica: la alergia a las semillas de mostaza es particularmente común en Francia, por ejemplo, y la alergia a la jalea real es relativamente más común en Hong Kong. En ocasiones, los mecanismos inmunológicos exactos detrás de una alergia alimentaria difieren entre países. La proteína del cacahuate a la que la gente reacciona en un país puede ser distinta de la proteína a la cual reacciona la población en otro. Aunque la mayoría de las investigaciones sobre alergias alimentarias se ha realizado en países occidentales, la prevalencia a nivel mundial va en aumento (retomamos estas cifras en el capítulo 11). Los países donde la condición antes era insospechada ahora lidian con atender su incremento.

La hipótesis de la higiene: qué está bien, qué está mal y qué sigue

Las cifras pueden ser abrumadoras y confusas, pero llevan un claro mensaje: algo está pasando en todo el mundo. Las alergias alimentarias son una epidemia global. Lo que nos lleva a preguntar por qué. ¿Qué está pasando? ¿Qué ha cambiado en las últimas décadas que ha dejado a nuestros cuerpos tan confundidos sobre qué alimentos podemos ingerir con seguridad?

La ciencia ha generado perspectivas valiosas y una abundancia de información sobre los mecanismos detrás de una alergia alimentaria. Parte de esta labor ha llegado hasta el conocimiento general, dejando a los pacientes de alergias con ideas vagas y teorías basadas en investigaciones legítimas pero limitadas. La hipótesis de la higiene es quizá la explicación más conocida detrás de las alergias alimentarias y otros trastornos inmunológicos. Lo que quiere decir que es una gran oportunidad para desempacar esta teoría en todo su esplendor, basada, y no tanto, en hechos.

Este término podría ser familiar para muchos lectores, y la hipótesis, si bien exagerada, podría explicar una parte de la epidemia de alergias alimentarias. La teoría es sobre inmunidad. Cuando estamos en el vientre, nuestros sistemas inmunológicos son básicamente una hoja en blanco, y con toda razón. El sistema se crea en parte para rechazar sustancias ajenas, pero un feto en crecimiento tiene que estar abierto a recibir lo que sea que la madre le envíe. Y no necesitamos tener la guardia arriba cuando tenemos a los anticuerpos de nuestras madres cuidándonos. Después de nacer, la situación cambia. Afuera del vientre protector, un bebé tiene que aprender a protegerse a sí mismo. Tiene que colocar sus propios centinelas para custodiar el castillo y enviar soldados donde los invasores amenacen con atacar.

Este aprendizaje sucede a través de dificultades. Las escaramuzas con el mundo exterior educan al sistema inmunológico y hacen que construya defensas. Pero esa clase de mano dura implica llevar al sistema inmunológico más allá de su zona de confort.

Según la teoría, al desinfectar en exceso nuestros hogares y aislar nuestra vida de la tierra natural, le negamos a nuestro sistema inmunológico esa oportunidad. Un ambiente desinfectado implica que no hay exposición a gérmenes, lo que a su vez les niega a nuestros centinelas inmunológicos la oportunidad de volverse más fuertes. Si no se encuentran con microbios extraños, las células sanguíneas que normalmente diferenciarían entre amenazas invasoras y huéspedes inocentes nunca tendrán la posibilidad de entrenar para hacer su trabajo. Como resultado, nuestro sistema inmunológico permanece débil, incapaz de combatir infecciones, confundido sobre cuándo atacar y cuándo bajar la guardia. El uso de cloro, jabón antibacteriano y otros productos de limpieza, combinado con que los niños pasen menos tiempo simplemente ensuciándose, puede haber contribuido al incremento en los índices de eczema, resequedad en la piel, esclerosis múltiple, enfermedad de Crohn, diabetes tipo 1, asma, rinitis alérgica y, sí, alergias... según la teoría.

Antes de decidir si la hipótesis de la higiene resuelve el misterio de las alergias alimentarias o no, podría ser de utilidad un poco de historia. La idea se originó con el Estudio de Cohorte Británico, un intento de recolectar información de salud de todos los 16 567 niños británicos nacidos en una semana en 1970. Un análisis de la información desveló un fenómeno interesante: la prevalencia de eczema y rinitis alérgica estaba vinculada con la cantidad de niños en una familia. Entre más hermanos, menor era la incidencia de ambas condiciones.

El epidemiólogo británico David Strachan dio el siguiente paso. Contó la ocurrencia de la rinitis alérgica en 17 415 niños británicos nacidos durante una semana en 1958. De acuerdo con su informe de 1989, el tamaño de la familia y el orden de nacimiento estaban más vinculados en la rinitis alérgica que cualquier otro factor. Los niños con hermanos mayores eran menos propensos a tener rinitis entre las edades de 11 y 23 años que los hijos únicos o quienes eran primogénitos. El eczema también estaba vinculado con la cantidad de niños mayores en casa: entre más hermanos mayores, menos eczema. El fenómeno se llegó a conocer como el efecto de los hermanos. Strachan teorizó que el "contacto no higiénico" entre hermanos podía explicar esta observación: las infecciones entre los niños mayores exponían a los niños más chicos y les permitían generar inmunidad ante tales gérmenes.

Strachan ofreció esta explicación tentativa: "A lo largo del último siglo, la reducción del tamaño de las familias, las mejoras en las amenidades de las casas y los estándares más elevados de higiene personal han reducido la oportunidad de las infecciones cruzadas entre las familias jóvenes. Esto puede resultar en una expresión clínica más extensa de enfermedades atópicas, que surgían antes en personas más acaudaladas". Tales palabras se destilaron en lo que ahora conocemos como la hipótesis de la higiene; nuestro aseo cada vez mayor es responsable por nuestro sistema inmunológico disminuido. Entre más infecciones experimente el cuerpo, menos propenso será a desarrollar trastornos inmunológicos conocidos como alergias.

En los años posteriores a estos primeros informes, numerosos estudios buscaron documentar si el efecto de los hermanos realmente existía. Los estudios reportaron vínculos entre tener hermanos mayores y una menor incidencia de asma y diabetes. Los niños que van a la guardería durante los primeros seis meses de vida podrían tener un riesgo menor de asma y eczema. En 2002, dos epidemiólogos de la Universidad Estatal de Míchigan revisaron toda la información acumulada hasta ese momento. Los 17 estudios que atendían la incidencia de rinitis alérgica encontraron la misma relación inversa: más hermanos, menos rinitis. Nueve de los once estudios sobre eczema indicaron el mismo fenómeno, así como en 21 de los 31 estudios se observó asma y jadeos. La hipótesis creció para acompasar no solo la rinitis alérgica y el eczema, sino muchas condiciones inmunológicas más, incluidas las alergias alimentarias.

La idea era interesante, pero no había pruebas. Si nos infectamos levemente con bacterias o virus solo con vivir en un ambiente menos sanitario y esta infección leve nos deja inmunes a tales microbios, entonces el sistema inmunológico puede tener ciertos mecanismos para que esto suceda. Pero la ciencia no conocía cuál era ese mecanismo.

Así que los laboratorios empezaron a buscarlo. Investigadores en Italia sugirieron que algunas infecciones activan un tipo de célula inmunológica llamada T helper 1 o Th1. Menos exposición a gérmenes implica menos actividad de Th1, lo que a su vez provoca que se despierten otras células inmunológicas: T helper 2 o Th2. Y una abundancia de la actividad de Th2 resulta ser una característica de las alergias.

Alemania le dio su siguiente impulso a la hipótesis de la higiene. En la década de 1980, investigadores encontraron que los niños que vivían en hogares calentados con madera y carbón en pueblos pequeños de la campiña bávara tenían índices peculiarmente bajos de alergias. Este hallazgo parecía contradecir lo que sabemos sobre los riesgos graves para la salud de este tipo de calefacción. Algunos epidemiólogos se dieron cuenta de que el aire rural era todavía relativamente más limpio que el de zonas urbanas, como Múnich, y que esta diferencia debía ser la responsable de la baja ocurrencia de alergias. Pero no se pudieron corroborar las investigaciones al respecto. Toda la información mostró que los niños que vivían en granjas y con hermanos mayores tenían índices menores de alergias, pero ninguna investigación señalaba por qué.

Entre 1999 y 2002, varios estudios señalaron una nueva posibilidad: una molécula encontrada en las bacterias llamada endotoxina. Las investigaciones sugieren que la endotoxina enciende un interruptor esencial en el sistema inmunológico conocido como TLR4. Cabe destacar que la molécula es abundante en el ambiente natural. En un estudio con más de 2 200 niños en Austria, los investigadores observaron numerosos factores para explicar por qué los niños en las granjas eran menos propensos a tener rinitis o asma, comparados con los niños criados en otras partes, ya fueran condiciones habitacionales, infecciones, alimentación o exposición a mascotas. La única variable que importó fue qué tan seguido los niños en las granjas tenían contacto con el ganado. Resultó que los niveles de endotoxina son más altos en las granjas. Un estudio de 84 hogares en granjas y hogares no agrícolas en Baviera y Suiza encontró que los establos tenían los niveles más elevados de endotoxina. Ese trabajo también informó que los colchones de los niños en las granjas tenían más endotoxina que los colchones de los niños que no vivían en granjas. En 2001, el Estudio de Alergias y Endotoxina (Alex, por su acrónimo en inglés), el cual estudió 2 618 niños de primaria en las zonas rurales de Austria, Alemania y Suiza, encontró que los niños que pasaban tiempo en establos y bebían leche durante su primer año de vida eran menos propensos a desarrollar asma y rinitis alérgica que los niños sin estas características en sus primeros meses.

Para ver si la historia se repetía en interiores, investigadores de Colorado sacaron su aspiradora y recogieron el polvo de salas, cocinas y recámaras de los hogares de 61 bebés que habían ido al doctor por jadear por lo menos tres veces. Los niveles de endotoxina eran notablemente menores en los hogares de los niños con problemas de alergias que en los hogares de niños que no las padecían. "La exposición temprana a la endotoxina en interiores puede proteger contra la sensibilización a los alérgenos", concluyeron los investigadores. La endotoxina se convirtió en el pilar que sustentaba la hipótesis de la higiene: donde pulularan grandes cantidades de esta molécula, las alergias seguían siendo mínimas.

La hipótesis de la higiene puede parecer una explicación prolija para el aumento de alergias alimentarias y otros trastornos inmunológicos. Y de hecho puede ser un factor contribuyente. Pero la evidencia no es determinante y muchos científicos no están de acuerdo con esta teoría. Investigaciones recientes la contradicen. Retomemos la aseveración de que una baja actividad de Th1 conlleva un incremento de la actividad de Th2 y, por ende, de las alergias. Investigadores neerlandeses que observaron alergias en Gabón encontraron altos niveles de Th2 sin índices altos de alergias. Otros estudios encontraron que condiciones que se consideraban derivadas de una disminución en las Th1, las células que se supone deben protegernos, en realidad están promovidas por un incremento. También es problemático el hallazgo de que los gusanos parásitos conocidos como helmintos disparan la actividad de Th2 y, sin embargo, contrarrestan las alergias, un contratiempo más en la teoría. Y los virus respiratorios, como el rinovirus y el VRS (virus respiratorio sincitial), no protegen contra las alergias y en cambio han demostrado incrementar el riesgo de padecer tanto alergias como asma.

También existe evidencia contradictoria alrededor de los beneficios de la endotoxina y la vida en granjas. Algunos estudios muestran que la vida rural es un factor de riesgo para alergias y asma. Otros estudios simplemente no han podido replicar los hallazgos que demuestran un efecto protector. Aun así, otros trabajos muestran que el vínculo entre la endotoxina y las alergias se llena de matices: el tiempo de la exposición, la genética y la salud del individuo, por nombrar algunos. Asimismo, la endotoxina puede ser dañina. Inhalar la molécula puede provocar constricción del pecho, fiebre e inflamación. Puede ocasionar problemas pulmonares y derivar en asma y jadeo que no estén vinculados con el sistema inmunológico. Alrededor de 10 años después de sugerir el vínculo que se acabó convirtiendo en la hipótesis de la higiene, David Strachan notó que el equilibrio de la evidencia no sustentaba realmente la idea de que los contactos fuera de casa en la infancia temprana ayudaban a prevenir las alergias.

En nuestro estimado, la hipótesis de la higiene no resuelve por completo el misterio de las alergias alimentarias. Es crucial mencionar que los estudios detrás de la teoría no se enfocan en las alergias alimentarias. Y aunque el meollo del funcionamiento del sistema inmunológico puede ser igual para la rinitis alérgica, el eczema y las alergias alimentarias, los precursores podrían no ser los mismos. Incluso si la endotoxina ayuda a prevenir la rinitis alérgica, eso no quiere decir que sea útil en la prevención de las alergias alimentarias.

Empero, creemos que la hipótesis de la higiene contiene pistas absolutamente vitales para comprender las alergias alimentarias y, sobre todo, su prevención. Además de que contemplar la hipótesis de la higiene nos lleva a uno de nuestros mensajes principales en lo referente a comprender las alergias alimentarias: la respuesta es rara vez la misma para todos. La genética, el medioambiente, la crianza, los hábitos alimenticios y mucho más contribuyen al cuadro de cada individuo con una alergia alimentaria. Prevenir y tratar las alergias a la comida no son prácticas idénticas para todos. Nos adentraremos en esto con más profundidad en los siguientes capítulos, pero primero veamos otras explicaciones potenciales para la epidemia de alergias alimentarias.

Viejos amigos

Hace varios años, el microbiólogo británico Graham Rook propuso otra hipótesis para explicar el aumento en los trastornos inmunológicos: los viejos amigos. La noción es similar a la hipótesis de la higiene, pero se enfoca en el microbioma intestinal, la colección de bacterias que colonizan nuestro sistema digestivo.

Cada vez más investigaciones están revelando la importancia de nuestro microbioma intestinal en la salud en general. Esta colección de "flora" influye en nuestro cerebro, nuestro sistema inmunológico y nuestra capacidad de soportar numerosas enfermedades. Y es posible que tenga un papel en las alergias alimentarias.

La teoría de los "viejos amigos" comienza con el hecho de que la gente que vive en el mundo occidental no está expuesta a los mismos microbios a los que se habían enfrentado a lo largo de la evolución humana. Estamos en constante exposición a microbios que colonizan nuestro intestino: en el vientre, en el parque, en la mesa, cuando compartimos juguetes, cuando nos lame el perro. Estos microorganismos también habitan nuestra piel y el ambiente donde transitamos cada día. Ayudan a educar al sistema inmunológico —teorizó Rook— otorgándole una respuesta segura y equilibrada ante sustancias externas. Los gusanos parásitos que refutan la hipótesis de la higiene pueden ser exactamente la clase de organismos de los que hablaba Rook. Menos microbios implican una educación inmunológica incompleta. No se trata de los microbios que causan enfermedades, sino los inofensivos que nos mantienen protegidos contra las alergias.

La diversidad es relevante. En los años transcurridos desde que Rook propuso por primera vez su teoría, las investigaciones nos han abierto los ojos hacia qué tan importante es exponernos a una gran variedad de microorganismos. Esto en particular para los niños. Muchos estudios han encontrado un vínculo entre un microbioma diverso y nuestra capacidad para soportar los trastornos alérgicos. En un estudio con 856 niños, Anna Nowak-Wegrzyn, alergóloga e inmunóloga pediatra en el Hospital Langone de la Universidad de Nueva York, y sus colegas desvelaron una poderosa conexión entre una dieta diversa y menor presencia de asma. Cada alimento adicional que comía un niño durante su primer año de vida reducía el riesgo de asma un 26% adicional. Los niños con una dieta menos diversa tenían más alergias alimentarias llegando a los seis años, pero más marcadamente al año.

La vida moderna, al parecer, ha comprometido nuestra diversidad alimentaria. Y es ahí donde vuelve a entrar la hipótesis de la higiene. Así como nos hemos vuelto menos propensos a sufrir ciertas enfermedades graves como resultado de nuestro ambiente más sanitario, también nos hemos vuelto menos propensos a encontrar el mismo amplio espectro de bacterias que antes.

Pero no es solo el ambiente sanitario del siglo xxi lo que ha reducido nuestra exposición a una gama diversa de microbios. Es nuestra dieta, que ya no es tan alta en fibra protectora de la diversidad como antes lo era. Es nuestro uso de los antibióticos, que matan tanto las bacterias no saludables que nos enferman como las bacterias saludables que colonizan nuestro intestino. Es la falta de exposición a animales, los cuales nos ofrecen su propia multitud de microbios que habitan su pelaje y sus patas. Son muchas cosas.

El mundo exterior de los microbios y el mundo interior de la inmunidad se encuentran profundamente conectados. Un grupo liderado por Cathy Nagler, investigadora de alergias alimentarias de la Universidad de Chicago, encontró que los ratones alimentados con bacterias intestinales de bebés humanos con alergia a la leche desarrollaron la misma alergia. Las bacterias intestinales de infantes que eran sanos y sin alergia a la leche protegieron a los ratones contra reacciones alérgicas a la leche. Y un estudio de Talal Chatila en el Hospital Infantil de Boston sugirió que ciertas bacterias identificadas como beneficiosas para los humanos podían proteger a los ratones de las alergias alimentarias. En algunos animales, la alergia alimentaria que ya estaba presente se revirtió con la introducción de bacterias "buenas".

El Instituto Broad, un centro de investigación que es parte de Harvard y del mit, lanzó un estudio multinacional de años llamado DIAB-IMMUNE. Los investigadores están estudiando la flora intestinal de personas en Rusia, Finlandia y Estonia, lo que ofrece distintas perspectivas sobre cómo el ambiente cultural puede influir en nuestro microbioma intestinal. Aunque Karelia, en la región noreste de Rusia, comparte frontera con Finlandia, ambas zonas tienen economías muy distintas. La proximidad geográfica y los estilos de vida dispares en estas naciones son ideales —un "laboratorio vivo", como lo llaman los investigadores— para analizar cómo nuestra forma de vida moldea nuestros microbiomas y, a su vez, nuestra respuesta inmunológica. En otras palabras, puede ser una forma muy efectiva de estudiar la hipótesis de la higiene.

En últimos años, algunos investigadores han pedido un cese del término *hipótesis de la higiene*. La preocupación está bien fundada: una mala higiene ha provocado, y sigue provocando, sufrimientos indecibles. Muchos médicos temen que extender la noción de que la higiene es de alguna manera mala para nosotros llevará a una disminución de las prácticas que salvan vidas, como lavarse las manos. Dejémoslo claro: lavarse las manos y otras formas de higiene son la mejor manera de detener el contagio de enfermedades, punto. Lávate las manos. Haz que tus hijos se laven las manos. Los familiares deberían lavarse las manos antes de sostener a tu bebé. Lo mismo tu pediatra. Detener esta práctica no va a frenar la incidencia de diabetes tipo 1, enfermedad de Crohn, alergias ni otros trastornos inmunológicos.

La higiene *per se* no es el problema, lo que vuelve confuso el nombre. Cambios en nuestra forma de vivir —lejos de animales, lejos de la tierra, con un uso excesivo de antibióticos y una dieta que carece de una variedad de plantas— son los culpables detrás de nuestro microbioma disminuido. El nacimiento por cesárea también puede modificar la diversidad de nuestro microbioma (más al respecto en las siguientes páginas). Lo que antes fuera el mundo vibrante de la flora intestinal ahora está fracasando en llevar nuestro sistema inmunológico hacia la dirección correcta. Las alergias alimentarias se encuentran entre las vueltas equivocadas que ahora toma más y más seguido nuestro cuerpo.

Pero todavía queda mucho por entender, y, al igual que la hipótesis de la higiene, la teoría de los viejos amigos es una respuesta incompleta. La genética influye en nuestra susceptibilidad a los trastornos alérgicos, así como en nuestra flora intestinal. Y los científicos todavía no comprenden por completo por qué la diversidad en el inicio de la vida es tan importante. Como muchos lectores ya sabrán, los beneficios para la salud que tiene tomar probióticos durante la infancia y en la edad adulta sigue bajo investigación, aunque todavía continúan los estudios dedicados a observar su capacidad de evitar alergias. Aun así, apoyamos la noción de que la diversidad obtenida a través de la dieta y la exposición medioambiental es importante para un microbioma intestinal sano y se trata de una pieza crucial del rompecabezas de las alergias alimentarias.

Teoría de la exposición dual a los alérgenos

Puede parecer extraño, pero comer podría no ser el acto que dispara la alergia alimentaria en lo absoluto. Un creciente cuerpo de evidencia indica que la piel puede presentar un riesgo similar, un hallazgo que ha llevado a la teoría de la exposición dual a los alérgenos. Esta noción comienza con la condición dérmica conocida como dermatitis atópica o eczema. La piel rojiza y cosquilleante —común en niños— surge por un cúmulo de factores, incluyendo la función inmunológica y el medioambiente. Su papel en las alergias alimentarias parte del hecho de que el eczema vuelve permeable la piel. Normalmente, nuestra piel actúa como una barrera, manteniendo fuera microbios potencialmente dañinos y alergias. Una proteína conocida como FLG tiene un papel crucial en el mantenimiento de esa barrera. Pero en personas con eczema, la FLG muchas veces es disfuncional. Como resultado, la piel no es un escudo tan fuerte como debería. Cuando la piel queda comprometida de esta manera, las proteínas de los alimentos que se quedan en las mesas o en las manos o incluso en el polvo pueden penetrar al cuerpo. Las células del sistema inmunológico responden disparando una respuesta alérgica. Y cuando la persona consume el alimento por la boca, esa respuesta ya está lista.

La teoría de la exposición dual a los alérgenos explica el vínculo documentado entre el eczema y las alergias alimentarias. Las alergias se manifiestan de muchas maneras, incluyendo eczema, asma alérgica, rinitis alérgica (también llamada rinoconjuntivitis alérgica) y alergias alimentarias. Juntas constituyen las enfermedades "atópicas", de la palabra griega *atopy*, que significa "diferente". Y todas están conectadas. La resequedad en la piel suele aparecer primero, muchas veces manifestándose durante la infancia o la niñez temprana. Muchos infantes con piel seca o eczema resultan tener además alergias alimentarias, y en muchas ocasiones se presentan después rinitis y asma, una progresión conocida como la marcha alérgica o la marcha atópica. Esta marcha varía considerablemente. Algunas personas superan sus alergias tempranas, y los casos que pueden ser severos o moderados, pero no hay manera de predecir el curso que tomará la marcha en una persona en particular. Sin embargo, las investigaciones hasta ahora sugieren que la marcha comienza con el eczema y que las aberturas en la piel causadas por esta condición pueden ser la primera puerta de entrada para muchas proteínas alimentarias que se vuelven alérgenos.

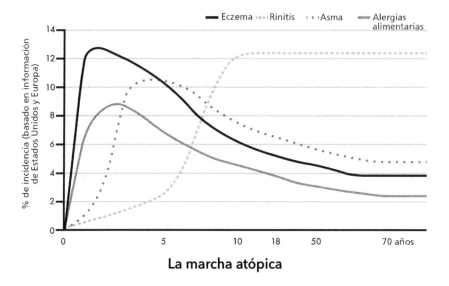

La marcha atópica

Los investigadores de alergias en Reino Unido notaron que la hipótesis de la exposición dual explica por qué los índices de ciertas alergias alimentarias en particular difieren alrededor del mundo: si un alimento no se encuentra en el ambiente, entonces las personas con eczema no están expuestas a través de la piel. Donde un alimento es común, la exposición medioambiental también lo será. Como explicaremos más adelante, introducir alimentos a temprana edad por la boca puede hacer toda la diferencia.

Estudios en animales han sustentado la teoría de la exposición dual. Un estudio realizado por investigadores de Harvard y la Universidad de Pensilvania encontraron que lesiones dérmicas similares al eczema estaban estrechamente vinculadas a las alergias alimentarias en ratones. Los investigadores también descubrieron que los ratones con piel lesionada tenían mastocitos, un tipo de célula inmunológica integral para las reacciones alérgicas a la comida, expandidos y activados. En otra investigación, científicos introdujeron cacahuate u ovoalbúmina (proteína de la clara) en parches de piel reseca en ratones sin

FLG funcional. Los ratones desarrollaron respuestas severas a los alimentos. Otros estudios con ratones han encontrado la misma reacción a la proteína de la clara de huevo entre ratones con mutaciones de FLG similares a las que se ven en personas con eczema, mientras que los ratones con FLG normal no tuvieron ninguna reacción.

Los investigadores también han visto el fenómeno en humanos. En 1998, investigadores neerlandeses descubrieron células inmunológicas apuntando hacia ciertos alimentos en la piel de un bebé de seis meses con eczema. En 2003, un equipo de Reino Unido reportó que niños cuya piel había sido expuesta a un poco de aceite de cacahuate tenían un riesgo incremental de alergia al cacahuate al cumplir los cinco años. Un grupo de investigadores franceses descubrió que 32% de los niños que habían usado una crema corporal con avena se habían vuelto alérgicos a este alimento. Todos estos estudios sustentaban la idea de que la piel estaba de alguna manera conectada con las alergias alimentarias.

El equipo británico analizó las rutas de exposición con más cuidado en un estudio de 2009 que rastreó cuántos cacahuates comían las madres durante el embarazo, la lactancia y el primer año de la vida de su bebé. También observaron los hábitos de consumo de cacahuates entre el resto de los familiares que vivían con el bebé. Los investigadores se dieron cuenta de que, en los hogares de bebés con alergia a los cacahuates, los miembros del hogar comían muchos más cacahuates que en los hogares de bebés sin esta alergia. Vieron una conexión directa entre la exposición medioambiental y la alergia a los cacahuates: entre mayor fuera la exposición, mayor era la probabilidad de la alergia. Incluso podría parecer que la preocupación de consumir alérgenos comunes durante la lactancia no es tanto por lo que la madre come, sino por las proteínas que lleguen a la piel del bebé como resultado.

Por fortuna para los bebés, no es un problema imposible de resolver. Diremos cómo más adelante.

Vitamina D

Una deficiencia en vitamina D parece ser otro contribuyente más de nuestro riesgo de desarrollar alergias alimentarias, pues algunos investigadores piensan que pasar demasiado tiempo en interiores incrementa en los índices de alergia y asma debido a la falta de exposición al sol, el responsable de que nuestra piel produzca vitamina D. Simplemente vivir en un lugar soleado podría importar también. En Estados Unidos y Australia, la gente que vive más lejos del ecuador presenta el mayor riesgo de alergias alimentarias. Un estudio descubrió que las prescripciones de inyecciones de epinefrina para tratar reacciones alérgicas eran más numerosas en los estados del norte de Estados Unidos (menos exposición al sol) que en los estados sureños (más exposición al sol); las prescripciones en Nueva Inglaterra tenían un promedio de 8 a 12 por cada 1 000 personas, comparadas con 3 por cada 1 000 en las regiones del sur del país. Las zonas con más prescripciones de epinefrina también tienen una menor incidencia de melanoma, y viceversa, de nuevo aduciendo a algún vínculo con la exposición al sol.

La temporada del nacimiento se correlaciona con la probabilidad de desarrollar alergias alimentarias, otro hallazgo que impulsa la conexión con la vitamina D. Un estudio de 2011 de Australia encontró que las probabilidades de que un niño desarrollara alergias alimentarias era 55% menor para los que nacían en el verano, en comparación con las demás estaciones. Un estudio subsecuente confirmó ese descubrimiento, al observar que los niños nacidos en otoño e invierno tenían índices más elevados de alergias alimentarias y prescripciones de epinefrina, comparados con los niños nacidos en verano y primavera.

También contamos con datos más directos que vinculan la deficiencia de vitamina D con el riesgo de alergia. Un estudio australiano encontró una marcada diferencia entre los infantes con bajos niveles de vitamina D, en comparación con los que tenían niveles suficientes: había una probabilidad 11 veces mayor de alergia a los cacahuates, 4 veces mayor de alergia al huevo y por lo menos 10 veces más probabilidad para múltiples alergias en bebés con poca vitamina D. Otros estudios han indicado una conexión entre la deficiencia de vitamina D y las alergias alimentarias, aunque los hallazgos no suelen ser concluyentes. La NHANES, que ha registrado índices de alergias alimentarias, indica que la alergia a los cacahuates se encuentra 2.39 veces más presente entre personas con poca vitamina D, pero no extrae dicha conexión con las alergias al huevo o a la leche. Y hay datos que indican que las madres que toman vitamina D durante el embarazo tienen bebés con un riesgo menor de reacciones a la comida.

Pero la información es contradictoria. Algunos estudios han señalado una conexión opuesta: que demasiada vitamina D es el problema. Esta idea se originó con niños criados en granjas, donde las alergias son menos comunes, pero donde el uso de suplementos vitamínicos también lo es. A veces se les da un suplemento de vitamina D a los infantes para prevenir el raquitismo, y a lo largo de la niñez para ayudar con el crecimiento de los huesos. Cuando los investigadores en Europa se dieron cuenta de que las comunidades rurales ahí no estaban usando suplementos de vitamina D con tanta agresividad como otros lugares, se preguntaron si esa diferencia contribuía a los índices más bajos de trastornos alérgicos entre los niños criados en granjas. Algunas investigaciones sugieren que la vitamina D puede en realidad obstruir la respuesta inmunológica natural de la Th1. Un estudio finlandés encontró que, para los 31 años, la gente que tomó suplementos de vitamina D desde la infancia tiene mayores índices de alergia alimentaria. En 2016, un grupo de investigadores alemanes informó que los infantes con los niveles más altos de vitamina D en el nacimiento también tenían los índices más altos de alergias alimentarias para los tres años. Otro grupo alemán concluyó que las madres con cifras altas de vitamina D en el parto tenían bebés con más riesgo de alergias alimentarias, aunque otros estudios que buscaban la misma conexión no la encontraron.

Podría ser un escenario de Ricitos de Oro: tanto muy poca vitamina D como demasiada vitamina D son un problema. Desempacar los mecanismos celulares detrás de estos vínculos nos está ayudando a comprender qué sucede con nuestros sistemas inmunológicos cuando salimos hacia la luz del sol, pasamos largos inviernos en interiores o bebemos leche fortificada con vitamina D. La vitamina D podría cambiar la composición de nuestro microbioma intestinal, y parece actuar sobre ciertos genes relacionados con la inmunidad. Con base en la información que se tiene hasta ahora, creemos que el vínculo entre la deficiencia de vitamina D y las alergias alimentarias es lo suficientemente sólido para justificar su consideración.

Cómo funcionan las alergias alimentarias

Al haber ahondado en las angustiantes cifras y desentrañado las posibles explicaciones para la epidemia de alergias alimentarias, es momento de comprender cómo funcionan las alergias alimentarias. Y eso requiere un viaje hacia el microscópico mundo del sistema inmunológico.

Como recordarás del capítulo 1, vamos a enfocarnos en las reacciones promovidas por anticuerpos llamados inmunoglobulina E o IgE. Las familias que lidian con alergias alimentarias muchas veces escuchan el término *alergia alimentaria mediada por IgE*. Se trata de los tipos de alergias alimentarias más comunes y las responsables de las acciones que solemos asociar con alergias alimentarias. Las sensibilidades alimentarias no son lo mismo que las alergias alimentarias (más al respecto abajo). Aquí estamos hablando de una enfermedad inmunológica diagnosticable, analizable y peligrosa llamada alergia alimentaria.

La ciencia detrás de ellas puede ser intimidante, pero comprender las bases no requiere un título ni un conocimiento profundo de biología. El sistema inmunológico es fascinante, complicado y capaz de salvarte la vida. Comprender por qué se altera en respuesta a ciertos alimentos en algunas personas también podría dejarnos con una apreciación mucho más grande de todo lo que hace para mantenernos sanos y a salvo.

Los anticuerpos IgE se descubrieron simultáneamente a mediados de la década de 1960, gracias a dos distintos grupos de investigación, uno en Colorado y otro en Suecia. En Colorado, los esposos inmunólogos Kimishige y Teruko Ishizaka encontraron un anticuerpo no identificado a través de una serie de experimentos que comenzaron con la sangre de una persona con una severa alergia al polen de la ambrosía. En Suecia, los inmunoquímicos Hans Bennich y Gunnar Johansson se acercaron al mismo anticuerpo en la sangre de un paciente con mieloma múltiple. Ambos grupos unieron fuerzas en 1968 para persuadir a los científicos poderosos para nombrar oficialmente su anticuerpo como IgE. El descubrimiento de la IgE es un momento definitorio en la historia de la investigación sobre alergias.

48

Los Ishizaka continuaron estudiando la IgE en los últimos años de las décadas de los sesenta y los setenta, ahora en su laboratorio en la Universidad Johns Hopkins en Baltimore. Querían comprender cómo el anticuerpo conlleva a la liberación de histamina, un químico que provoca las reacciones corporales que típicamente asociamos con las alergias: estornudos, comezón, hinchazón. Y querían saber exactamente cómo funcionaban los anticuerpos en el interior del sistema inmunológico. Mientras tanto, en Suecia, Johansson y su equipo estaban creando técnicas para ayudar a otros investigadores a encontrar formas de separar la IgE de la histamina como método para tratar las alergias.

Los miles de estudios que se derivaron por estos primeros hallazgos han pintado un cuadro intrincado sobre el funcionamiento de las alergias. El trabajo de muchos equipos de investigación ha traído a la luz este mundo alguna vez oculto. Cuando un alérgeno entra en el cuerpo, la IgE se adhiere a los mastocitos, los cuales descansan en el límite entre nuestros tejidos y el ambiente externo, así como otros tipos de células. La próxima vez que aparece el alérgeno (cuando una persona come el alimento que lo contiene), se topa con los mastocitos con su IgE específica en todo el cuerpo. Ese encuentro coacciona a las células a liberar histamina, junto con químicos llamados citocinas, los cuales provocan inflamación, una variedad de enzimas y otros compuestos que contraen los músculos, incluyendo los que gobiernan nuestras vías respiratorias y obligan al cuerpo a entrar en estados incómodos e inseguros, todo con la meta de empujar el peligroso alimento fuera del cuerpo. La adherencia de la IgE a los mastocitos y la actividad que eso provoca se encuentran en el corazón de la reacción alérgica que vemos desde el exterior.

Los investigadores todavía no saben exactamente por qué ciertos alimentos provocan que el sistema inmunológico produzca anticuerpos IgE en primer lugar. Sabemos que el cuerpo crea anticuerpos específicos para cada invasor: cada vez que nos infectamos con una nueva clase de bacteria, el cuerpo crea un anticuerpo único para ese microbio. La próxima vez que el invasor intente pasar, el sistema inmunológico reconocerá sus antígenos, compuestos que se yerguen como astas en su superficie, y se preparará para pelear hasta la muerte usando anticuerpos. Pero tales combates suelen pelearse con anticuerpos de IgG, los cuales existen en cantidades mucho más elevadas que los anticuerpos IgE. Los anticuerpos IgE para los alérgenos son diferentes. Suelen estar involucrados en la marcha atópica: eczema (o dermatitis atópica), rinitis alérgica y asma alérgica. Pero la ciencia no ha llegado al fondo de por qué un alimento inofensivo se trataría como un enemigo en primer lugar.

Los estudios han generado algunos conceptos. Sabemos que es la proteína en un alérgeno lo que causa el problema. Entre las amenazas que se ingieren, las proteínas suelen compartir ciertas características: son pequeñas, su estructura no cambia con la cocción, se pueden separar fácilmente del resto del alérgeno y hacen lo suyo en dosis muy pequeñas. Los investigadores han mostrado que solo una minúscula cantidad de un alérgeno tocando el tejido de la mucosa (como el interior de la boca) es suficiente para lanzar una respuesta de IgE. Las enzimas, un tipo de proteína, parecen particularmente adeptas para provocar la Th2, la célula inmunológica involucrada en muchas reacciones alérgicas, lo que a su vez convoca a la IgE para que entre en acción. La papaína, una enzima de la papaya usada como ablandador de carne, es famosa por promover una reacción alérgica en personas que la preparan, por ejemplo.

La genética también es un factor. Una gran gama de alérgenos medioambientales provoca respuestas de IgE hasta en 40% de las poblaciones occidentales. Este grupo de gente tiende a tener cantidades más elevadas de IgE circulando en su sangre que otras personas. Las investigaciones sugieren que varios genes podrían estar involucrados en determinar quién será parte de ese 40%. Estudios han develado unos cuantos posibles genes que quizá son factores de riesgo para alergias alimentarias, y es persuasiva la evidencia de que la genética más el entorno (una combinación conocida como epigenética) influyen en la probabilidad de las alergias alimentarias. Pero la investigación aún no es concluyente, y cuando se trata de genética, el panorama es casi siempre complejo. El entorno importa. El momento importa. Otros genes importan.

Sea lo que sea que dispare la producción de IgE en el sistema inmunológico, sabemos qué pasa después. Este anticuerpo se pega a los mastocitos y otras células, y causa una reacción alérgica. Cuando el alérgeno en un alimento se encuentra con su anticuerpo IgE unido a

Interior del sistema inmunológico alérgico a alimentos

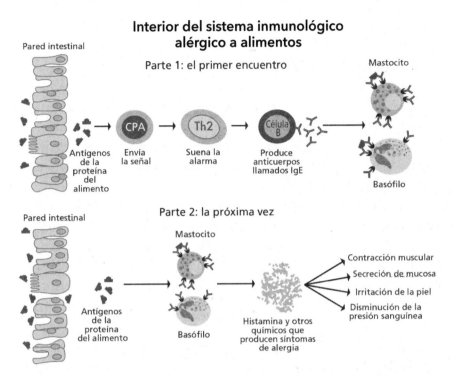

Parte 1: el primer encuentro

Pared intestinal

Antígenos de la proteína del alimento → CPA (Envía la señal) → Th2 (Suena la alarma) → Célula B (Produce anticuerpos llamados IgE) → Mastocito / Basófilo

Parte 2: la próxima vez

Pared intestinal

Antígenos de la proteína del alimento → Mastocito / Basófilo → Histamina y otros químicos que producen síntomas de alergia →
- Contracción muscular
- Secreción de mucosa
- Irritación de la piel
- Disminución de la presión sanguínea

Normalmente, cuando el cuerpo se encuentra con un nuevo tipo de proteína alimentaria, el sistema inmunológico aprende a reconocerla y tolerarla sin ningún problema. Las alergias alimentarias siguen una cadena distinta de eventos. En este escenario, cuando los antígenos de las proteínas alimentarias o sus marcadores pasan a través de la pared intestinal por primera vez (parte 1), las células que presentan antígenos (CPA) envían una señal a una célula inmunológica llamada célula Th2 (T helper tipo 2). Una célula Th2 a su vez alerta a las células B, las cuales comienzan la producción de anticuerpos IgE (estructuras en forma de Y). Estos anticuerpos IgE atacan a los mastocitos y basófilos. La próxima vez que aparezca el antígeno de una proteína alimentaria, los anticuerpos IgE adheridos a los mastocitos y basófilos entrarán en acción, produciendo histamina y otros químicos que crean las reacciones que conocemos como síntomas de alergia.

los mastocitos, el anticuerpo provoca que los mastocitos liberen químicos que pueden llevar a reacciones leves, como ronchas, a reacciones moderadas, como dolor de estómago, o a reacciones severas, como jadeos. Al final, el cuerpo puede entrar en anafilaxia, un estado de shock en el que se cierran las vías respiratorias, la presión sanguínea cae y el pulso se debilita. La persona puede vomitar y pronto tendrá problemas para respirar a menos que se le inyecte epinefrina, la cual detiene el proceso. En algunos casos, la historia termina en tragedia, como sucedió con Natalie Giorgi. La mayoría de las veces, el episodio alérgico culmina en la recuperación. Pero aun una reacción alérgica leve puede ser traumática y deja a las personas temerosas de sus salidas a restaurantes, su próximo encuentro con un ingrediente no mencionado en el etiquetado de un alimento, su siguiente roce con una bandeja contaminada en el almuerzo. Y una reacción ligera un día no garantiza una reacción ligera en el futuro.

A pesar de las múltiples preguntas que aún quedan sobre las alergias alimentarias, sabemos con seguridad que una vez que el cuerpo está calibrado para reaccionar a un alimento, será difícil convencerlo de hacer lo contrario. Nuestro grupo de investigación en Stanford y muchos otros investigadores alrededor del mundo han pasado las últimas dos décadas desarrollando métodos seguros y efectivos para enseñar al cuerpo un nuevo truco: ver estas proteínas no como alérgenos, sino como alimentos. Cuando menos, estos métodos están volviendo alimentos que antes eran peligrosos en algo seguro para comer en pequeñas cantidades, así que, si una persona alérgica consume un poco por accidente, se elimina la amenaza del daño. Los programas para concluir con la epidemia de alergias alimentarias, presentados en los siguientes capítulos, están cambiando vidas en formas sutiles y masivas. Al mismo tiempo, los científicos han analizado los mecanismos que promueven las reacciones alérgicas hasta distinguir todas sus partes funcionales, aportando una cantidad de oportunidades cada vez mayor para crear medicamentos que puedan poner trabas en los mecanismos de las alergias. Esta labor entera ha creado el amanecer de una nueva era para quienes tienen un diagnóstico de alergia alimentaria.

Otras reacciones de tipo alérgico

Esofagitis eosinofílica: Junto con las alergias alimentarias, una condición llamada esofagitis eosinofílica o EoE, también está en aumento, aunque de forma menos dramática. Con la EoE, las células inmunológicas llamadas eosinófilos se encuentran en el esófago, donde no se localizan normalmente.

En casos severos, este material extra puede causar que el esófago se estreche al grado de que se atore la comida, lo que requiere atención médica inmediata. Las investigaciones sugieren que la EoE se asocia con alergias alimentarias, pero todavía no se comprende bien la naturaleza del vínculo, sobre todo porque la EoE no se puede detectar midiendo los niveles de IgE. No se sabe si la inmunoterapia para tratar las alergias alimentarias puede inducir EoE permanente o si ciertos tipos de inmunoterapia pueden ser parte de la solución de alguien con alergias alimentarias y EoE.

Síndrome de enterocolitis inducida por proteínas alimentarias: Una condición llamada síndrome de enterocolitis inducida por proteínas alimentarias (FPIES, por sus siglas en inglés) es otro tipo de alergia. Como su nombre sugiere, el FPIES está vinculado con la comida, pero su mecanismo difiere de las alergias alimentarias y no se puede diagnosticar empleando análisis de alérgenos. La condición suele ocurrir en infantes y niños pequeños, y puede provocar vómito, diarrea y deshidratación, los cuales se pueden tornar severos, aunque suele resolverse para cuando el niño alcanza los cinco años de edad. La leche, la soya, el arroz, la avena y el huevo son los detonantes más comunes. No existen análisis específicos de FPIES y, por ende, no sabemos mucho de su prevalencia.

Síndrome de alergia oral: El polen también tiene una conexión extraña con las alergias alimentarias. En un síndrome conocido como alergia oral, las proteínas que disparan una reacción al polen también promueven una reacción a ciertas frutas y verduras crudas. Las personas con rinitis alérgica provocada por una proteína en el abedul pueden ser alérgicas a la manzana. La alergia al látex puede darse junto con una alergia al kiwi, jitomate o pimiento morrón. Los síntomas ocasionados por el síndrome de alergia oral suelen ser peores durante la época de polen y por lo general ocurren solo con el alimento crudo, no cuando se ha cocido, ya que el calor altera la proteína.

Alergia alfa gal: Las alergias a la carne siempre habían sido poco comunes... hasta hace poco. Un síndrome extraño vinculado con un carbohidrato (llamado galactosa-alfa-1, 3-galactosa) parece provocar una alergia a la carne después de mordidas de ciertas especies de garrapatas. Con esta alergia, conocida como alfa gal e identificada por Thomas Platts-Mills en la Universidad de Virginia, la gente mordida por una garrapata puede sufrir síntomas leves a severos de alergia durante varias horas después de comer carne roja. Muchos investigadores están intentando descubrir el mecanismo detrás de esta alergia.

Más sobre la intolerancia, distinta de la alergia

Ya distinguimos entre intolerancia y alergia alimentaria. Pero, dado que las reacciones adversas a ciertos alimentos han atraído cada vez más atención, vale la pena ahondar un poco más en este tema. En los últimos años ha habido un pico en cuanto a la preocupación por ciertos alimentos. El gluten —la mezcla de proteínas que vuelve elástica la masa del pan y se encuentra en el trigo, la cebada, el centeno y otros granos— se lleva la peor parte de esta inquietud. Es imposible pasar desapercibido el mercado floreciente de alimentos, panaderías y restaurantes libres de gluten. El mercado de tales productos en Estados Unidos excede los 6 500 millones de dólares al año. Los lácteos son otra fuente común de queja. Algunas personas no pueden comer pimientos; otras no toleran las especias fuertes. Los aditivos alimentarios a veces son los culpables.

Solo porque estas reacciones adversas sean difíciles de diagnosticar médicamente no implica que sean imaginarias. Cada uno de nosotros consume aproximadamente 100 toneladas de comida en una vida. Son 100 toneladas que debe procesar el tracto gastrointestinal. Claramente, el sistema digestivo está calibrado de manera experta para lidiar con la gama de proteínas, azúcares y grasas que le mandamos a lo largo de nuestra vida. La conformidad general del cuerpo con nuestra dieta implica que, cuando la digestión no se da sin contratiempos, debemos escuchar.

La incapacidad de tolerar un alimento u otro es mucho más común que las alergias alimentarias. Hasta 20% de los estadounidenses experimentan incomodidad después de comer su némesis alimentaria, pero tales reacciones rara vez son severas o peligrosas. La intolerancia a un alimento no es un trastorno inmunológico. No hay ningún forcejeo con la IgE, no se convocan a las tropas de mastocitos, no se disparan las armas químicas contra el enemigo. En cambio, una intolerancia alimentaria suele manifestarse como inflamación, gas y otras molestias gastrointestinales. Las reacciones no son agradables, pero suelen durar poco y quedar confinadas al sistema digestivo.

Las causas de una intolerancia alimentaria difieren de las de una alergia. El tracto gastrointestinal se puede acabar dañando. Infecciones pueden alterar la digestión. A veces, los problemas digestivos hacen sonar la alarma para condiciones subyacentes mucho más serias, como enfermedad inflamatoria intestinal o enfermedad de Crohn. Tal vez al cuerpo le cueste trabajo absorber carbohidratos. Los medicamentos pueden interferir con la capacidad del cuerpo para digerir un cierto alimento. Y gran parte del mundo es incapaz de digerir la lactosa, un azúcar en la leche.

Los análisis de intolerancia a un alimento difieren de los de una alergia alimentaria. Un médico puede tomar una muestra de heces o de orina, o hacer un análisis de aliento para rastrear una molestia hasta un alimento en particular. Algunos análisis son más profundos, y todos son cruciales para descartar enfermedades graves. Ya hay pruebas disponibles que pueden distinguir entre intolerancia a un alimento, alergia alimentaria y enfermedad celiaca. No obstante, sigue siendo crucial consultar con un especialista en alergias si queremos realizar cualquier análisis para estas cuestiones. Algunos diagnósticos pueden salir mal y quizá tampoco los cubra el seguro, lo que implica que gastes dinero para nada. En cuanto al tratamiento, algunas intolerancias se pueden manejar simplemente evitando el alimento. En otras ocasiones requieren atención médica. Algunas reacciones adversas resultan de trastornos de alimentación, lo que requiere atención seria e inmediata de parte de un profesional médico.

Hoy en día puede parecer que todos tienen algún problema con la comida. Incluso puede parecer una tendencia en lugar de un fenómeno como tal. Para quienes sufren de una alergia alimentaria genuina, mediada por IgE, las quejas por la sensibilidad al gluten pueden desviar la atención de problemas de salud mucho más serios y fatales. Pero el aumento en la inquietud relacionada con la comida probablemente ha representado un beneficio para quienes lidian con alergias alimentarias.

Los restaurantes están mucho más dispuestos a considerar alergias que hace una década. Las alergias alimentarias ya no se tratan como una enfermedad falsa. Y tanto la alergia como la intolerancia dirigen la atención a problemas con nuestro abastecimiento moderno de comida: nuestra dependencia a la comida procesada, nuestro uso excesivo de antibióticos y riesgos potenciales de salud asociados con pesticidas. Quienes son alérgicos a un alimento aprenden a ver a sus amigos intolerantes como aliados en la búsqueda de dietas más sanas y seguras.

En conclusión

- Los índices de alergias alimentarias han aumentado a nivel mundial en las últimas décadas y siguen subiendo. Hasta 8% de los niños y 11% de los adultos en el mundo tienen una alergia alimentaria.
- No existe una sola teoría que explique esta tendencia. Los científicos creen en la actualidad que la responsable es una combinación de factores. La vida moderna frena la capacidad de nuestro sistema inmunológico de distinguir entre sustancias dañinas e inofensivas. Y una exposición inicial a los alérgenos alimentarios a través de la piel puede llevar a una alergia alimentaria.
- Los anticuerpos conocidos como IgE están detrás de las reacciones que reconocemos como una alergia alimentaria. Sin embargo, es posible tener niveles elevados de IgE sin ser alérgico en realidad, un fenómeno conocido como sensibilidad alimentaria.
- Una persona puede ser incapaz de tolerar un alimento sin ser alérgica. La intolerancia alimentaria es una condición real, aunque suele ser menos grave que una alergia.

Capítulo 3

¿Fue mi error?
Escapar del juego de la culpa

Reemplazar la culpa con ideas basadas en evidencia sobre los factores de riesgo de las alergias alimentarias

Brynna Gianos no era una mamá nueva. Pero su experiencia no fue suficiente para calmar sus nervios mientras esperaba en nuestra clínica pediátrica de alergias en San Francisco un viernes por la mañana, sosteniendo a su hija de seis meses, Auden, en la mesa de examinación. Auden había desarrollado una erupción alrededor de la boca después de su primer consumo de huevo, y a Brynna le preocupó que su reacción fuera más severa la próxima vez, así que quería que le hicieran pruebas. Su actitud por lo general alegre se veía drenada por un nudo de preocupación: "Comí omelet prácticamente diario durante mi embarazo —dijo—. Y fue cesárea". Ahora se culpaba a sí misma por una alergia alimentaria que podría transformar la vida de su hija antes de siquiera comenzar. Intentaba parecer tranquila, pero su culpa era evidente. Brynna sonaba como muchos otros padres de niños con alergias alimentarias: demasiado dispuestos a acusarse y criticarse a sí mismos sin razón.

Los nuevos padres rara vez escapan a la preocupación de que su recién nacido pueda tener una alergia alimentaria. Hay historias de terror y advertencias demasiado ubicuas hoy en día como para alimentar a nuestros hijos con lácteos o cacahuates dejando de lado cualquier precaución. Dados los altos índices de alergias alimentarias, la inquietud es válida. Lo que no está tan justificado es la culpa que muchos padres padecen cuando el análisis de un hijo sale positivo. ¿Lo heredaron de mí? ¿Qué debí haber hecho diferente? ¿Cómo lo pude haber evitado? ¿Por qué se me antojó tanto el huevo?

Era imposible establecer por qué la piel alrededor de la boca de Auden se había enrojecido después de ese primer bocado. Pero no fue la afición de Brynna a los omelets mientras su hija estaba en el vientre. Por todo lo que *desconocemos* de las alergias alimentarias, tenemos, en cambio, suficiente evidencia para disipar culpas. Y tenemos suficiente información para ayudar a los padres a hacer cambios sensatos donde y cuando sea posible, y ejercer precauciones adecuadas para que sus niños pasen de la leche materna o la fórmula a sólidos.

En este capítulo, exploraremos todo lo que sabemos sobre genes y alergias alimentarias, cómo los nueve meses de gestación pueden o no potencializar el riesgo de alergias y qué investigaciones se han hecho sobre la conexión entre las cesáreas y las alergias alimentarias. Y vamos a desarrollar los primeros pasos que debes tomar si temes que tú o tu hijo puedan tener una alergia alimentaria. La meta es intercambiar la culpa por el sentido común y un conocimiento empoderador.

¿Los genes importan?

La respuesta a esta primera y totalmente obvia pregunta es sí y no. Los estudios de las últimas dos décadas han iluminado las formas ocultas en que nuestro ADN puede volvernos más propensos a las alergias alimentarias. Pero los hallazgos no son concluyentes. No hay tal cosa como "un gen de las alergias a los alimentos", y en cuento a los genes que sí parecen influir en el riesgo, no estamos seguras de cómo o cuándo entran en juego. Varios síndromes congénitos raros dan pie a las alergias alimentarias, pero son causas excepcionales, no reglas. Aun así, saber que si uno de los padres tiene una alergia alimentaria hará más o menos probable que el niño presente una alergia también —y conscientes de qué entramados genéticos son completamente al azar— puede ayudar a las familias a prepararse para lidiar con un diagnóstico.

Muchos estudios han abordado la cuestión de la herencia. Información del estudio HealthNuts, una amplia investigación que incluyó a más de 5 000 niños en Australia, encontró que 10% de los niños con alergias alimentarias no tenían antecedentes familiares de la condición. Ese estimado puede ser bajo. En un estudio de 2016 de Chicago que incluyó a 832 niños alérgicos, 46% (349 niños) tenían una madre o un padre con alguna alergia alimentaria.

En un primer intento por descubrir si la alergia a los cacahuates era hereditaria, la investigación bajo la dirección de Scott Sicherer en la Escuela de Medicina Icahn de Mount Sinai en Nueva York reclutó 58 pares de gemelos entre los cuales por lo menos uno tenía una alergia confirmada a los cacahuates. Ya que algunos pares compartían todos los genes (gemelos idénticos), algunos compartían solo la mitad (gemelos fraternos) y el ambiente era el mismo para cada par, los investigadores pudieron calcular la injerencia que tuvo el ADN en la alergia. Para ello, utilizaron una estadística conocida como tasa de concordancia, la cual calcula la probabilidad de ambos miembros de un par de gemelos de tener la misma característica. Al comparar la tasa de concordancia de los gemelos idénticos con la de los gemelos fraternos, los investigadores pudieron determinar la probabilidad de que la alergia a los cacahuates fuera hereditaria. Este método ya se había utilizado para investigar la heredabilidad de muchas enfermedades, incluyendo asma y eczema, las cuales están vinculadas estrechamente con las alergias alimentarias. El estudio estimó que la alergia a los cacahuates era 82% hereditaria. La influencia genética, concluyeron los investigadores, era "significativa". Más recientemente, un grupo de investigadores suecos observó las cifras sobre asma, eczema y alergias alimentarias de más de 25 000 gemelos suecos entre 9 y 12 años. "El asma y las enfermedades alérgicas de la infancia son altamente hereditarias", declaraba su artículo de 2016.

Otra forma de descubrir si la alergia alimentaria se hereda es observar a toda la familia. ¿Tener un padre o un hermano con una alergia alimentaria vuelve mayor la probabilidad de que tú también la tengas? El estudio HealthNuts se centró justamente en eso. Entre más de 5 200 infantes, quienes tenían un miembro de la familia inmediata con alguna alergia alimentaria eran un poco más propensos a tener la misma condición que los infantes sin ese vínculo. Pero si dos o más miembros tenían alergias alimentarias, el riesgo del infante se disparaba.

Los investigadores también descubrieron algunas conexiones inesperadas. Las madres que habían combatido el asma o el eczema en su vida y los hermanos que tenían rinitis alérgica estaban conectados con una alergia al huevo en los infantes. Las madres y los padres con un antecedente de asma y rinitis alérgica eran más propensos a tener infantes alérgicos a los cacahuates.

A principios de la década de 1990, investigadores en la Isla de Wight observaron a todos los 1 456 niños nacidos en la isla entre enero de 1989 y febrero de 1990 en busca de una alergia a los cacahuates, analizando si existía la condición cuando los niños tenían un año, dos años y cuatro años. Concluyeron que una historia familiar de eczema y alergia al huevo influía en la probabilidad del niño de ser alérgico a los cacahuates. Un grupo en Chicago observó 581 núcleos familiares para ver si tener un hermano o una hermana con alergias alimentarias predecía si un niño podía también presentar la condición. Y así fue. De acuerdo con el estudio, publicado en 2009, las alergias alimentarias en un niño eran un factor de riesgo independiente —es decir, no importaban otras variables— para que otro niño de la familia tuviera una alergia alimentaria. Que la madre o el padre tuvieran una alergia alimentaria también estaba fuertemente vinculado con la probabilidad de que se presentara una alergia alimentaria en un niño (aunque no tan fuerte como en el caso de los hermanos), y ese era el caso para los cacahuates, el trigo, la leche, la clara de huevo, la soya, las nueces de Castilla, los camarones, el bacalao y el ajonjolí.

Nuestros genes rara vez actúan solos. Tienen la ayuda del ambiente. La interacción compleja entre nuestros genes y nuestro entorno varía para cada condición. Por ejemplo, sabemos que ciertos químicos en el medioambiente pueden incrementar el riesgo de cáncer disparando la mutación de genes en específico. Pero no sabemos qué tanto se necesita de ese químico o quién tiene más riesgo para ese precursor en particular. Las alergias alimentarias podrían funcionar de manera similar. Un segundo estudio de gemelos, esta vez con 826 pares en la China rural, concluyó que tanto los genes como el entorno influyen en las alergias alimentarias. La más alta heredabilidad fue para la gente con alergias a cacahuates y mariscos. Los factores no genéticos que podrían haber influido en la alergia alimentaria incluyen exposición al humo de cigarro, alérgenos como pasto o polen y la historia individual de infecciones respiratorias. Curiosamente, en el estudio HealthNuts, los padres nacidos al este de Asia tenían índices menores de alergias alimentarias que los otros padres en el estudio, sin embargo, tenían hijos con índices relativamente mayores de alergias alimentarias, lo que señala un factor medioambiental.

Un estudio más introduce algunas consideraciones más sutiles. A veces un niño puede dar positivo en una prueba de alérgenos alimentarios, pero no reaccionar como tal cuando ingiere el alimento. El cada vez más grande Estudio de Alergias Alimentarias de Cohorte Familiar de Chicago descubrió que entre los 1 120 niños con hermanos que padecen una alergia alimentaria, alrededor de la mitad daba positivo para alergias, pero no tenía una reacción cuando probaban el alimento como tal. Y menos de 14% de los niños en este grupo tenía una reacción alérgica al alimento en cuestión. El índice no es mucho mayor que la tasa en la población general. Los niños con hermanos alérgicos a algún alimento pueden dar positivo para la alergia, pero nunca reaccionar al consumo. Esta idea les da a los padres un viaje más tranquilo hacia la tierra de la preocupación por las alergias alimentarias. Una prueba positiva no siempre implica que el peligro acecha.

La heredabilidad de la alergia alimentaria sigue bajo escrutinio. Sabemos que la alergia a los cacahuates se puede heredar del abuelo o padre al niño, pero también sabemos que no siempre sucede. Sabemos que la alergia a un alimento puede agruparse dentro de las familias, pero también sabemos que solo porque un hermano presente esta enfermedad no quiere decir que los demás también. No obstante, la presencia de alergias alimentarias dentro del núcleo familiar les da a los padres un punto de partida razonable para ser precavidos.

Cuando se trata de encontrar los genes específicos responsables por la herencia de las alergias, los estudios de alergia a los cacahuates van a la cabeza, y han encontrado villanos enterrados en nuestro ADN. Las mutaciones en un gen llamado filagrina que lo llevan a perder un poco de su función pueden resultar en una alergia a los cacahuates, lo que posiblemente provoca defectos en nuestra barrera dérmica. Los cambios en un grupo de genes conocido como el sistema de antígenos leucocitarios humanos (HLA, por sus siglas en inglés), el cual codifica proteínas que mantienen centrado el sistema inmunológico, también se relacionan con la alergia a los cacahuates. Otro estudio de casi 2 800 padres e hijos en Estados Unidos descubrió zonas culpables en el sistema HLA.

Un estudio de 2017 fue más allá de los cacahuates. Genetistas en Alemania y Estados Unidos examinaron los genomas de 1 500 niños en ambos países. Cada uno de nuestros más o menos 20 000 genes está compuesto por una cadena de químicos llamados nucleótidos, señalados como A, T, G y C. Cada vez que nuestras células se dividen, nuestro ADN se replica; una copia para cada célula. Y durante esa réplica, puede haber un cambio en alguna letra de esa cadena. Tales modificaciones, conocidas como polimorfismos de un solo nucleótido (SNP, por sus siglas en inglés), podrían ser permanentes. Algunas veces son inofensivas. A veces no.

En el estudio de 2017, los investigadores observaron más de 5 millones de SNP. Descubrieron cinco locaciones específicas en el genoma humano que son factores de riesgo para alergias alimentarias. Es decir, ciertos cambios en estos cinco puntos incrementan la probabilidad de que una persona desarrolle alergias alimentarias. Una de estas regiones involucra genes relacionados con la piel y la membrana mucosa del esófago. Y cuatro de las cinco regiones parece estar vinculada con todas las alergias alimentarias, no solo a uno o dos alimentos específicos.

Localizar en qué vecindarios de nuestro genoma habitan las mutaciones de alergias alimentarias quizá no sea de gran uso práctico todavía, pero encontrar estos genes les da a los desarrolladores de medicamentos nuevas metas y también podría llevar a nuevas pruebas de diagnóstico. Con el tiempo, quizá ayuden a explicar la epidemia.

Algunos genes asociados con las alergias alimentarias

La siguiente lista es una selección de algunos genes que podrían estar vinculados con la causa de las alergias alimentarias. A veces los genes tienen un papel en esta condición. La interacción entre los genes y el ambiente alrededor (epigenética) es probablemente más importante cuando se trata de una alergia alimentaria.

Gen	Lo que sabemos
HLA	Estudios han vinculado varias versiones de este gen con la alergia a los cacahuates.
Filagrina	Las formas mutadas de este gen que pierden su función pueden incrementar el riesgo de alergias alimentarias.
STAT6	Una versión de este gen se ha vinculado con la alergia a las nueces.
IL-10	La alergia a la leche que no se resuelve por su cuenta se ha ligado con algunas formas de este gen.
IL-13	Un solo cambio en el código de este gen puede disparar el sistema inmunológico hasta sensibilizarlo contra ciertas proteínas alimentarias.
SPINK5	Los niños con eczema podrían ser más propensos a desarrollar alergias alimentarias con ciertas formas de este gen.
FOXP3	Un cambio en este gen conlleva severas alergias alimentarias relacionadas con una extraña enfermedad conocida como síndrome IPEX. Este gen también está ligado con el asma relacionada con la inmunidad.
STAT3	Después de que un paciente con anafilaxia y esta mutación genética resultó tener altos niveles de IgE, los investigadores se preguntaron si este gen podría estar relacionado con la alergia alimentaria.*

* Muraro, A. et al., "Precision Medicine in Allergic Disease-Food Allergy, Drug Allergy, and Anaphylaxis-PRACTALL Document of the European Academy of Allergy and Clinical Immunology and the American Academy of Allergy, Asthma, and Immunology", *Allergy*, vol. 72, núm. 7, julio, 2017, pp. 1006-1021.

El primer entorno

La mezcla del ADN parental podría explicar algunas alergias alimentarias en los recién nacidos, pero podría haber otras rutas, por ejemplo, a través del cordón umbilical. Muchas madres primerizas comienzan a preocuparse por la salud de sus bebés desde el momento en que la prueba de embarazo da positivo. Sale la cafeína y entran toneladas de hojas verdes. Y desde que las alergias alimentarias se han vuelto más comunes, lo mismo sucede con la tendencia a eliminar ciertos alimentos en las dietas durante el embarazo. La paranoia y demasiadas búsquedas en Google podrían llevar a que las madres se pregunten si su adicción de nueve meses al queso hizo que su bebé fuera alérgico a la leche.

La historia reciente alrededor del vínculo entre la dieta durante el embarazo y las alergias alimentarias de los niños está ligada con la historia de las investigaciones sobre alergias alimentarias en su totalidad. Conforme ha evolucionado nuestra comprensión de esta enfermedad, también lo ha hecho nuestra forma de pensar sobre lo que las madres deberían o no deberían consumir. Entraremos en esta historia con mayor profundidad en capítulos más adelante, ya que provee un contexto esencial para la nueva era de la prevención y el tratamiento de las alergias alimentarias. Pero, para los padres que sufren esa culpa o para las mujeres embarazadas que entran en pánico en el supermercado, los hechos aportan una señal de alivio.

En el año 2000, la Academia Americana de Pediatría recomendó que las mujeres embarazadas evitaran los cacahuates como forma de reducir el riesgo de alergia a ellos en el feto gestante. La recomendación llegó en la forma de una sola frase al final de una publicación enfocada en la fórmula de los infantes y la lactancia. "No son necesarias las restricciones alimentarias de la madre durante el embarazo" —declaró la Academia—, "con la posible excepción de los cacahuates". Pero fue suficiente para que muchas mujeres embarazadas salieran huyendo del pasillo de la crema de cacahuate. La noción de que los infantes podían desarrollar alergias alimentarias basadas en lo que las madres comían durante el embarazo penetró en nuestro consciente colectivo, lo que les dio a las mujeres una preocupación más, una causa más de culpa, una razón más para pensar que no lo estaban haciendo bien.

Ya existían pistas de que la dieta materna podría no ser precursora de la alergia que tantas mujeres llegaron a temer. En la década de 1980, dos investigadores suecos buscaron atopia entre infantes cuyas madres habían evitado la leche y los huevos durante el embarazo. A partir de la mitad de sus embarazos, 212 mujeres se eligieron al azar para comer o abstenerse de tales alimentos. Después de que sus bebés nacieron, muchas de las nuevas madres amamantando asignadas a la dieta libre de alérgenos decidieron mantener su consumo de leche y huevo bajo, pero resultó que las alergias —eczema, asma, rinitis alérgica y reacciones alimentarias— eran igualmente comunes en ambos grupos. La dieta materna, al parecer, tuvo poco impacto en el riesgo de desarrollar alergias alimentarias.

Otro estudio sueco de 165 mujeres embarazadas con asma y con una alergia al polen o al pelo de los animales probaron dietas distintas. Los investigadores asignaron una de cuatro dietas al azar a las participantes, con una variedad desde nada de huevo ni leche, hasta un huevo y un litro de leche al día durante el último trimestre. Si la dieta materna importara —los investigadores teorizaron— entonces los infantes cuyas madres comieron huevo y tomaron leche deberían tener anticuerpos IgE para esos alimentos al momento de nacer. Pero cuando observaron los niveles del anticuerpo IgE en la sangre del cordón umbilical después del parto, no encontraron diferencias.

Cinco años más tarde, los investigadores retomaron el primer estudio. Quizá la diferencia entre los dos grupos tardaría en surgir, ya que los bebés se convierten en niños alérgicos. Pero entre los 198 niños evaluados, los que se encontraban en el grupo de eliminación en el estudio no tenían menos alergias. De hecho, los niños de ese grupo eran en realidad más propensos a ser alérgicos al huevo.

No todos los datos exoneran a los cacahuates durante el embarazo. En 1999, un pequeño estudio de Sudáfrica descubrió que las mujeres embarazadas que comían cacahuates más de una vez a la semana elevaban el riesgo de alergia a los cacahuates para sus recién nacidos, en comparación con quienes comían cacahuates menos seguido. Otro estudio, de Reino Unido, buscó correlaciones entre las alergias alimentarias en la niñez y una horda de factores relacionados con la familia en 622 encuestas. Comer cacahuates durante el embarazo parecía incrementar la probabilidad de una alergia al cacahuate en niños menores de cinco años de edad, pero no en los mayores de cinco años. Ambos estudios, sin embargo, estaban basados en cuestionarios que requerían que las madres recordaran qué tan seguido habían comido cacahuates durante su embarazo, a veces años después. Eso no invalida los estudios, pero sí destaca la necesidad de precaución sobre qué tanto abrimos los brazos para acoger estos hallazgos.

Al inicio del siglo XXI empezó a darse un cambio cuando un grupo de investigadores británicos recurrió a un banco inmenso de datos para tener mejor información. El Estudio Longitudinal Avon de Padres e Hijos incluía a casi 14 000 personas, y los alergólogos George du Toit, Gideon Lack y sus colegas arrasaron con este en busca de información sobre factores de riesgo de alergias alimentarias. Su estudio de 2003, publicado en *The New England Journal of Medicine*, no encontró vínculos con la dieta prenatal entre niños con alergia al cacahuate. Como con estudios anteriores, este fue retrospectivo: las madres contestaron preguntas sobre su dieta prenatal mucho después del hecho, lo que vuelve los resultados menos fuertes que un estudio prospectivo al azar.

En 2008, la Academia Americana de Pediatría reviró el curso. Los estudios, pronunció la Academia, "no han sustentado un efecto protector en las exclusiones de la dieta materna". Abstenerse de comer huevo y leche durante el embarazo no ayudaría a prevenir las alergias alimentarias en los infantes. Y si bien reconoció el trabajo que muestra que evitar los cacahuates podía ayudar a evitar la alergia en niños, la Academia también señaló estudios que demuestran lo contrario. La publicación ofrecía un resumen claro: no existe evidencia decisiva a favor de eliminar los alérgenos potenciales de la dieta prenatal.

Un estudio de 2010 sacó la conclusión opuesta. Entre 140 infantes con anticuerpos IgE para cacahuates, tener una madre que comió cacahuates estando embarazada era un factor de riesgo. Como sucede con algunos estudios previos, este se basó en un cuestionario que les hicieron a las madres para recordar cuántos cacahuates habían consumido durante cada trimestre de su embarazo: menos de dos veces a la semana, dos veces a la semana o más, pero menos que diario, diario o desconocido. La edad promedio de los infantes inscritos en el estudio era de nueve meses, lo que implicaba que algunas madres debían recordar cuántos cacahuates habían comido hasta año y medio antes. Como ya hemos sugerido, aunque la dieta durante el embarazo muchas veces se vuelve un recuerdo nostálgico, ese recuerdo no siempre es preciso. Asimismo, el análisis de alergia a los cacahuates empleado en este estudio indicó que los infantes eran sensibles, no que reaccionaran al alimento; como ya dijimos antes, una sensibilidad no siempre implica una alergia. Aun así, la información de este estudio no se debería descartar por completo.

Una revisión Cochrane extensa y rigurosa, una reseña basada en evidencia por una organización sin fines de lucro en Reino Unido, inspeccionó la información de los cinco estudios, con un total de 952 participantes. Esta revisión se enfocó principalmente en la ocurrencia de asma y eczema en niños (ambas condiciones vinculadas con el desarrollo subsecuente de alergias alimentarias). Los autores de esta revisión señalaron como "inadecuada" la evidencia sobre si la dieta prenatal que evitaba la leche, el huevo u otros alérgenos potenciales prevenía el asma y el eczema.

Todas estas investigaciones sobre el vínculo entre la dieta durante el embarazo y las alergias alimentarias exponen un hecho con toda claridad: la ciencia no siempre es absoluta. Con mucha frecuencia, los resultados son sutiles o contradictorios. Puede ser difícil para incluso los más expertos desentrañar la verdad. Nosotras aportamos todas estas investigaciones no para confundirte, sino para equiparte con la información.

En nuestro centro en la Universidad de Stanford, recomendamos que las mujeres embarazadas y las madres lactantes mantengan dietas nutritivas conformadas por lo que quieran comer. La diversidad en la dieta es clave, así como no evitar alimentos, excepto los que no sean saludables (refrescos, dulces, papas fritas y cosas similares). La Organización Mundial de la Salud (oms) recomienda la lactancia exclusiva durante los primeros meses de vida y es un buen lineamiento a seguir. Nosotras también recomendamos amamantar lo más posible, si es que hacerlo es una opción. En pocas palabras, no hay necesidad de moldear tu dieta durante el embarazo ni la lactancia alrededor del miedo a las alergias alimentarias.

Almuerzo líquido

Esto nos lleva a una de las primeras preocupaciones que tienen los padres una vez que los bebés dejan el vientre: la lactancia. Sabemos que los nutrientes de nuestra dieta se filtran hacia la leche materna y, por ende, hacia nuestros infantes. Así que es lógico que una madre se pregunte si la recién desarrollada alergia alimentaria de su niño se derivó de los cacahuates que se comió cuando tenía prisa, los huevos que devoró en el desayuno o cualquier otro componente de su dieta.

Vadear por las recomendaciones alrededor de la lactancia puede ser complicado y frustrante. Muchas veces mezclan evidencia sobre la dieta a seguir mientras se amamanta con evidencia sobre qué tanto tiempo amamantar, por ejemplo, dejando a las madres cansadas sin consejos claros. Y para las madres que les dan fórmula a sus hijos en lugar de leche materna, leer las investigaciones actuales puede sentirse como nadar a través de un océano de olas señalándolas. Sugerimos que las nuevas mamás consulten con su pediatra y con un alergólogo si existe un antecedente familiar de alergias alimentarias y sigan el curso que sea mejor para ellas. Los estudios han descubierto que amamantar reduce el riesgo de alergias alimentarias, en comparación con dar fórmula. De acuerdo con la Asociación Americana de Pediatría, amamantar por lo menos cuatro meses reduce el riesgo de eczema y alergia a la leche en los primeros dos años de vida. En el mundo, las autoridades sanitarias recomiendan amamantar, en parte para corregir un cambio innecesario hacia la fórmula, impulsado por los fabricantes en décadas anteriores, pero finalmente la decisión de amamantar o usar fórmula es personal.

En cuanto a si la dieta que consume una madre lactante influye de cualquier manera en la probabilidad de que su hijo desarrolle alergias alimentarias, la trayectoria de las investigaciones ha sido muy parecida a las de los meses prenatales. Después de previas sugerencias de evitar alimentos riesgosos durante el periodo de lactancia, las autoridades médicas han cambiado su punto de vista. Evitar algunos alérgenos alimentarios puede ayudar a prevenir el eczema en niños, y cierta información señala hacia evitar cacahuates cuando los bebés tienen un alto riesgo porque la alergia se encuentra dentro del núcleo familiar.

Sin embargo, tomando todo en cuenta, la información no muestra que la dieta de la madre importe mucho en la búsqueda de prevenir las alergias alimentarias. De acuerdo con la misma revisión Cochrane que analizó la dieta prenatal, dos estudios con un total de 523 participantes mostraron esta falta de conexión. A las edades de uno, dos y siete años, los niños tenían la misma incidencia de alergias a la leche, el huevo y los cacahuates, ya fuera que sus madres consumieran estos alimentos durante el embarazo o no. Los revisores solicitaron pruebas clínicas más grandes y mejor hechas para atender esta cuestión.

El consenso internacional sobre la prevención de las alergias alimentarias evitando alimentos durante el embarazo o la lactancia es claro: la evidencia no apoya este método. En 2019, la Academia Americana de Pediatría publicó una versión actualizada de sus recomendaciones sobre lactancia y alergias que aconsejaba no hacer tales cambios en la dieta. La Academia Europea de Alergias e Inmunología Clínica (EAACI, por sus siglas en inglés) adoptó la misma posición. Lo mismo que la Sociedad de Inmunología Clínica y Alergias de Australasia (ASCIA, por sus siglas en inglés).

¿Qué hay de la fórmula?

Los padres que eligen dar fórmula a sus recién nacidos pueden sentirse estigmatizados en vista de las recomendaciones actuales de exclusivamente amamantar durante por lo menos cuatro meses. Sin embargo, en lo referente a las alergias alimentarias, la evidencia de que alimentar con fórmula aumenta el riesgo es poco convincente. Para los padres que alimentan a sus recién nacidos con fórmula, la recomendación más reciente de la Asociación Americana de Pediatría y la EAACI es que, en lo referente al riesgo de alergias alimentarias, no hace ninguna diferencia elegir una fórmula parcial o una extensamente hidrolizada.

Un estudio de 2008 de Australia encontró que la fórmula a base de soya no incrementaba el riesgo de intolerancia a los cacahuates, como habían sugerido algunos de los primeros estudios. Otro gran estudio australiano, este de 2016, no encontró un vínculo entre la duración de la lactancia exclusiva y el riesgo de alergia alimentaria al año de edad.

El estudio tampoco descubrió prueba alguna de que la fórmula parcialmente hidrolizada fuera mejor que la fórmula de leche para prevenir las alergias alimentarias.

Como sucede con tantas áreas de investigación sobre alergias alimentarias, algunos estudios alcanzaron una conclusión opuesta. Cuando investigadores de la Universidad de Memphis encuestaron a mujeres que recientemente habían sido madres sobre cómo alimentaron a sus hijos durante los primeros 12 meses, encontraron una conexión. Los niños que habían recibido una combinación de leche materna directa, leche materna bombeada y fórmula eran más propensos a desarrollar síntomas de alergias alimentarias durante sus primeros seis años de vida que los niños que solo habían lactado.

En conjunto, la evidencia contra la fórmula escasea. Y no hay pruebas de que las fórmulas llamadas hipoalergénicas prevengan alergias alimentarias. Los padres que les dan fórmula a sus hijos deberían consultar a sus pediatras o alergólogos si existe un antecedente familiar de alergia alimentaria y si les preocupa qué producto usar, o cualquier otra cuestión alrededor de la alimentación durante los primeros seis meses de vida.

En nuestro centro recomendamos seguir los lineamientos establecidos por las autoridades pediátricas de Estados Unidos y Europa, las cuales avisan que la fórmula hipoalergénica no es útil para prevenir alergias alimentarias. Sugerimos amamantar lo más posible y suplementar con fórmula solo si es necesario, reconociendo que a veces lo es. Para quienes están alimentando a sus bebés con fórmula, sugerimos consultar con un pediatra sobre qué tipo tiene las mejores vitaminas y proteínas para su infante.

El efecto de la cesárea

Así como Brynna, muchos padres de niños alérgicos a un alimento se preguntan si las cesáreas aumentan el riesgo de padecer alergias alimentarias. La respuesta está lejos de ser definitiva. La cantidad de bebés nacidos por cesárea en el mundo casi se duplicó entre 2000 y 2015. Una encuesta de 169 países publicada en *The Lancet* en 2018 descubrió que 15% de todos los nacimientos eran cesáreas en 106 de los países encuestados, y que una gran parte de estas no habían sido una necesidad médica. Si dejamos de lado las razones para elegir un parto por cesárea, los padres que esperan evitar las alergias alimentarias en sus hijos podrían considerar la evidencia alrededor del vínculo entre ellas.

No hay motivo de culpa ni vergüenza aquí. Las cesáreas salvan vidas. Las madres de niños que nacieron por este método y tienen alergias alimentarias no tienen que sentirse culpables. Como veremos, la evidencia no es concluyente. Y en los estudios que han expuesto este vínculo, la información no es tan decisiva. Aun así, ha surgido un cuerpo de investigación en la última década que indica que el riesgo de alergias alimentarias podría incrementarse por un nacimiento por cesárea. Les podría ser útil a algunos futuros padres incluir estos hallazgos en sus consideraciones. Y las investigaciones también abordan algunas preguntas centrales alrededor de las alergias alimentarias, por ejemplo, cómo los microbios, incluyendo las bacterias beneficiosas, pueden proteger contra la condición.

Una plétora de estudios ha sondeado el papel de las cesáreas en las alergias alimentarias. Después de identificar casi 9 000 niños con rinitis alérgica, asma, eczema o alergias alimentarias en una base de datos de salud, un grupo de investigadores de Oregon comparó estos diagnósticos con los registros de nacimiento que incluían el tipo de parto. La rinitis y el asma eran más comunes en bebés nacidos por cesárea, aunque el vínculo del asma solo se vio en niñas. Pero las alergias alimentarias eran un problema menor que afectaba a solo 29 niños en el estudio, menos de 0.5% de la cohorte.

En 2008, investigadores de Irlanda revisaron el vínculo entre el asma infantil, un factor de riesgo para alergias alimentarias, y las cesáreas. Realizaron un metaanálisis, un estudio de estudios, por lo general considerado el tipo más riguroso de investigación. De acuerdo con su análisis, de los 23 informes anteriores, los niños que nacieron por cesárea tenían 20% más riesgo de asma.

Otro metaanálisis se enfocó en las alergias alimentarias junto con varias otras condiciones alérgicas. En su revisión de 26 estudios realizados entre 1966 y 2007, investigadores daneses descubrieron que señalar el vínculo entre las cesáreas y las alergias alimentarias no es fácil. Muchos de los estudios que examinaron este vínculo se basaron en pequeñas cantidades de niños, así que no reflejan necesariamente el total de la población. Y varios estaban plagados de grandes errores estándar, una figura estadística que indica la precisión de un cálculo. Un error estándar es lo mismo que decir *más o menos*; entre más amplio sea el "más" o el "menos", menor rigurosa será la información. Juntos, el tamaño de los pequeños estudios y los errores estándar dan como resultado información sesgada hacia mostrar una conexión más fuerte de la que realmente existe. En este metaanálisis, los investigadores concluyeron que su inclinación fácilmente podría explicar el riesgo exacerbado de alergias alimentarias que presentan los nacimientos por cesárea en estudios anteriores.

Pero otro análisis que contemplaba en específico las alergias alimentarias sí encontró una incidencia mayor entre niños nacidos por cesárea. En este metaanálisis, investigadores de Australia se enfocaron en cuatro estudios donde las alergias alimentarias se habían diagnosticado ya fuera por síntomas después de comer el alimento o por la presencia de anticuerpos IgE enfocados en un alérgeno alimentario en muestras de sangre. En dos estudios que siguieron a niños desde su nacimiento, los bebés nacidos por cesárea tenían anticuerpos IgE que indican sensibilidades alimentarias más seguido que los bebés nacidos por parto vaginal. En dos estudios que veían las alergias alimentarias diagnosticadas a través de una prueba de alimentación oral, uno no obtuvo diferencia en la prevalencia entre parto vaginal o por cesárea. Pero en el otro estudio, los padres informaron de la aparición de alergias alimentarias en sus hijos, nacidos por cesárea, a partir de los dos años de edad. Cabe destacar que este efecto solo existía para los niños nacidos de madres que tenían una alergia alimentaria. Los investigadores concluyeron que el vínculo entre los partos por cesárea y las alergias alimentarias era frágil cuando mucho.

Otro estudio relevante siguió a 512 niños desde el nacimiento hasta los dos años de edad para ver si la ruta de alumbramiento hacía alguna diferencia en su probabilidad de desarrollar una alergia alimentaria. De los 512 nacimientos, 171 fueron por cesárea y 341 fueron parto vaginal. A los dos años, 35 niños tenían un diagnóstico de alguna clase de reacción a un alimento, aunque solo ocho tenían una alergia mediada por IgE. Y de acuerdo con los resultados, el grupo de alergias alimentarias no incluía una fracción desproporcionadamente grande de partos por cesárea.

Comprender por qué las cesáreas podrían incrementar el riesgo de alergias alimentarias implica retomar el tema del microbioma intestinal. En la década de 1990, investigadores de alergias de todo el mundo notaron algo peculiar: el centro y el este de Europa tenían menores índices de enfermedades atópicas que la parte occidental de Europa. Nadie sabía por qué, aunque claramente el culpable era el medioambiente. Los investigadores se preguntaron si alguna característica del estilo de vida occidental podría reducir la cantidad y la diversidad de los microbios que llegaban hasta los sistemas digestivos de los infantes. De ser así, esa exposición mermada podría a su vez reducir la activación de Th1, el componente inmunológico clave para establecer respuestas saludables a sustancias extrañas. Como ya hemos comentado, cuando ciertas bacterias colonizan el microbioma intestinal, aumenta el riesgo de alergias alimentarias. Un grupo de investigadores suecos notaron que los intestinos de los infantes en Estonia tenían hasta 1 000 bacterias más de lo que las investigaciones sugieren como beneficiosas en los intestinos de bebés suecos. Y si bien los índices de alergia eran bajos en Estonia, eran altos en Suecia.

La correlación entre las alergias y el microbioma humano podría comenzar en el nacimiento. Varios estudios han encontrado que los infantes alérgicos y no alérgicos tienen distintas floras intestinales. En un estudio sueco, niños con una alergia alimentaria tenían cantidades más elevadas de una cepa bacteriana llamada *Staphylococcus aureus*, y menores cantidades de *Bacteroides* y bifidobacterias, dos cepas más. En un estudio de 2001, niños con alergias alimentarias tenían de nueva cuenta cantidades más bajas de *Bacteroides* y bifidobacterias a lo largo de su primer año de vida. Otra investigación descubrió que las bacterias *Clostridium difficile* existían en cantidades más altas en el intestino de niños alérgicos de 12 meses de edad.

Ese mismo año, un estudio finlandés indagó todavía más profundo. Los investigadores querían saber si las diferencias en la composición de la flora intestinal de los infantes precedían la aparición de alergias al huevo y a la leche, junto con otras formas de atopia. Recolectaron muestras de heces de 76 bebés de tres semanas de edad, y de nueva cuenta a los tres meses de edad. Todos los niños habían nacido en familias con un antecedente de enfermedades alérgicas. Una vez más, los niños con alergias tenían un conteo menor de bifidobacterias y un conteo más elevado de *C. difficile* que los niños sin alergias. Pero otro resultado fue enteramente nuevo. "Los cambios en la microflora intestinal neonatal preceden al desarrollo de la sensibilización atópica durante la infancia", escribieron los autores. En otras palabras, las diferencias en la flora intestinal surgieron antes de la alergia. Esto implica que las variaciones en el microbioma intestinal podrían hacer más que correlacionarse con alergias alimentarias: bien podrían provocarlas. Un importante estudio neerlandés de 2007 que observó a 957 infantes al mes de nacidos y luego a los dos años demostró el mismo fenómeno.

¿Qué tiene que ver todo esto con el parto por cesárea? En los múltiples estudios que desarrollan los vínculos entre la flora intestinal y las alergias, dos cepas —*Bacteroides* y bifidobacterias— aparecen una y otra vez. Entre más de estas bacterias colonicen el intestino, un niño es menos propenso a tener una enfermedad alérgica. La *C. difficile* (bacteria en varias ocasiones asociada con enfermedades nosocomiales) también hace apariciones frecuentes en la literatura científica, por la razón contraria: más *C. difficile* es igual a más alergia. Y resulta que los infantes nacidos por cesárea son más propensos a tener microbiomas intestinales con este exacto perfil: menos *Bacteroides*, menos bifidobacterias y más *C. difficile*. En cambio, los infantes nacidos por parto vaginal están colonizados justamente a la inversa.

Los mecanismos exactos que dirigen la colonización del intestino de un recién nacido son controversiales. Muchos investigadores de enfermedades digestivas han teorizado que los recién nacidos se "siembran" con bacterias mientras pasan por el canal de parto, un fenómeno subtitulado "bautizo bacteriano". En ese momento, al emerger del mundo sellado del vientre por primera vez, los infantes ingieren bacterias que colonizan el tejido de la mucosa que dirige su camino hacia el mundo. Los bebés nacidos a través de cesáreas no pasan por esta ruta, así que no se encuentran con la abundancia de microbios ahí reunidos. Es esta diferencia, dice la teoría, la responsable, por lo menos en parte, de los índices en aumento de enfermedades relacionadas con la inmunología, como asma, alergias y la enfermedad inflamatoria intestinal. Estudios también han vinculado la ausencia del bautismo bacteriano con la obesidad y diversas condiciones de salud.

La evidencia detrás de esta teoría es inestable. Si el canal de parto es responsable por las diferencias en la flora intestinal que se perciben entre los bebés nacidos por cesárea y parto vaginal, entonces esas diferencias deberían aparecer inmediatamente después del parto. Pero los estudios han descubierto que esas variaciones no aparecen sino hasta varios días después. Un estudio de muestras de heces no expuso ninguna diferencia considerable sino hasta cinco días después del parto. Y los análisis del meconio —la primera muestra de excremento que pasa un infante— tampoco han encontrado disparidades significativas entre ambos grupos. Otros trabajos han reportado lo opuesto. En un estudio de 2014, investigadores de la Universidad de Florida nombraron cuatro tipos específicos de bacterias que diferían en el meconio de los infantes nacidos por cesárea de los nacidos vaginalmente. Y en 2018, un grupo de China informó que los bebés nacidos por parto vaginal tenían microbiomas más diversos que los nacidos por cesárea. También encontraron diferencias en las cepas que colonizaban los intestinos de los bebés.

Pero las disparidades se desarrollaron poco después del parto y podían durar semanas o meses. En un estudio de 98 infantes, los 15 bebés nacidos por cesárea tenían menos cepas de *Bacteroides* y *Parabacteroides* a los cuatro días y cuatro meses, y más cepas de *Clostridium* al año, en comparación con los bebés nacidos por parto vaginal. En otro estudio de 2017, un grupo internacional de investigadores concluyó que las heces de los bebés nacidos por cesárea tenían una flora comparativamente más similar a las bacterias que colonizaban la piel de sus madres, a diferencia de los bebés nacidos vaginalmente. También descubrieron que solo los bebés que habían pasado por el canal de parto y habían lactado tenían microbiomas abundantes en bifidobacterias, un grupo amplio de bacterias vinculadas con beneficios para la salud, entre ellos la prevención de cáncer colorrectal, el tratamiento de algunos trastornos gastrointestinales y el alivio de los síntomas de la enfermedad intestinal inflamatoria.

Hasta ahora, la mayor parte de la evidencia se aleja de la idea de que el método de parto sea un determinante sustancial en el microbioma del infante, sin embargo, existe suficiente información ahí fuera como para no poder descartar la teoría. Y también otros factores pueden tener un papel, como el uso incremental de antibióticos en los niños nacidos por cesárea y los distintos microbios que los bebés nacidos por cada ruta pueden encontrar durante y después de nacer en un hospital. Las mujeres que dan a luz por cesárea podrían no entrar en labor de parto, un proceso que muchas veces expone al feto a material bacteriano cuando se rompen las membranas. Por lo menos un estudio informó que los bebés nacidos por cesárea elegida, la cual suele evitar la labor de parto, tienen una microbiota distinta en comparación con los bebés nacidos por cesárea de emergencia durante la labor de parto. Que una madre elija o no amamantar también moldeará la flora intestinal del bebé, y si la madre tiene obesidad también podría afectar.

En respuesta a la noción de que las cesáreas podrían dejar a los niños sin el beneficio de extraer un poco del buen material bacteriano en su salida del vientre, investigadores de Estados Unidos y Puerto Rico probaron un remedio experimental con 18 madres y sus infantes. Poco antes de agendar sus cesáreas, 4 de las 11 madres que dieron a luz por cesárea insertaron un trozo de gasa doblada en sus vaginas por una hora más o menos. La gasa se eliminó justo antes de comenzar el procedimiento y se mantuvo en un ambiente estéril. Alrededor de un minuto después del alumbramiento, pasaron la gasa por los labios, rostro, pecho, brazos, piernas y el resto del cuerpo del infante un total de 15 segundos aproximadamente. Los investigadores comentaron que, durante la primera semana de vida, los infantes que habían recibido este tratamiento tenían microbiomas semejantes a los de los siete infantes nacidos por parto vaginal. Los siete que nacieron por cesárea y *no* recibieron el tratamiento tenían una flora intestinal distinta a los otros dos grupos.

Así nació el concepto de "siembra vaginal". Con esta práctica cada vez más popular, pasan un cotonete con fluido vaginal por los labios, rostro y otras áreas a los niños nacidos por cesárea.

Hasta ahora no existe evidencia de que la siembra vaginal sea beneficiosa en la prevención de alergias alimentarias ni ninguna otra enfermedad asociada con el microbioma. Es importante considerar que el estudio que inició la práctica distaba mucho de ser ideal. Las madres que dieron a luz por cesárea recibieron antibióticos antes del parto, mientras que solo una de las madres que parieron vaginalmente recibió antibióticos. Ninguna de las madres que se sometió a cesárea había entrado en labor. La obesidad materna y el aumento de peso en el embarazo no se tomaron en cuenta en los resultados. Y en este pequeño grupo de infantes, las diferencias entre sus microbiomas eran ligeras y quizá no tan distintas como presentaba la conclusión del estudio.

La siembra vaginal es riesgosa porque fácilmente se pueden transferir virus y hongos peligrosos al infante. El Colegio Americano de Obstetras y Ginecólogos ha declarado que la práctica solo debería realizarse dentro del contexto de un estudio experimental hasta que se tenga más información sobre su seguridad y beneficio. Los padres que estén considerando una siembra vaginal después de la cesárea deberían hablar con sus médicos al respecto.

Tenemos suficiente información para saber que la flora intestinal difiere entre infantes nacidos por cesárea o vaginalmente, por lo menos durante un tiempo. También parece que estas diferencias desaparecen poco después, sobre todo una vez que termina la lactancia. Dejémoslo claro: las madres que tuvieron cesáreas no deberían culparse a sí mismas por la alergia alimentaria de su hijo. No existe evidencia de que esta ruta de alumbramiento provoque la condición como tal. La cesárea es más probablemente una parte de un cúmulo de factores que juntos elevan el riesgo de alergia alimentaria. Las cesáreas son procedimientos que salvan la vida de mujeres y sus recién nacidos, y no se debería sentir culpa por realizar una. Las madres de hoy ya enfrentan suficientes presiones y juicios como para añadir uno más a la mezcla. Una alergia alimentaria no es culpa de nadie.

Aun así, la composición inicial de la flora intestinal podría tener un impacto duradero en la salud, incluyendo el riesgo de alergias alimentarias. Necesitaremos más estudios y de mayor envergadura para comprender en su totalidad por qué exactamente y cómo se vuelve un factor en la probabilidad del desarrollo de una alergia alimentaria en un infante. Los padres que estén preocupados por que su futuro hijo pueda estar en riesgo de alergias alimentarias debido a los antecedentes familiares deberían hablar con su obstetra y su alergólogo sobre cómo un parto por cesárea podría sumar a ese riesgo y qué hacer al respecto.

Preocupaciones comunes sobre el embarazo, la maternidad y las alergias alimentarias

La pregunta	Lo que sabemos	¿Qué tan sólida es la evidencia?
¿La dieta durante el embarazo puede disparar una alergia alimentaria en el infante en desarrollo?	No. La mamá puede comer cualquier cosa que quiera durante el embarazo	Muy sólida
¿Un parto por cesárea es un factor de riesgo para una alergia alimentaria?	Posiblemente. Dar a luz por cesárea puede incrementar el riesgo de alergia alimentaria ligeramente, pero no para todos los que han tenido este procedimiento	Media. Algunos artículos han encontrado evidencia de este vínculo; otros no
¿La dieta de una madre durante la lactancia incrementa la probabilidad de una alergia alimentaria en un bebé lactante?	No. Las mamás que estén amamantando pueden comer cualquier cosa que quieran	Muy sólida. De hecho, un estudio de 2014 descubrió que el índice de alergia a los cacahuates y las nueces en los niños era menor entre madres no alérgicas que consumían estos alimentos durante la lactancia
¿Algunos tipos de fórmula aumentan el	No. No existe una conexión entre	Muy sólida

riesgo de alergia a algún alimento?	la fórmula y las alergias alimentarias. Las fórmulas hidrolizadas y elementales no parecen prevenir las alergias alimentarias	

¿Qué más importa?

Como ha ilustrado este capítulo hasta ahora, una alergia alimentaria es quizá el resultado de un cúmulo de factores, tanto ambientales como genéticos. Los niños con un padre alérgico a algo pueden desarrollar la misma alergia o no. Dos niños que se enfrenten a las mismas circunstancias de vida pueden tener experiencias muy distintas con las alergias alimentarias. Un niño con miembros del núcleo familiar alérgicos a los cacahuates, que nació por cesárea y se crio en un hogar estéril puede desarrollar alergia a los cacahuates, mientras que otro niño en las mismas circunstancias podría no desarrollarla. Y la población de gente que vive con alergias alimentarias es un grupo diverso. La severidad varía, la edad de inicio varía y qué alimentos son problemáticos varía.

Gradualmente, la ciencia está creando una matriz para comprender las alergias alimentarias, desarrollando todos los posibles factores de riesgo y las múltiples formas en que la condición se expresa. Los investigadores también están intentando identificar los mecanismos que permiten a nuestro sistema inmunológico tolerar un alérgeno en primer lugar. Junto con teorías basadas en el entorno, la genética y la ruta de alumbramiento, las investigaciones han identificado algunas otras influencias interesantes y en ocasiones sorprendentes.

Los futuros padres no solo podrían preocuparse por la clase de alumbramiento, sino por el tiempo. Ya que el parto prematuro suele asociarse con problemas de salud, es razonable preguntarse si un nacimiento antes de tiempo pudo volver más susceptible al niño a las alergias alimentarias.

La evidencia hasta ahora muestra que un nacimiento prematuro no es un factor de riesgo. De hecho, puede ser justo lo opuesto. Un estudio finlandés de 2001 con 72 bebés prematuros y 65 bebés que llegaron a término descubrió que, para los 10 años, el grupo que nació prematuramente tenía la mitad de las enfermedades atópicas que el otro grupo. Unos años más tarde, un grupo de Canadá trató la misma cuestión observando los índices de alergias alimentarias entre 13 980 niños nacidos en 1995. Ser prematuro no tuvo conexión con la alergia alimentaria. Tener un bajo peso al nacer también fue irrelevante.

Para las familias que están enfrentándose a un nuevo diagnóstico, también podría ayudarles saber que los niños pueden superar sus alergias alimentarias. Un estudio realizado por David Fleischer en la Universidad de Colorado encontró que las personas con alergia a los cacahuates tenían 50% de posibilidad de que la condición desapareciera. Otros estudios han reportado índices cercanos a 20%. Predecir qué niños pueden superar con el tiempo sus alergias es imposible en la actualidad. Sin embargo, sí sabemos que muchos niños alérgicos al huevo en sus primeros años de vida son capaces de tolerar los huevos cocinados más adelante. Los niños que comen productos horneados con huevo y lácteos pueden ser más propensos a superar sus alergias sin ninguna intervención, aunque no es algo común y no hay garantía. Nadie diagnosticado con una alergia alimentaria debería probar un poco del alérgeno para ver si ya no es una amenaza. Para las personas que desarrollan alergias alimentarias como adultos, es poco probable que el sistema inmunológico supere la condición sin una intervención médica. Las alergias alimentarias también pueden volver a darse después de que parecieran desaparecer.

En próximos capítulos introduciremos métodos seguros y comprobados para prevenir y tratar las alergias alimentarias. A partir de extensa evidencia, reforzada por cientos de historias de éxito, nuestro programa para revertir la alergia alimentaria cambiará el futuro de tu condición y la de tu hijo, de una que quizá temas a una que puedas aceptar.

En conclusión

- Los niños con padres que tengan una alergia alimentaria son más propensos a desarrollar la condición, pero muchas personas con alergias alimentarias (diagnosticadas en la edad adulta o la infancia) no tienen antecedentes familiares.
- Ningún gen en particular se ha identificado como el responsable de las alergias alimentarias. Lo más probable es que sean una combinación de genes y de influencias medioambientales las responsables.
- Nuestro entorno puede disparar cambios en los genes que contribuyan a las alergias alimentarias.
- No existe evidencia de que la dieta materna durante el embarazo y la lactancia influya en el riesgo de alergias alimentarias en los infantes.
- Cierta evidencia sugiere que nacer por cesárea puede incrementar el riesgo de alergia alimentaria, pero, si tienes una cesárea, no significa que tu hijo desarrollará una alergia.

Capítulo 4

¿Qué pasa ahora? Etiquetas alimentarias, cocinas, escuelas y otras cuestiones esenciales

Qué hacer, qué preguntar y qué aprender después de un diagnóstico de alergia alimentaria

Leah y Héctor Cuéllar abordaron proactivamente su paranoia a las alergias. Cuando su hijo, William, tenía cuatro meses de nacido, Leah le dio de comer un poco de crema de cacahuate. Luego observó. Cuando se enrojeció el contorno de su boca y su garganta, corrió a una clínica de urgencias cercana para una inyección de epinefrina. Análisis posteriores confirmaron que William era alérgico a los cacahuates. También a las nueces y a la leche.

Ellos sabían que el siguiente paso lógico era purgar su alacena de todas las cosas con nueces. Pero conforme William creció y pasó de ser un bebé a un niño pequeño, los Cuéllar intentaron algo distinto. Dejaron su alacena como estaba. "Necesita aprender a estar alrededor de las cosas", dice Leah.

En lugar de erradicar las nueces de su alcance, le estaban enseñando a William, ahora de cinco años, a preguntar si un alimento era seguro.

Eso no ha eliminado los riesgos en la vida. Durante la Pascua, cuando William tenía cuatro años, Leah le pidió a su madre que se asegurara de que los dulces y postres no tuvieran nueces. "Así que compró M&M's con cacahuates", recuerda Leah.

Cuando William era más chico, sus padres tenían que estar con él en todo momento, sobre todo después de que intentara comerse un chocolate con cacahuate que encontró en el parque cuando tenía 18 meses de edad. Eligieron un preescolar con una política libre de nueces y entrenaron a su personal a inyectar la epinefrina. Y se preocupan constantemente por sus parientes bienintencionados que no comprenden lo que es una alergia alimentaria.

"Les decimos —comenta Leah—, pero no lo entienden".

Primeros pasos

Este capítulo aporta una guía paso a paso para seguir adelante. Las familias no tienen que hacer todo al mismo tiempo. Los padres de niños pequeños con una alergia alimentaria no tienen que preocuparse por cómo su hijo va a lidiar con la vida por su cuenta como si fuera la principal prioridad. Poco a poco, vivir con una alergia alimentaria se volverá una realidad manejable, aunque requiera unos cuantos cambios.

En el capítulo 7 presentaremos nuestro programa para revertir las alergias alimentarias. Pero incluso las familias que ya entraron en esta nueva era necesitarán hacer una parada en casa primero. Y la cocina es el lugar número uno que necesita ser seguro.

La alacena y el refrigerador

Muchos padres optarán por mantener ciertos alérgenos fuera de su hogar por completo. Es bastante fácil para un niño que empieza a caminar, sin supervisión, con una alergia a la leche, que saque un litro del refrigerador cuando nadie lo está viendo. Lo mismo pasa con los paquetes de cacahuates o nueces que son snacks inofensivos para la mayoría. Y mantener el refrigerador y la alacena libre del alérgeno mismo es una forma sencilla de eliminar el riesgo. Si te preocupa que tu hijo alérgico a la leche beba leche en casa, no la tengas en tu casa.

Pero algunas familias quieren tener alérgenos en el hogar para los miembros que no tienen problemas con el alimento. Un hermano no alérgico que ama la crema de cacahuate no la va a dejar con tanta facilidad porque su hermano o hermana menor recibió un diagnóstico de alergia, y muchos padres no van a querer dejar la hermosa conveniencia de un sándwich de mermelada y crema de cacahuate en el almuerzo para mantener a un niño feliz. Eliminar la leche puede cambiar tu rutina del café de la mañana. Los omelets del fin de semana no son posibles para las familias que dejan de comprar huevos por un hijo alérgico.

Existen alternativas cuando no es práctico ni deseable para la familia eliminar los alérgenos del hogar. Los alimentos secos —nueces, cremas de nueces, snacks con lácteos o huevo— pueden ir en las alacenas altas, lejos del alcance de los niños. Los elementos peligrosos que necesitan refrigeración se pueden mover hacia la parte de atrás, o en un cajón, o incluso en un contenedor aparte. Conforme los bebés alérgicos van creciendo, las restricciones se vuelven más fáciles de explicar. Las etiquetas de colores pueden ayudar a los niños a identificar los alimentos que no son seguros para ellos. Los niños con una alergia alimentaria pueden tener su propia sección en la alacena, llena de snacks seguros para su consumo.

Muchas familias eliminan inicialmente los alérgenos de su casa después del diagnóstico, pero gradualmente hacen ajustes. Una madre puso las nueces y semillas en contenedores de plástico sobre una repisa tan alta que un adulto necesita un banco para alcanzarla. También le dio a su hijo su propio cajón para los snacks. Otra familia aprendió a vivir sin nueces, aun cuando el niño alérgico ya tenía edad suficiente para evitarlas en casa. En ocasiones, la familia se deleitaba con un sándwich de mermelada y crema de cacahuate fuera de la casa cuando el niño alérgico no estaba con ellos. En lugar de que la cocina sea un lugar seguro, una familia tiene un espacio "no seguro", donde guardan los snacks con alérgenos en paquetes individuales.

Cocinar

Un diagnóstico de alergia alimentaria también presenta nuevas reglas para cocinar. Se deben limpiar perfectamente las tablas para picar, ollas, sartenes y cuchillos que se usen para cocinar. Podría ser mejor tener una tabla para picar que nunca entre en contacto con alérgenos.

Para niños severamente alérgicos, las familias podrían comprar un juego de ollas y sartenes que se utilicen para preparar alimentos libres de alérgenos nada más. La barra y las superficies de la cocina, incluyendo parrillas, deben limpiarse a fondo si se colocó ahí un alérgeno. Los utensilios se deben limpiar después de revolver o picar cualquier cosa que contenga un alérgeno. Los cocineros deben lavarse las manos perfectamente después de manipular un alérgeno.

Para algunas preparaciones, será mejor que el niño alérgico se quede fuera de la cocina durante la cocción. Un niño con una alergia al trigo no debería estar en la cocina mientras haces pan u horneas un pastel porque la harina fácilmente puede quedar suspendida en el aire. Muchas familias con miembros alérgicos al trigo optan por una cocina libre de trigo. A Matthew lo diagnosticaron con una severa alergia al trigo en 1999, cuando tenía nueve meses de nacido. "Me dieron cereal para bebés y me llené de ronchas", dice.

Aun el contacto con la piel podía provocar una reacción. Los panquecitos libres de gluten que su madre le horneaba para que llevara a otras fiestas de cumpleaños cuando estaba creciendo en Chicago eran la envidia de sus amigos. Pero sus padres optaron no erradicar el trigo de su casa. Él comía pasta sin gluten en la cena mientras sus hermanos comían pasta de trigo. Años más tarde dice que esa decisión le dio una buena base para su vida como adulto. "El resto del mundo no se va a acomodar a ti —dice—. Tú tienes que estar preparado para vivir en el mundo real".

Contaminación cruzada

Proteger a un adulto o un niño alérgico de una reacción es muchas veces una experiencia reveladora. Ver el mundo a través de sus ojos es ver peligro donde el resto de nosotros vemos placer... o por lo menos nada nocivo. Un niño al que no le gusta el queso se lo puede quitar a la hamburguesa sin ninguna consecuencia. Un niño alérgico a los lácteos de vaca no puede comerse una hamburguesa que tocó el queso.

La contaminación cruzada ocurre cuando un alérgeno toca otro alimento. Un poco de crema de cacahuate sobre una rebanada de pan; una gota de leche que se cayó del vaso sobre los huevos revueltos; una cuchara que se usó para servir ensalada de camarones y luego pasta. Las proteínas que provocan una respuesta del sistema inmunológico se pegan con fuerza, dejando rastros invisibles pero muy reales detrás. Desafortunadamente, la amenaza genuina de una contaminación cruzada implica que los padres deben estar atentos. Los niños alérgicos a algún alimento no pueden ir solos a buscar su propia comida en una fiesta o un bufet. Los padres pueden sentirse incómodos devolviendo platillos en los restaurantes porque accidentalmente tienen queso, pero suele ser la única opción. Los cucharones de la sopa no se pueden usar con seguridad de una sopa con lácteos a otra sin lácteos. La espátula que volteó el queso asado no se puede usar para voltear el omelet de un niño alérgico a los lácteos, y la espátula que volteó un omelet no se puede usar para voltear la hamburguesa de un niño alérgico al huevo. El cuchillo que rebanó el tofu no se puede usar para cortar el pollo de un niño alérgico a la soya.

Este nivel de atención puede sonar desgastante... y puede llegar a serlo. Pero las familias alérgicas a algún alimento se acostumbran a sus necesidades. Integran prácticas seguras a su cocina. Identifican restaurantes sin riesgo. Saben cuándo estar atentos y cuándo tienen el campo libre. Una lista como la siguiente podría ayudar, sobre todo durante los primeros días después de un diagnóstico:

- Alacenas:
  - Designa una repisa para los productos seguros, quizá dándole al niño alérgico su propio espacio en la alacena.
  - Mueve los productos esenciales que sean riesgosos a una repisa más arriba, fuera del alcance del niño.

- Refrigerador:
  - Considera eliminar los alérgenos del hogar temporal o permanentemente.
  - Etiqueta los alimentos inseguros con calcomanías de advertencia o déjalos en un contenedor aparte.

- Cocinar:
  - Limpia las superficies, los cuchillos y todos los electrodomésticos a profundidad, con agua caliente y jabón. No solo pases un trapo para eliminar proteínas alimentarias peligrosas.
  - Considera utensilios de cocina únicos para el niño con alergias severas.
  - Evita usar los mismos utensilios de cocina en platillos con alérgenos y sin ellos.
  - Considera preparar la comida del niño alérgico primero.

- Mesa
  - No permitas que los niños alérgicos consuman alimentos que hayan entrado en contacto con su alérgeno.
  - Busca derrames u otras exposiciones.
  - Mantén los utensilios para servir y los platos lejos de los que entran en contacto con alérgenos.

DÓNDE SE ESCONDEN LOS ALÉRGENOS EN TU HOGAR

A veces los alérgenos alimentarios acechan en lugares insospechados. Cuando revises tu casa, asegúrate de mirar las etiquetas de esos elementos (junto con cualquier nuevo producto del hogar que hayas comprado después de tu búsqueda inicial):

- Grenetina.
- Pectina.
- Emulsificantes: estas sustancias, las cuales ayudan al aceite y al agua a vincularse, pueden contener huevos o lácteos.
- Aceites de cocina: aunque la mayoría de los aceites para cocinar no tienen proteína (que es la parte alérgica del alimento), algunos sí. Ya que la gente con alergias alimentarias puede reaccionar a incluso una minúscula cantidad de la proteína, recomendamos evitar los aceites con tu alérgeno, sobre todo cuando comas fuera de casa.
- Pasta de dientes: algunas contienen lácteos.
- Medicamentos: revisa si la lista de ingredientes inertes incluye leche en polvo, por ejemplo.
- Soluciones para limpiar o aceites de base vegetal.
- Cosméticos.
- Cremas sólidas y líquidas.

La organización en apoyo ante alergias alimentarias Investigación y Educación sobre Alergias Alimentarias (FARE, por sus siglas en inglés) tiene una lista práctica de preguntas para las familias que no están seguras de eliminar los alérgenos de su hogar o probar con otro método. Estas preguntas pueden ser de utilidad mientras haces cambios en el estilo de vida de tu familia después de un diagnóstico:

- ¿Cuál ha sido tu experiencia con las reacciones y la exposición accidental?
- Si eliminaras todos los alimentos problemáticos, ¿qué tan difícil sería para otros miembros de la familia?
- ¿Cuántos niños hay en la casa? Si un niño tiene una alergia alimentaria, ¿qué edad tiene y qué tanta responsabilidad asume normalmente para encargarse de la comida que consume?
- Si decides que es mejor eliminar los alimentos que contienen alérgenos de tu casa, ¿cómo vas a ayudar a tu hijo con alergias a aprender cómo comportarse fuera de casa cuando quepa la posibilidad de un contacto con los alérgenos?
- Si decides no eliminar los alimentos que contengan alérgenos de tu casa, ¿cómo vas a enseñarle a tu hijo con alergias qué alimentos son seguros y cuáles no?

Conforme te hagas estas preguntas, puede ser útil recordar que tus respuestas quizá cambien con el tiempo. Así como es cierto para niños no alérgicos, las necesidades de un niño pequeño son distintas de las de un adolescente. Surgirán nuevas medidas con los años. Ya vendrán esos suspiros de alivio. Y tus hijos sí aprenderán a cuidarse a sí mismos.

Comprender el etiquetado de los alimentos

Librar tu casa de amenazas alimentarias potenciales y asegurarte de que arrojes solo productos sin alérgenos en el carrito del supermercado requiere una relación íntima con el etiquetado. Incluso aquellos que no sufren o conviven con una alergia alimentaria están familiarizados con la jerga: *puede contener cacahuates*; *preparado en instalaciones donde se procesan nueces*. No siempre es claro —si es que llega a serlo— si esos mensajes señalan un producto a evitar o si se trata de una empresa protegiéndose a sí misma.

Comprender el origen de estas declaraciones es un punto útil dónde empezar. Hace tiempo, por supuesto, no había alimentos procesados y la gente no se tenía que preguntar qué estaba comiendo, porque era obvio. La primera vez que el gobierno se involucró en la regulación del etiquetado de alimentos fue en 1906, cuando el presidente Theodore Roosevelt aprobó la legislación de medicamentos y alimentos puros, conocida como Ley Wiley (nombrada en honor del químico en jefe del Departamento de Agricultura de Estados Unidos, Harvey Washington Wiley, quien finalmente convenció al gobierno de la necesidad de una ley así, dándole a un grupo de hombres jóvenes cantidades cada vez mayores de formaldehídos y otros conservadores para demostrar su letalidad). La Administración de Alimentos y Medicamentos (FDA, por sus siglas en inglés) ya existía, pero la Ley Wiley marca su inicio funcional.

La legislación de empaquetado y etiquetado justo, aprobada en 1966, requirió que se listaran todos los ingredientes de los productos alimenticios. Le siguió la legislación de educación y etiquetado nutricional en 1990. Es por ella por la que tenemos las etiquetas nutricionales en los alimentos empacados. Pero también trajo a la luz cuestiones subyacentes sobre alergias alimentarias: es decir, que las empresas no podían asumir que no había alérgenos presentes en "grados insignificantes" porque incluso la más mínima cantidad podía provocar una reacción. Todos los alérgenos, declaró la agencia, se debían listar voluntariamente en las etiquetas. Simplemente mencionar que un producto "podía contener" este o aquel alérgeno no era suficiente.

Hacia finales de la década de 1990, funcionarios de la FDA notaron un repunte en el retiro de productos. Las alertas repetidas de fabricantes de snacks sobre huevo y cacahuate no mencionados en sus productos llevaron a las autoridades a cuestionarse sobre lo extenso del problema. ¿Qué tan seguido las personas alérgicas a algún alimento estaban expuestas a ingredientes peligrosos sin su conocimiento? Sabían que la respuesta podía implicar tomar medidas para proteger al público de los alérgenos alimentarios, algo que la FDA nunca había tenido que considerar antes.

Investigadores de la FDA partieron hacia Minnesota y Wisconsin. Entre septiembre de 1999 y mazo de 2000, revisaron muestras de galletas dulces, helado y varios otros snacks hechos por 85 empresas elegidas al azar. Estaban buscando productos que tuvieran cacahuate o huevo sin declarar. Los resultados fueron desalentadores. "Alrededor de 25% de las empresas no mencionaron todos los ingredientes en sus productos, y alrededor de la mitad no revisó las etiquetas para asegurarse de que todos los ingredientes utilizados en un producto se mencionaran en la etiqueta", dice la noticia publicada en *BMJ* (antes *British Medical Journal*). Muchos productos se habían contaminado con otros alérgenos alimentarios durante el proceso de fabricación sin que nadie se diera cuenta. Y solo la mitad de las empresas comparaban las etiquetas y los ingredientes para asegurarse de que se mencionara todo lo que era necesario incluir.

Para cuando se terminó el informe en 2001, la FDA estaba exigiendo a los fabricantes de comida que declararan todos los ingredientes, excepto los naturales presentes en una cantidad traza. Pero, a la luz de los hallazgos de la FDA, claramente no era suficiente. De manera individual, algunos estados estaban reconociendo a la par la necesidad de regulaciones más estrictas en lo concerniente a los alérgenos alimentarios. Además de ingredientes que faltaban en las etiquetas y los alérgenos potenciales que se abrían camino inadvertidamente hacia los alimentos, la comunidad alérgica también enfrentaba el reto de la terminología. La proteína de leche en los alimentos procesados podía mencionarse con otros nombres: caseína, caseinatos, lactosa, suero de leche. Un producto etiquetado sin lácteos podía contener subproductos de leche. No todas las familias con un miembro alérgico al huevo sabrían cómo evitar la albúmina. El término *saborizante natural* podría esconder alérgenos alimentarios. Y las empresas quizá no declararan lo que la industria alimentaria denomina "aditivos incidentales", sustancias presentes en cantidades tan minúsculas que son casi indetectables, aunque no necesariamente para el sistema inmunológico de una persona alérgica. "Para evitar un alérgeno importante, un consumidor alérgico a algún alimento necesitaría llamar al fabricante antes de comprar el producto para confirmar si está presente algún alérgeno", mencionó un artículo de 2001 en *FDA Consumer*, una publicación de la FDA.

Eso nos lleva a la Ley de Protección al Consumidor y Etiquetado de Alérgenos Alimentarios de 2004, mejor conocida como FALCPA (por sus siglas en inglés). La ley exigió que los fabricantes de alimentos empacados se adhirieran a requerimientos estrictos de etiquetado desde 2006. De acuerdo con la FALCPA, se debe indicar en la lista de ingredientes o junto a ella la presencia de los ocho alérgenos más comunes, después de la palabra *contiene*. La ley también obligó al uso de palabras sencillas, así que cualquier término poco familiar estaría seguido de su nombre conocido: por ejemplo, "lecitina (soya)".

Pero la FALCPA se queda corta en muchos aspectos. La cuestión más notoriamente obvia es que la legislación solo cubre los ocho alérgenos más comunes, aun cuando se han identificado más de 100. Las semillas de ajonjolí no están mencionadas en la FALCPA, por ejemplo, aunque la alergia al ajonjolí afecta a más de un millón de personas en Estados Unidos, lo cual lo convierte en el noveno alérgeno más común. En Canadá, la alergia al ajonjolí rivaliza con la del cacahuate en exposiciones accidentales. Y Canadá y muchos otros países exigen que las empacadoras incluyan el ajonjolí entre sus listas de ingredientes. Entre los alérgenos menos comunes, aunque preocupantes, se encuentran el maíz, la carne, la grenetina, otras semillas (girasol, amapola), la mostaza y el ajo, entre muchos otros.

Hay una gran cantidad de productos que la FALCPA no cubre. Los fabricantes de medicamentos de prescripción y de venta libre no están obligados a listar alérgenos en sus paquetes. Los alimentos kosher también caen fuera del alcance de la FALCPA. Lo mismo que artículos de cuidado personal, alimentos de restaurantes en envoltorios o contenedores y bebidas alcohólicas, como mezcladores, los cuales no están regulados por la FDA. (La FALCPA tampoco pide a los vendedores agrícolas que etiqueten sus frutas y verduras, probablemente porque confía sensatamente en que el público sabrá que las manzanas contienen, bueno, manzanas. Y no le compete supervisar pesticidas y otros químicos añadidos a los productos frescos).

Asimismo, la FALCPA no regula el uso del término *puede contener*, lo que implica que los fabricantes son libres de utilizarlo, aunque sea insignificante. Piénsalo así: si una caja de galletas dulces tiene una advertencia que dice "puede contener leche", eso podría implicar una gran cantidad de cosas. Tal vez las galletas se fabrican en la misma línea que un producto que contiene leche. Si es así, ¿se fabricó el mismo día? ¿Se hizo de una manera distinta? ¿La maquinaria se limpió de un producto a otro? ¿La empresa limpia su línea de producción por completo? ¿Podría caer polvo de otra línea de producción sobre la línea de galletas? ¿La empresa hace análisis para buscar alérgenos? Si es así, ¿qué niveles límite está monitoreando? ¿La frase *puede contener* en realidad significa algo?

Todo esto puede llevar a horas de confusión intentando descifrar las palabras en el costado de una caja de galletas. Kim y Dave Friedman, cuya hija era alérgica a las nueces, recuerdan interminables llamadas a las empresas para preguntar si un producto u otro era seguro para tener en su casa. Los viajes al supermercado se volvieron tareas estresantes, intentado obtener información clara. Una tienda le dijo a Kim que la única forma de estar segura de que un producto de su marca comercial era libre de alérgenos era enviarle el código universal del producto que venía en el empaque, y hacerlo cada vez que comprara porque la fábrica hacía cambios periódicamente. "¿Quién hubiera pensado que la cátsup se haría en una línea de producción que también maneja nueces de la India?", dice Kim.

Algunos fabricantes añaden comentarios que empiezan con *Este producto se procesó en maquinarias que también procesan nueces* o *No podemos garantizar...* Sin embargo, la FDA no tiene lineamientos para medir la contaminación cruzada de esta clase de etiquetas de advertencia. En la raíz del problema se encuentra el hecho de que la FDA no tiene una forma clara de medir el nivel más bajo de un alérgeno capaz de causar una reacción, conocido como el umbral de un alérgeno. La agencia ha dicho que no existe información suficiente para establecer tales umbrales. Pero sin ellos, los fabricantes de alimentos no tienen manera de saber si el riesgo de contaminación cruzada en su fábrica lleva alguna vez a una contaminación cruzada real en sus productos. El resultado es frustrante para las personas con alergias alimentarias. Como señala una revisión legal de la FALCPA: "Las empresas, en cambio, tienen el incentivo de ser inclusivas en exceso en sus etiquetas de advertencia, mientras permanecen desmotivadas a transformar sus prácticas para evitar el contacto cruzado". Y menciones como *puede contener* son enteramente voluntarias, así que los consumidores no deberían considerarlas un sustituto de la lista de ingredientes real. Como dijo Sharon Chinthrajah, quien dirige el programa de investigación clínica de Stanford, "Las leyes de etiquetado no protegen al individuo".

Hay otras preocupaciones más sutiles con la FALCPA. Los aceites ultrarrefinados no necesitan mencionarse según la ley, y técnicamente esos aceites no deberían contener proteínas. Las proteínas son el problema en lo referente a los ataques al sistema inmunológico. Pero algunas personas con alergias alimentarias reaccionan a aceites ultrarrefinados porque pueden contener suficiente proteína para tener este efecto, lo cual hace que su omisión de los requerimientos de la FALCPA sea un problema. Las reglas también pueden disuadir a los fabricantes. Las nueces, los crustáceos y los pescados —tres de los ocho principales alérgenos— no son elementos únicos, sino grupos de alimentos, aun cuando una persona puede ser alérgica a solo uno o a algunas especies incluidas en esa categoría. No todos los que son alérgicos a las almendras son alérgicos a las avellanas, y no todos los que son alérgicos a los mejillones son alérgicos a los camarones. Pero los alimentos no se etiquetan de acuerdo con la especie presente, solo con la categoría más amplia. Como resultado, la gente que no está en peligro de reaccionar a un alimento empacado en particular podría guardar su distancia de todas maneras.

Por último, la FALCPA deja cierto espacio para las excepciones. Una empresa puede notificar a la FDA que un ingrediente en particular "no contiene una proteína alergénica" o pedir una exención de los requerimientos de etiquetado de la FALCPA si cree que un ingrediente "no causa una respuesta alérgica que presente un riesgo para la salud humana".

Pero esta cláusula de exención deja un gran margen de error. Las revisiones de las notificaciones se enfocan en examinar si la proteína en cuestión se vincula con la IgE, el indicador directo de que el cuerpo sufre una reacción a un alimento. Para otorgar una petición, por otra parte, la FDA necesita asegurarse de que la proteína amenazante existe en cantidades menores al umbral del alérgeno. Ambas condiciones pueden ser escurridizas. En las notificaciones presentadas hasta la fecha, las descripciones de los ingredientes no siempre son claras, lo que dificulta determinar que un producto no contenga una proteína alergénica en particular. Algunas solicitudes incluyen la forma original del ingrediente, pero no su identidad en el producto disponible. Esto puede ser problemático porque a veces la química cambia durante el camino de un ingrediente crudo a un producto empaquetado. Las empresas no siempre son claras sobre sus procesos de manufactura.

Algunas peticiones de exención usaron lineamientos irrelevantes para insistir en que su producto satisfacía el umbral del alérgeno. Por ejemplo, varias empresas llamaron "hipoalergénicos" a sus alimentos usando un lineamiento para la fórmula establecido por la Academia Americana de Pediatría. Tales lineamientos ni siquiera garantizan que los bebés alérgicos a la leche no reaccionarán a la fórmula, y claramente no se puede aplicar en general a los snacks. Otras empresas insistieron en que la proteína alergénica se había vuelto inofensiva después del proceso de producción, pero no aportaban evidencia alguna. En otras palabras, el proceso de exención de ninguna manera es a prueba de balas, y las empresas que intentan ganarle al sistema bien podrían encontrar la forma de hacerlo. Dicho lo cual, desde julio de 2018, la FDA ha recibido solo ocho notificaciones y cuatro peticiones. Y las empresas dispuestas a tomar el riesgo de dañar a un consumidor alérgico a un alimento son la excepción, no la regla. Por imperfectas que sean, las etiquetas son la única fuente más confiable para evitar los alérgenos que acechan en los alimentos procesados.

Recientemente, la legislación de modernización de seguridad alimentaria de la FDA, aprobada en 2011, ha intentado salvaguardar al público de peligros relacionados con la comida. Dentro de la legislación se encuentra un requerimiento para que las empresas creen un "plan de control de alérgenos alimentarios" con la intención de minimizar o prevenir que estas sustancias lleguen a los productos, monitorear la efectividad de cualesquiera controles que se pongan en marcha y tomar medidas correctivas si se les pasara algún alérgeno.

En 2014, la Unión Europea promulgó una nueva ley exigiendo a las empresas listar clara y legiblemente los alérgenos, y a los restaurantes y cafés ofrecer información sobre alérgenos. Estándares Alimentarios de Australia y Nueva Zelanda han solicitado a las empresas en estos países que mencionen 10 alérgenos en sus etiquetas desde 1991; sin embargo, el lenguaje vago ha hecho que la agencia considere mejorar la terminología, como no juntar los moluscos con los pescados y crustáceos, definir las nueces y diferenciar entre cereales ligados a la alergia al trigo y cereales ligados a la intolerancia al gluten. Canadá, en cambio, obliga a las empresas a listar nueve nueces por nombre específico, el nombre del pescado (en lugar de su categoría más amplia) y la fuente del trigo alergénico o gluten.

En cuanto a los medicamentos, la vacuna triple (sarampión, paperas, rubeola) y la de la influenza son seguras para niños y adultos alérgicos al huevo, incluidos quienes ya tuvieron episodios de anafilaxia. No obstante, es mejor alertar con antelación al personal sanitario que administre la vacuna sobre una alergia al huevo. Los medicamentos en cápsulas de gel, hechas con grenetina, no son seguras para personas con una alergia a esta sustancia.

Umbrales y anafilaxia

Las personas con una alergia alimentaria muchas veces se preguntan qué tanto es demasiado. ¿Incluso una cantidad traza de un alérgeno puede provocar una reacción? Para la mayoría de las personas se requieren alrededor de 300 miligramos o más para disparar el sistema inmunológico; es el equivalente a una sola nuez, una cucharadita de leche o la décima parte de un camarón. Pero, en ocasiones, el umbral es menor e incluso un toque accidental puede provocar una reacción (las reacciones alérgicas casi siempre ocurren dentro de las primeras dos horas de exposición). Los umbrales de la alergia pueden variar de una persona a otra y a lo largo de la vida; el ejercicio, el sueño, la enfermedad, el estrés, la pubertad y hasta la altitud pueden alterar la cantidad de alérgeno que tu cuerpo es capaz de tolerar. Por tal motivo, las personas con alergias alimentarias nunca pueden bajar la guardia.

La palabra *anafilaxia* provoca miedo en el corazón de cualquiera que haya visto a un niño —el cuerpo hinchado y rojo, la respiración entrecortada— entrar a la sala de emergencias, o quien haya pasado por esto en lo personal. El término, que en griego significa "sin protección", muchas veces se emplea mal para hacer referencia a una reacción alérgica fatal o casi fatal. Lo que la anafilaxia implica es una reacción que involucra dos o más zonas del cuerpo: digamos, ronchas en los brazos y comezón en la garganta. La anafilaxia se vuelve peligrosa cuando los órganos internos comienzan a reaccionar, demostrado por dificultad para respirar, jadeo, una baja en la presión sanguínea o vómito, por ejemplo. La epinefrina es el primer paso crítico para tratar una anafilaxia severa; los antihistamínicos y los esteroides se deben usar solo después de la epinefrina para una reacción anafiláctica severa.

Te presento la epinefrina

La *epinefrina* es una de las primeras palabras nuevas que aprende cualquier familia con un diagnóstico de alergia alimentaria. La palabra es sinónimo de adrenalina, la primera hormona descubierta. La forma de epinefrina en medicamento, prescrita para una gran gama de alergias, ha salvado incontables vidas.

En 1859, un médico británico de nombre Henry Salter hizo una observación peculiar: el asma, notó, se podía curar por "una alarma repentina o una emoción fugaz y violenta". Esa descripción nos recuerda la frase más estrechamente vinculada con las glándulas suprarrenales: *pelea o huida*. En una situación de emergencia, el pico de adrenalina es lo que nos da el poder de acabar con un enemigo o huir de él.

El descubrimiento de la epinefrina, que puede hacer referencia a la adrenalina natural y también al medicamento sintetizado, surge de una larga historia. Eustaquio, un italiano considerado fundador de la ciencia de la anatomía humana, documentó la existencia de las glándulas suprarrenales en 1552. Científicos de toda Europa descubrieron su estructura exacta en los siguientes 300 años. Pero, aunque comprendieron que las glándulas contenían un extracto, no sabían qué hacía propiamente.

En la segunda mitad del siglo XIX, un médico británico de nombre George Oliver resolvió el misterio usando glándulas suprarrenales obtenidas de su carnicero local en el pequeño pueblo balneario donde vivía. Él vio el poderoso efecto que tenían las glándulas. "El efecto en los vasos sanguíneos es provocar una contracción extrema de las arterias" —escribió—, "así que la presión sanguínea se eleva enormemente". En un experimento, Oliver inyectó a su hijo un poco del extracto de glándulas suprarrenales que había comprado y observó cómo constreñía los vasos sanguíneos del niño. Edward Schäfer, un incrédulo colega suyo, accedió a hacer lo mismo en un perro en su propio laboratorio y confirmó que su amigo no estaba tan loco como había asumido al principio. La herramienta que Schäfer usó para medir la presión sanguínea rápidamente llegó a su límite superior. Luego descubrió el increíble efecto que tiene la adrenalina en el cuerpo.

En cuestión de años, Jokichi Takamine, un bioquímico niponestadounidense que usaba bigote francés y lentes gruesos, creó una adrenalina sintética, la patentó y la vendió a una empresa farmacéutica. (Takamine también llevó a Washington D. C. sus primeros cerezos, presentándolos como un regalo del alcalde de Tokio). Inicialmente llamada adrenalina, el producto pronto se renombró epinefrina. Aclamada como una medicina milagrosa al principio, la epinefrina alguna vez se utilizó para tratar la peste bubónica y la incontinencia nocturna antes de encontrar su lugar adecuado como salvavidas para personas con asma y alergias. (El medicamento también se utiliza durante ciertos tipos de cirugía).

Biológicamente, la adrenalina natural funciona adhiriéndose a los receptores adrenérgicos, proteínas que descansan en el exterior de muchas células del cuerpo. Esta unión activa el sistema nervioso simpático, el cual despliega la respuesta de pelea o huida. Nuestras pupilas se dilatan, el corazón aumenta su ritmo, la sangre redirecciona su flujo de órganos no esenciales a la musculatura esquelética. Nos llenamos de energía y fuerza para un reto —de pronto capaces de correr por nuestra vida, levantar un auto de encima de un niño o vencer al Goliat que enfrentemos— que en nuestro estado normal no podríamos superar.

La epinefrina también contrarresta las reacciones de anafilaxia. Durante una reacción alérgica, los vasos sanguíneos se constriñen, como si intentaran detener el paso del veneno por el cuerpo. La presión se desploma. Rara vez las vías respiratorias se pueden estrechar, haciendo que sea extremadamente difícil respirar. En una reacción severa, todo esto ocurre en cuestión de minutos. La epinefrina revierte su curso, relajando la suave pared muscular de las vías respiratorias y elevando la presión sanguínea. El enrojecimiento, la inflamación y las ronchas también se disipan conforme esta adrenalina sintética se abre camino a lo largo del cuerpo. De manera crucial, el medicamento también amplía las vías respiratorias.

Cuando se inventó el autoinyector en la década de 1970, inicialmente se les dio a los soldados para protegerse contra las armas químicas. Poco después, sin embargo, los investigadores se dieron cuenta de que el medicamento, junto con un aparato autoinyector sería ideal para tratar reacciones alérgicas. La FDA aprobó el primer producto de marca, la EpiPen, en 1987. El primer indicador fue el asma, como si respondiera al llamado enterrado en las observaciones de Henry Salter en 1859 de que ese estremecimiento repentino detenía los ataques de asma. Lo que él había visto era la adrenalina funcionando, aunque no pudiera saberlo en ese entonces. El producto pronto encontró un hogar entre las personas con alergias alimentarias y rápidamente se convirtió en el compañero indispensable de las familias que lidian con estos diagnósticos.

Cómo usar la epinefrina

La epinefrina es el medicamento ideal en caso de anafilaxia, de acuerdo con la Organización Mundial de la Salud. Cualquiera diagnosticado con una alergia alimentaria debería cargar por lo menos dos autoinyectores de epinefrina en todo momento; recomendamos dos en caso de que el primero no haga efecto lo suficientemente rápido. La prescripción se debe mantener actualizada y es necesario confirmar la dosis adecuada para el peso del paciente cada vez que se reemplace. Pero integrar el autoinyector a la vida cotidiana no es tan fácil ni tan obvio como podría parecer. Sin embargo, como Éric Graber López, cuyo hijo creció con múltiples alergias alimentarias, lo dice: "¿Cuál es la alternativa? Es una herramienta salvavidas".

Una cosa antes de adentrarnos en los mecanismos basados en evidencia de la epinefrina. Los estudios de este medicamento muchas veces se enfocan en su capacidad de prevenir reacciones severas o muerte (que son *muy* poco comunes) relacionadas con alergias. Por tanto, muchos de los estudios involucran estadísticas sobre fatalidades. Les pedimos a las familias que no se sientan intimidados por esta medida y en cambio usen la epinefrina cuando sea necesario. No siempre se trata de un riesgo de muerte cuando el cuerpo se topa con un alérgeno alimentario. En otras palabras, recomendamos a las familias usar la investigación para tomar decisiones informadas, no para entrar en pánico.

Síntomas y tratamientos de las alergias alimentarias

Síntoma (en un margen de dos horas después de ingerir el alimento)*	Tratamiento
Ronchas, goteo nasal, comezón en la boca, comezón en la garganta	Antagonistas H1 (medicamento para alergias de venta libre, como Zyrtec o Claritin); aplicar hielo a la piel o succionar hielo para aliviar los síntomas orales
Dolor abdominal, cólicos, vómito	Antagonistas H2 (también llamados bloqueadores H2, como Pepto Bismol, Zantac o Pepcid) y antagonistas H1. Tragar agua helada también puede dar alivio a los síntomas. No usar compresas calientes
Hipotensión, jadeo, mareo, vómito excesivo	Aparato de epinefrina inyectable
Dolor de cabeza, inflamación, gas	Consultar a un médico. Estos síntomas no suelen estar asociados con una alergia alimentaria y se pueden deber a una condición subyacente distinta

* Los síntomas de la alergia al trigo pueden aparecer más de dos horas después de la ingesta.

La epinefrina se debería usar para ciertos tipos de reacciones alérgicas, aunque no para todas ellas. Un gran porcentaje de reacciones relacionadas con la comida son leves. Las ronchas pueden desaparecer sin medicamento. La comezón se disipa poco después. El enrojecimiento se desvanece. Pero a una reacción leve un año fácilmente le puede seguir una severa al año siguiente, incluso con la misma cantidad de alérgeno. De acuerdo con un estudio de 48 fatalidades por comida en Reino Unido entre 1999 y 2006, más de la mitad ocurrieron con personas cuya reacción alérgica más reciente había sido tan leve que un médico ni siquiera hubiera prescrito epinefrina. Otros informes dicen que tres de cada cuatro personas que han muerto por anafilaxia por comida solo habían experimentado reacciones menores con anterioridad. Vale la pena repetirlo: las reacciones fatales se dan, pero son extremadamente raras.

La mayoría de las muertes debido a la anafilaxia ocurren porque alguien fuera de una institución médica no usó la epinefrina inyectable en el momento. En un estudio de seis casos fatales y siete no fatales de anafilaxia infantil por una alergia alimentaria, ninguno de los niños que murieron recibió epinefrina antes de que sus vías respiratorias empezaran a cerrarse. Y en una revisión de 63 muertes en Estados Unidos por anafilaxia alimentaria, solo siete tenían autoinyectores en la mano al momento de la reacción. Un estudio de la inmunóloga canadiense Estelle Simons descubrió que alrededor de 30% de las prescripciones para autoinyectores nunca se compraron.

Muchos padres reciben su primer aparato de epinefrina sin tener idea de cómo utilizarlo. Aunque las farmacias ofrecen instrucciones escritas cuando venden prescripciones, pocos padres de familia reciben cualquier clase de entrenamiento directo en persona. Aun si la mayoría dice sentirse confiado de utilizar el inyector, muchas veces resulta no ser cierto cuando se necesita. En una revisión de 601 casos de anafilaxia en 2006, en Estados Unidos, investigadores de la Universidad de Tennessee identificaron la necesidad de una enseñanza más efectiva en el uso de la epinefrina. A veces, la preparación es el problema. Una encuesta descubrió que, en casi la mitad de los 68 casos de anafilaxia relacionada con comida, los pacientes no tenían epinefrina con ellos, aunque hubieran sufrido ya un ataque por ese mismo alimento antes. Cierto, este estudio en particular es de hace 25 años, y las familias de hoy están más conscientes de los peligros de las alergias alimentarias que acechan en cada platillo de restaurante y comida empacada. Sin embargo, la lección aplica igual: *si tú o tu hijo tiene una alergia alimentaria, ten contigo epinefrina.*

Un estudio de 2006 descubrió que, para 122 niños con alergias alimentarias en Reino Unido, casi 70% de los padres no podía usar el autoinyector, no tenía uno o no sabía cuándo emplearlo. El problema prosigue hacia la edad adulta: una encuesta de 1 000 adultos en Estados Unidos que habían tenido una severa reacción anafiláctica descubrió que la mitad de quienes habían tenido dos ataques alérgicos anteriormente no contaban con una prescripción para epinefrina. La responsabilidad del contratiempo no recae solo en el paciente. A veces, incluso los médicos que prescriben un autoinyector no saben cómo usarlo. O no hacen la recomendación a las familias de buscar el entrenamiento debido ni los ayudan a encontrarlo. Un estudio de Reino Unido señaló que en los casos de los padres que habían visto una demostración con antelación incrementó más de cuatro veces la posibilidad de que estos usaran la epinefrina adecuadamente. Los padres que consultan con un especialista en alergias (en lugar de con un médico general) y quienes obtienen información de grupos informativos sobre alergias simplemente estaban mejor equipados. Un estudio de 2016 que analizó la ansiedad y la calidad de vida entre las familias con alguna alergia alimentaria descubrió que tener una relación sólida con un profesional de la salud y entrenar a los niños para autogestionar su condición ayudaría a que las familias se adaptaran mejor a los cambios por las alergias alimentarias. Y en un estudio realizado en Montreal con más de 1 200 niños que requerían prescripciones de epinefrina, más de la mitad de los padres temían lastimar a sus hijos con una inyección, usar la medicina de forma incorrecta o provocar un efecto secundario dañino.

La gente con una alergia alimentaria que se encuentra en un mayor riesgo de una reacción fatal incluye aquellos con asma, los adolescentes (quienes muchas veces olvidan cargar su epinefrina) y los que no pueden costear el medicamento o tienen poco acceso a instituciones sanitarias. La educación es fundamental para prevenir muertes por alergias alimentarias. Hemos empezado programas de entrenamiento en zonas económicamente desfavorecidas de Chicago, la ciudad de Nueva York, el este de Palo Alto y San Francisco para asegurar que las personas en mayor riesgo sepan cómo y cuándo usar la epinefrina. Esperamos que otros se nos unan para que podamos seguir avanzando como una comunidad de alergias alimentarias inclusiva.

Como señaló un inmunólogo: "Los autoinyectores no pueden salvar vidas cuando se usan demasiado tarde, se usan mal o no se tienen a la mano, o cuando se absorbe una dosis inadecuada". Eso lo resume todo.

Las personas y las familias que lidian con una alergia alimentaria deberían consultar con sus alergólogos sobre el uso correcto de la epinefrina. Cualquiera que pueda ser responsable de inyectar a un paciente de alergia con el medicamento debe saber cuándo usarlo, dónde inyectarlo y qué hacer después de administrar el tratamiento. No existe sustituto para el entrenamiento en persona; sin embargo, estos son algunos puntos básicos:

- Esperar demasiado tiempo (más de algunos minutos después de que aparezcan los síntomas cruciales) para administrar el medicamento es uno de los principales contribuyentes a fatalidades por alergias alimentarias.
- Reacciones más severas deberían provocar el uso inmediato de la epinefrina: falta de aliento, tos, pulso débil, garganta estrecha, dificultad para respirar, mareo o pérdida de la conciencia.
- La dificultad repentina para respirar es una emergencia. La epinefrina se debe administrar de inmediato y llamar a una ambulancia.
- La epinefrina solo se debe inyectar a un costado del muslo.
- El medicamento puede provocar efectos secundarios. La gente puede sentir que se le acelera el corazón. Puede palidecer o desarrollar dolor de cabeza. Puede sentir náuseas. Estos síntomas se disiparán. El riesgo de problemas serios como resultado de la epinefrina es en extremo bajo y por lo general no sobrepasa el riesgo de no aplicar el medicamento durante una reacción alérgica.

- **Siempre acompaña el uso de epinefrina con una llamada a un servicio de urgencias.** Cualquiera con una respuesta alérgica lo suficientemente fuerte para requerir el medicamento debe ser revisado por un profesional médico tan pronto como sea posible. Lo que debes decir al servicio de emergencia es "anafilaxia severa que pone en peligro su vida".
- Es ideal tener dos autoinyectores disponibles en todo momento. Algunas reacciones alérgicas requerirán una segunda dosis del medicamento.
- Ya hay varios productos disponibles: EpiPen, AUVI-Q, Adrenaclick y autoinyectores genéricos de epinefrina. Los pacientes deberán hablar con sus alergólogos y su agente de seguros para determinar qué producto es el correcto para ellos. Desaconsejamos por completo usar algún aplicador casero de epinefrina.
- Las prescripciones de epinefrina se necesitan reemplazar año con año, confirmando que la dosis sea correcta a partir del peso del paciente. Sin embargo, los pacientes también deben saber que el medicamento suele permanecer estable más o menos dos años después de su fecha de caducidad.
- Cualquiera diagnosticado con una alergia alimentaria debería tener un plan de reacción impreso y disponible para todos en la casa, en el lugar de trabajo, la escuela o las actividades después de clases. Los amigos y parientes que visitan o reciben frecuentemente a los pacientes en sus hogares también deberían tener copias.

LO QUE DEBES HACER Y NO HACER CON UNA DOSIS DE EPINEFRINA

Sí pide que alguien llame a urgencias si tienes una reacción alérgica severa y necesitas epinefrina.

No esperes a que la reacción empeore antes de buscar ayuda.

Sí administra epinefrina de inmediato para reacciones alérgicas severas. La epinefrina no va a lastimar a una persona si se administra demasiado pronto, y funciona mejor cuando la reacción es reciente.

No esperes demasiado. La epinefrina no sirve tan bien durante las últimas etapas de una reacción alérgica.

Sí administra epinefrina a la mitad de la parte exterior del muslo. Sostén el inyector contra el muslo durante 10 segundos para administrar el medicamento.

No inyectes la epinefrina en ningún otro lugar que no sea la parte exterior del muslo, hacia la mitad.

Sí administra la epinefrina cuando ocurran jadeos como parte de una reacción alérgica.

No uses un inhalador cuando haya jadeos como parte de una reacción alérgica por comida.

Sí siéntate y pide que alguien te pase la epinefrina si la tienes contigo durante una reacción alérgica.

No corras por tu cuenta para ir por tu inyector de epinefrina; correr incrementa la severidad de la reacción alérgica.

Sí espera cinco minutos después de inyectar la epinefrina antes de buscar más ayuda. Las señales de que el medicamento ya empezó a funcionar incluyen tremores en las manos y un ritmo cardiaco repentinamente acelerado.

No busques ayuda inmediatamente después de inyectar la epinefrina. El medicamento necesita cinco minutos aproximadamente antes de funcionar.

Sí administra una segunda dosis de epinefrina después de cinco minutos si los síntomas de la alergia no mejoran o el individuo alérgico no responde. Si el medicamento tiene efecto, pero algunos síntomas persisten, es seguro esperar otros cinco minutos más antes de una segunda dosis (10 minutos en total entre una dosis y otra).

No retrases la aplicación de la segunda dosis si la persona alérgica no responde o los síntomas no mejoran.

Sí ten dos inyectores de epinefrina contigo en todo momento. El medicamento se debe conservar a temperatura ambiente. Mantente atento a las fechas de caducidad y reemplaza la prescripción cuando sea necesario (por lo general, cada año).

No tengas epinefrina en un auto caliente, en el refrigerador o en una hielera con hielo o compresas heladas.

La epinefrina en la escuela

Éric Graber López recuerda el reto de integrar la epinefrina en la vida diaria de su hijo, Sebastián, diagnosticado con alergia al trigo, la leche y el huevo cuando tenía cuatro meses de nacido. Su esposa y él nunca dejaban la casa sin el medicamento. Desde que Sebastián era pequeño, le mostraban que llevaban consigo la epinefrina al salir de la casa. "Se volvió como ponerse los zapatos", dice Éric.

Tan pronto como Sebastián tuvo edad, cargaba un autoinyector en su cintura en todo momento (las empresas venden cinturones creados específicamente para este propósito).

"Buscamos darle cada vez más control sobre su propio cuidado conforme iba creciendo", dice. Luego llegó a kínder: "En la escuela fue donde empezó a ser difícil", recuerda Éric.

La mayoría de los padres deberían tener un inyector de epinefrina en las escuelas, y todas las escuelas en la actualidad cubren esa necesidad. Pero las escuelas siguen una variedad de prácticas con el almacenamiento de la medicina. Algunas permiten que los alumnos tengan consigo los medicamentos; otras no. En el primer colegio de Sebastián, los administrativos querían que la prescripción se quedara en la enfermería. "Eso le elimina el propósito", dice Éric.

En el caso de un ataque alérgico, Sebastián tendría que alertar a un maestro, que a su vez tendría que alertar a la enfermera. Para cuando la inyección llegue a Sebastián, fácilmente podría ser muy tarde.

En el caso de Sebastián, ganó la perseverancia. La escuela le permitió usar su epinefrina en el cinturón o, cuando ya fue mayor, mantener el inyector en su mochila o donde fuera más conveniente. Éric y su esposa también se reunían con los maestros año con año para revisar las instrucciones para manejar un ataque de alergia y se aseguraban de entrenar al personal en el uso de epinefrina ellos mismos, incluso si habían visto una demostración en otra parte.

Como es cierto con muchos aspectos académicos, los padres de niños con alergias alimentarias necesitan volverse defensores del bienestar de su hijo. Dados los índices de alergias alimentarias, la mayoría de las instituciones académicas están familiarizadas con las inquietudes relacionadas con una exposición. La legislación de acceso escolar a epinefrina de emergencia, aprobada en 2013, provee apoyo a los estados para promulgar políticas que ayuden a proteger a los estudiantes de un riesgo de anafilaxia, como la protección legal de profesionales entrenados que administran la epinefrina para tratar un ataque alérgico. Pero eso no debe detener a los padres y estudiantes de tomar cualquier medida para sentirse seguros de que la escuela se encuentra equipada para ofrecer las medidas que sean necesarias tan pronto como se vuelvan ineludibles, si es que un niño experimenta una reacción.

Recomendamos que los padres aporten a las escuelas dos autoinyectores por cada niño que lo necesite. También recomendamos que las escuelas accedan a que la epinefrina de un estudiante se utilice para otro en caso de que surja la necesidad. Los padres deben estar conscientes de que las escuelas suelen exigir que cualquier autoinyector tenga una vida útil de un año a partir del momento en que se entregue.

Opciones y precios de la epinefrina

Es imposible concluir el tema de la epinefrina sin comentar los costos. Una mamá de California, Elizabeth Liptak, cuya hija, Amelia, tenía una alergia alimentaria, resume en una palabra su experiencia al incorporar la epinefrina a su vida: "caro". Ella compraba tres paquetes de dos autoinyectores al año, uno para la casa, uno para la escuela y otro para el auto, ya que la medicina tiene una fecha de caducidad de un año. Recientemente pagó 249 dólares (después de la cobertura del seguro) por los tres paquetes. Pero otro año, la misma compra sumó 900 dólares. Por lo general, las aseguradoras cubren una parte del costo, pero las familias siguen teniendo que pagar una cantidad considerable.

En 2016, Mylan, la empresa farmacéutica que vende la marca Epi-Pen, quedó bajo escrutinio del gobierno por elevar el precio del autoinyector de 50 dólares aproximadamente a poco más de 600 en el transcurso de ocho años. El incremento dejó a la empresa con cerca de 1 100 millones de dólares en ganancias y también dejó a muchos pacientes incapaces de costear el medicamento. La subsecuente crítica (y una presentación ante el Comité para la Supervisión y la Reforma del Senado) eventualmente llevó a que la empresa redujera el precio a la mitad. En agosto de 2018 finalmente estuvo disponible una epinefrina genérica. Pero aun cuando esta entrada al mercado parecía haber calmado las fluctuaciones de precios año con año, no volvió más barato el medicamento necesariamente: el precio genérico inicial fue de 300 dólares. Una nueva ley en Illinois indica que las aseguradoras cubran la epinefrina para cualquier menor de 18 años desde enero de 2020, la primera legislación de esta clase.

Mientras tanto, otro autoinyector, el AUVI-Q, que apareció en 2013, pero salió del mercado por cuestiones técnicas, reapareció en el mercado en 2017. El AUVI-Q es un aparato más pequeño: Éric Graber López dice que Sebastián, ahora un adolescente, lo prefiere porque cabe en su bolsillo, así que no llama la atención entre sus amigos cargando un inyector del tamaño de dos marcadores Sharpie. "Eso le cambió la vida", dice Éric.

Las familias que son nuevas en el mundo de las alergias alimentarias encontrarán la opción que mejor cubra sus necesidades. Deberían tomarse en cuenta consideraciones como el costo, el estrés y la facilidad de uso. Desde una perspectiva médica, sin embargo, todo lo que importa es tener la epinefrina y saber cómo y cuándo aplicarla adecuadamente. Para las familias que no pueden costear una prescripción, su alergóloga podrá ayudarlos a encontrar recursos de asistencia económica. Cada persona que vive con una alergia alimentaria debe recibir una prescripción de epinefrina y tenerla, punto.

Antihistamínicos y difenhidramina

La epinefrina no siempre es necesaria. Cuando una exposición resulta en síntomas leves —ronchas, dolor abdominal, comezón o nariz congestionada, ojos llorosos, inflamación, molestias en la garganta o enrojecimiento—, la respuesta más apropiada es la cetirizina (Zyrtec) o la loratadina (Clarityn). Aplicar hielo también ayuda. No recomendamos comúnmente la difenhidramina (Benadryl) porque puede provocar somnolencia, bajar la presión y generar arritmia cardiaca.

La atención médica de una alergia alimentaria puede ser intimidante. Los padres se ponen comprensiblemente nerviosos. Los niños suelen ser demasiado pequeños para asumir el control. El personal académico puede parecer demasiado ocupado para prestar atención a las necesidades de un solo niño. Pero las medidas básicas requeridas para proteger a alguien diagnosticado con una alergia alimentaria son muy directas y se pueden integrar de inmediato a la vida diaria.

"Es un estilo de vida", dice Éric sobre lidiar con la alergia. Una vez que su esposa y él se aseguraron de que el entorno de Sebastián fuera seguro, cargar con el autoinyector se volvió, dice, "algo en el fondo de su mente".

La vida cotidiana con alergias alimentarias

Vivir con una alergia alimentaria implica mantener múltiples clases de atención. Para los padres, existe una atención eternamente presente que nunca se apaga a menos que el niño esté dormido. Existen momentos de intensa vigilancia: una fiesta de cumpleaños, en el parque, en los restaurantes. Y existe esa atención a los detalles más minúsculos que se asegura de que los parientes, amigos, niñeras y cualquier persona temporalmente encargada del cuidado de su hijo o quien provee alimentos para los adultos con alergias alimentarias se tome este asunto con la misma seriedad que tú. La vida con una alergia alimentaria muchas veces se siente como un millón de pequeños momentos de esta supervisión, envuelta en preocupación y con un enrome moño encima de sentirte como una molestia.

Los padres no deberían dudar en acoger ese lado fastidioso. En un estudio de 2012 con más de 500 niños de prescolar alérgicos a algún alimento, el poco uso de la epinefrina fue "un problema sustancial". Necesitamos defender a las personas con alergias alimentarias en nuestra vida. Pero también, muchos padres se sienten más cómodos simplemente llevando su propia comida a cualquier celebración a la que asistan o teniendo siempre a la mano una pequeña colación libre de alérgenos. Quienes están lidiando con una alergia alimentaria necesitan encontrar los métodos que les funcionen mejor.

Muchos colegios ahora ofrecen mesas libres de nueces en la cafetería. Esto tiene sus pros y sus contras. Por un lado ofrecen hipotéticamente una superficie segura para los niños que no se pueden supervisar a sí mismos. Pero antes de que los padres consignen a sus hijos a la "mesa de las alergias", existen otras consideraciones. Sentarse en una mesa aislada puede estigmatizar a los alumnos con alergias alimentarias. Tales medidas también pueden darles a los niños una sensación falsa de seguridad, haciendo que bajen la guardia en el propio ambiente donde más necesitan tenerla arriba.

Y los padres deberían asimismo estar conscientes de que, si un colegio no puede satisfacer sus peticiones relacionadas con la alergia, no implica que la escuela sea enemiga. Jamie Saxena, una enfermera practicante de nuestro equipo, sirvió a la comunidad como enfermera en 10 escuelas diferentes en Mountain View, California, y alrededores. Recuerda que los padres pedían lo imposible, como pedir que toda la clase de kínder se lavara las manos después de comer, un proceso que tomaría todo su recreo. "Es mejor ayudar a los niños a prepararse para la realidad que darles una falsa sensación de seguridad", dice Saxena.

Nosotras sugerimos que las familias consideren todo el panorama y hagan lo que es correcto para el niño en ese momento, pero con la flexibilidad para cambiar conforme crezca su hijo o conforme se modifican sus necesidades. También recomendamos que los colegios creen lineamientos unánimes que los educadores de todo el país puedan seguir, como han hecho Canadá y Australia. Tener lineamientos uniformes aseguraría que las decisiones de todas las escuelas relativas a las alergias alimentarias sean transparentes, basadas en evidencia y consistentes.

Tratamientos alternativos
para reacciones alérgicas

Como sucede con cualquier enfermedad, abundan los tratamientos alternativos para las alergias alimentarias. Hasta ahora no existe evidencia rigurosa que sustente intervenciones más allá de evitar el alérgeno, usar epinefrina y los nuevos métodos para prevenir y revertir la sensibilidad inmunológica cubiertos en este libro.

Actualmente están bajo investigación las fórmulas herbales basadas en la medicina tradicional china. En particular, una mezcla conocida como fórmula herbal para alergias alimentarias 2 (FAHF-2, por sus siglas en inglés), la cual incluye nueve hierbas, se ha estudiado en pruebas clínicas. La mezcla de hierbas utilizada en la FAHF-2 está basada en una fórmula clásica llamada Wu Mei Wan, la cual se ha estudiado para asma y gastroenteritis. Un estudio con ratones mostró que la FAHF-2 detenía la anafilaxia inducida por cacahuates en ratones, y otra mostró que también detenía la anafilaxia debida a cacahuates, huevo y pescado. Después de estos intrigantes resultados, investigadores en Nueva York y Chicago realizaron una pequeña prueba clínica con 68 personas alérgicas a los cacahuates, las nueces, el ajonjolí, el pescado, los mariscos o cualquier combinación de ellos. La meta del estudio era ver si la FAHF-2 evitaría que el sistema inmunológico lanzara un ataque contra el alérgeno. La fórmula herbal demostró ser segura, pero no mejoró la tolerancia de los pacientes a sus alérgenos. Es posible que la dosis utilizada en el estudio fuera inadecuada o que las hierbas no se tomaran el tiempo suficiente. Los autores del estudio comentaron además que muchos de los participantes no se ciñeron al régimen prescrito. Quizá una versión alterada de la FAHF-2, la B-FAHF-2, tenga una cabida como acompañamiento a nuestro programa para desensibilizar el sistema inmunológico, la cual comentaremos en próximos capítulos.

Las personas que buscan opciones más allá de lo que la medicina occidental ofrece también pueden encontrarse con la labor de Xiu-Min Li, una médica de la ciudad de Nueva York. La doctora Li, una inmunóloga con extenso entrenamiento en medicina tradicional china, ha desarrollado fórmulas herbales destinadas a mejorar el eczema, las alergias alimentarias y el asma. Recomendamos profundamente a cualquiera que desee explorar estas opciones informar a su alergólogo y su pediatra o médico general. Algunas hierbas pueden tornarse peligrosas en presencia de ciertos alimentos o medicamentos, así que es vital ser transparentes sobre su uso, ya sea como crema, en un baño o ingeridas por la boca.

Adentrarse en el mundo de las alergias alimentarias es como ser un extraño en tierra extraña. El diagnóstico provoca problemas emocionales en lo referente a culpa y los errores que pueden ser particularmente difíciles de manejar en los primeros meses de la crianza de un hijo. Muchos padres se preguntan qué hicieron mal o qué deberían haber hecho de otra manera. Adaptarse a la nueva realidad de una alergia alimentaria también puede ser intimidante y estresante. Descifrar el confuso lenguaje de las etiquetas, hablar con los administrativos del colegio y hasta asistir a la fiesta de cumpleaños de un niño puede ser causa de ansiedad que otras personas sin alergias alimentarias tal vez no comprendan. Y ese ruido de fondo que es la preocupación se vuelve la banda sonora de la vida con una alergia alimentaria y puede dejar exhausta a una familia. En un capítulo más adelante hablaremos extensamente sobre la cuota psicológica que las alergias alimentarias pueden cobrar a una familia y cómo atravesar rápidamente ese terreno sin quedarse atorado. Por ahora ofrecemos estas palabras: hay ayuda disponible y pronto vendrá más.

En conclusión

- Las leyes de etiquetado están mejorando, pero varían de país a país. Quienes lidian con una alergia alimentaria deben estar conscientes de las regulaciones de su zona.
- Las reacciones alérgicas que resultan en muerte por un alimento son extremadamente raras.
- La anafilaxia no se refiere solo a una reacción alérgica que pone en peligro la vida.

- La epinefrina es un medicamento que salva vidas y debe usarse para tipos específicos de reacciones alérgicas. Todas las personas con alergias alimentarias deberían cargar dos autoinyectores de epinefrina.

- Las mesas "libres de alérgenos" en las cafeterías escolares y los salones pueden dar una sensación ficticia de seguridad y quizá aíslen al niño que padece alergias alimentarias.

La ciencia de tratar y revertir una alergia alimentaria

Capítulo 5

El mito de la exclusión de alimentos: lo que solíamos pensar

*Cómo las alergias alimentarias
se volvieron sinónimo de miedo*

No fue ninguna sorpresa que un niño de 13 años con una reacción extrema al huevo terminara en Harley Street, en Londres, a principios de los 1900. La calle tenía alrededor de 100 consultorios médicos y era un destino famoso para la atención sanitaria. Lo sorprendente, sin embargo, fue lo que le sucedió al niño cuando llegó.

El niño, cuyo nombre se perdió en el tiempo, nunca había podido comer huevo, ni merengue, ni pastel y definitivamente no servidos con tocino, ya que todo, dijeron sus padres a Alfred Schofield, médico de Harley Street, le provocaba un ataque. Los ataques eran severos. Si ingería una minúscula cantidad de huevo, el niño empezaba a babear. Sus labios ardían y se hinchaban. Tenía comezón. Sus párpados se inflaban. Ronchas cubrían su cuerpo. La respiración normal se convertía en jadeos mientras sus vías respiratorias se estrechaban. Una vez se inflamó casi de inmediato después de comer un bollo que, si bien no tenía huevo, lo habían barnizado con clara de huevo. Su piel se llenaba de ampollas cuando lo tocaba el huevo crudo. Sus padres le dijeron a Schofield que su hijo había tenido alrededor de 150 ataques similares en su joven vida.

Schofield comprendió que peligraba la vida del niño, así que en diciembre de 1906 comenzó un tratamiento. Schofield hizo pastillas, cada una con una diezmilésima parte de huevo crudo, que el niño ingería diario sin conocer su contenido. Un mes después aumentó la dosis de huevo a una milésima parte. El incremento continuó hasta junio, cuando la porción se elevó a una trigésima tercera parte. En julio, Schofield cesó con las pastillas y le dio al niño un poco de budín y pastel con huevo. Hacia fin de mes, ya consumía un octavo de huevo todos los días. Luego un huevo entero. Diario. Sin ninguna reacción.

Schofield publicó su estudio de caso, "A Case of Egg Poisoning", en *The Lancet*, en 1908. Pensó que el tratamiento podría ser único —no había escuchado de algo similar antes—, pero sospechó que la publicación atraería cartas de otros médicos que sabían del método y ya lo habían probado. De acuerdo con la literatura científica, no hubo tales cartas. Después de un breve destello en el radar de quienes padecían alergias alimentarias, pronto se perdió el método por décadas. Comprender por qué requiere una breve incursión en la historia de esta intrigante condición.

Las alergias alimentarias existían mucho antes de que el niño alérgico al huevo entrara en la clínica de Schofield. Desde el año 2600 a. C., emperadores chinos indicaban a las mujeres que comer camarones, pollo y carne les podía provocar "ulceraciones" en la piel. Hipócrates, que vivió del año 460 al 375 a. C. aproximadamente, notó que algunas personas tenían una constitución "hostil" al queso. Alrededor del año 400 a. C., Demócrito aportó el concepto de que toda la materia estaba hecha de minúsculas partículas —átomos— que variaban en tamaño, forma y acomodo; si una persona no podía tolerar un cierto alimento se debía a que la forma de los átomos en el alimento no embonaba con la forma de los átomos en el tracto gastrointestinal de la persona. La noción se destiló hacia la poesía unos 300 años más tarde, con Tito Lucrecio Caro, cuando escribió, "Lo que es alimento para uno, es veneno para otro".

Galeno, el médico más famoso del Imperio romano, notó que la leche y el queso no le sentaban bien a todo mundo. Él pensó que podría deberse a variaciones en las vacas. No estaba equivocado. A principios de los 1900 (esto ya d. C.), investigadores descubrieron que la leche proveniente de vacas que pastaban sobre cáscara de cacahuate, salvado de trigo y ambrosía podía disparar reacciones en personas alérgicas a estas plantas. Un estudio de 1930 encontró que la leche materna de madres que comían huevo crudo contenía alérgeno de huevo.

La historia está plagada de pistas reveladoras sobre nuestra larga relación con las alergias alimentarias. Algunos egipcios de la antigüedad parecían creer que debían evitar las leguminosas. Algunos médicos grecorromanos pensaban lo mismo. Moisés Maimónides, un rabino y médico del siglo XII, escribió un tratado sobre el asma, en el cual aseveró que la leche exacerbaba la condición. También indicó evitar los duraznos, los chabacanos y los pepinos. Y Ricardo III, rey de Inglaterra de 1483 a 1485, quizá utilizó su alergia a las fresas para acusar falsamente a un enemigo de brujería.

Siglos de literatura científica nos aportan otra ventana hacia nuestra persistente búsqueda por comprender cómo prevenir y tratar las alergias alimentarias. La alergia al huevo en niños entre 2 y 16 años provocó lo que algunos médicos describieron como "anafilaxia alimentaria", es decir, problemas gastrointestinales, además de ronchas y asma. Entre los infantes lactantes, la leche era el precursor más común. La leche de cabra o de burra a veces funcionaba como sustituto, pero no siempre. El trigo parecía ser problemático para los adultos. El pescado, los mariscos y los moluscos entraron gradualmente en el espectro. Un informe de caso de 1656 describe la ampolla que apareció después de untar huevo en la piel de un paciente alérgico. En otro, de 1929, el dedo de una mujer enrojeció cuando la picó accidentalmente con una aguja que acababa de usar para perforar un cascarón de huevo.

La palabra *alergia* apareció por primera vez en 1906, acuñada por el médico austriaco Clemens von Pirquet el mismo año que Alfred Schofield trató al niño alérgico al huevo. (Antes de ese tiempo, la enfermedad se conocía como *idiosincrasia*). Él notó cómo la piel reaccionaba aproximadamente un día después de recibir la vacuna de la viruela bovina. Von Pirquet sospechó un vínculo entre la alergia y el sistema inmunológico después de observar que niños inyectados con el suero de animales a veces desarrollaban enfermedades fatales que se parecían muchísimo a los malestares desarrollados por algunos como resultado de picaduras de abeja y ciertos alimentos. No era posible, pensó, a menos que el mismo mecanismo subyacente creara ambas reacciones. Para Von Pirquet, la palabra *reacción* no parecía describir por completo la secuencia de eventos provocados por una vacuna o un alimento. Tampoco *hipersensibilidad*, que los médicos estaban usando para describir una gran gama de fenómenos. Él quería un término que se aplicara al fenómeno específico del cuerpo que cambia cuando se encuentra con otra materia orgánica, viva o inerte. *Alergia*, como la definió Von Pirquet, simplemente significaba "una desviación del estado original o del comportamiento normal del individuo". (La palabra proviene del griego *allos*, que significa "otro", y *ergon*, que significa "trabajo"). Su definición era demasiado amplia, pero ayudó a llevar las miradas de los investigadores de alergias alimentarias hacia un mal funcionamiento inmunológico como la causa.

Von Pirquet tuvo otra contribución importante al mundo de las alergias alimentarias. En 1907 comenzó a escarificar la piel de las personas con un poco de bacteria tuberculina como forma de analizar la tuberculosis, una enfermedad altamente contagiosa. Si el resultado era positivo, entonces Von Pirquet sabía que la persona estaba infectada con la bacteria. Otras respuestas, dependiendo de la edad de la persona y de si habían tenido tuberculosis u otras enfermedades infecciosas, aportaron más información crucial. Fue el primer análisis consistente en punzar la piel, un sello distintivo del cuidado de las alergias. En 1912, un pediatra llamado Oscar Schloss demostró que el método de Von Pirquet se podía usar para analizar alergias en niños al huevo, las almendras y la avena. Poco después, un grupo de médicos confirmó la efectividad de las pruebas de punción cutánea para alergias alimentarias después de untar trigo sarraceno en la piel de un paciente que padecía ronchas, inflamación y otros síntomas después de consumirlo (antes de este paciente, solo se había visto el envenenamiento por trigo sarraceno en vacas).

Un diagnóstico de alergias alimentarias muchas veces comienza con una prueba de punción. Por supuesto, en esta situación no se trata de la bacteria de la tuberculosis, sino de la comida. Este famoso análisis conlleva picar la piel de una persona para permitir que penetre en el cuerpo una gota de solución con un alérgeno alimentario. El análisis suele hacerse en el antebrazo o la espalda, y muchas veces incluye múltiples alimentos a la vez. La idea es que la solución contenga suficiente proteína para disparar una respuesta del sistema inmunológico. Si una persona es alérgica a cierto alimento, su piel lo demostrará con un aro, un borde hinchado y rodeado de piel enrojecida y con comezón, en cuestión de media hora. (Hablaremos de diagnósticos de alergias alimentarias más adelante).

La prueba de punción se volvió un método popular para diagnosticar las alergias alimentarias a principios del siglo xx, en parte porque era la única herramienta que tenían los alergólogos. Y después de diagnosticar una alergia, muchos médicos clínicos elegían la desensibilización como tratamiento. Inyectaban diminutas cantidades de extractos de alérgenos en el cuerpo de sus pacientes, aumentando lentamente la cantidad de forma incremental hasta que, como sucedió con el paciente de Schofield, el sistema inmunológico quedara desensibilizado. La proteína que alguna vez fuera enemiga, ahora se volvía una amiga inofensiva.

Pero no todo se había resuelto para la gente que vivía con una alergia alimentaria. Las pruebas de punción tenían un problema importante, uno que continúa plagándolas hoy en día: los falsos positivos. Un estimado de 50% o más de las pruebas de punción reportan mal los resultados, indicando que la gente es alérgica a un alimento en particular, cuando no lo es. A veces la herramienta empleada para el análisis está mal. Otras ocasiones falla la habilidad y la experiencia de quien administra la prueba. O el extracto colocado en la piel era de mala calidad. Puede pasar lo opuesto, y que el análisis omita una alergia alimentaria potencialmente peligrosa (los falsos negativos son en extremo raros con las pruebas de punción hoy en día).

Conforme iban surgiendo problemas con las pruebas de punción, algunos doctores empezaron a preguntarse si las alergias alimentarias se daban de manera distinta a, digamos, las alergias al polen o a las picaduras de abeja. Teorizaron que, dado que las pruebas de punción se equivocaban tan seguido con las alergias alimentarias, los mecanismos internos de la enfermedad debían ser diferentes de los de otras alergias. Los análisis fallaban, pensaron, porque el sistema inmunológico no reaccionaba a los alimentos de la misma forma que a otros alérgenos. Esta sospecha resultó estar completamente equivocada. Pero al mismo tiempo, la lógica que siguieron los médicos para concluir la desensibilización quizá tampoco funcionaría. Estos médicos comenzaron a referirse a sí mismos como "alergólogos alimentarios", creando así un campo distinto dentro del cuidado de las alergias.

No se equivocaban en dudar de la efectividad de la desensibilización. En 1921, un bebé de un año casi muere —dos veces— por un análisis de alergia al huevo en la piel. Los tratamientos de desensibilización también llevaron a varias muertes en los años subsecuentes. Claramente, los alergólogos alimentarios de aquel entonces llegaron a creer que esta no era la forma adecuada de tratar una alergia alimentaria.

Aquí entra la dieta de eliminación, introducida en 1920 como un método alternativo para diagnosticar las alergias alimentarias y dar un paso hacia el tratamiento. El concepto se acredita a un alergólogo de California llamado Albert Rowe, quien fue el primero en escribir sobre el método en 1926 y publicó un libro al respecto en 1941. La dieta de la eliminación es exactamente lo que implica: todos los alérgenos potenciales se omiten de lo que come una persona. Se reintroducen uno a uno en la dieta, con algunos días de espera entre cada alimento añadido. Este acercamiento permite que una persona aísle el alérgeno culpable; si el sistema inmunológico reacciona a un alimento en específico durante la reintroducción, entonces claramente es el alérgeno culpable. Pero las dietas pueden ser terribles. Rowe diseñó planes intensivos de alimentación para que los pacientes siguieran. Y ya que estaba buscando una amplia gama de posibles alérgenos y cada uno requería por lo menos un par de días de reintroducción, diagnosticar una alergia alimentaria a través de una dieta de eliminación podía tomar años. Un paciente que realizaba una dieta de eliminación, escribió Rowe, tenía que ser "inteligente y comprensivo". Una vez que la lenta reintroducción de alimentos señalaba al alérgeno culpable, la prescripción era sencilla: evitarlo. Eliminar el alimento nocivo de forma permanente. Esto, llegaron a creer los alergólogos, era la mejor forma, si no es que la única, de tratamiento. Alejarse del alimento a toda costa.

Hacia la década de 1930, la cuestión se estaba poniendo tensa. Usar una dieta de eliminación para diagnosticar una alergia alimentaria irritaba a los alergólogos tradicionales. Aun cuando sabían que las pruebas de punción fallaban, todavía las consideraban el método de referencia. Si una alergia alimentaria no se podía detectar con una punción, entonces probablemente no existía, decían. El hecho de que las dietas de eliminación dependieran tanto de la participación del paciente molestaba a los médicos, quienes creían que esta dinámica llevaba a conclusiones indeterminadas. Esta postura se volvió más extrema en los siguientes años. Hacia la década de 1950, algunos alergólogos comentaban la noción de que las alergias alimentarias a veces eran psicosomáticas, un producto de la imaginación. En ocasiones, decían, una sesión con un psiquiatra sería el mejor tratamiento. Por ese entonces, algunos alergólogos alimentarios conocidos adoptaron una postura contraria. No solo las alergias alimentarias eran reales, sino que posiblemente eran responsables por más molestias de salud de lo que los médicos se habían dado cuenta. Durante un tiempo, las alergias alimentarias se volvieron el comodín para explicar todo lo que la medicina no podía.

Así nació una división. En los años sesenta, el amplio campo de la especialidad en alergología empezó a apartar las alergias alimentarias como una legítima especialidad médica. Los doctores que alguna vez habían estado interesados en buscar tratamientos para esas condiciones dirigieron su atención hacia otros campos que sus colegas aceptaban y aprobaban. Quienes permanecían dedicados a las alergias alimentarias como su enfoque específico quedaron con muy poco apoyo para continuar las investigaciones. Tal ruptura, junto con la desestimación de las alergias alimentarias como una investigación digna e importante, frustró el progreso.

Luego vino el auge de la alergia a los cacahuates. Las fatalidades empezaron a apilarse en la literatura médica de finales de la década de 1980. Un informe de 1989 sobre siete muertes a nivel mundial debido a una alergia a los cacahuates advirtió que esta condición era "probablemente la causa más común de muerte por anafilaxia alimentaria en Estados Unidos". En 1990, el *British Medical Journal* publicó páginas de cartas que enfatizaban los peligros de la alergia a los cacahuates. "La alergia a los cacahuates es el problema más preocupante de alergias alimentarias que enfrentan los pediatras hoy en día", indicaba un informe de 1992. "De todos los alimentos potencialmente alergénicos, el cacahuate parece ser el más peligroso". Los índices más altos de alergia y reacciones fatales comenzaron a llegar a los titulares. "Las alergias a los cacahuates dejan en constante alerta a los pacientes", decía un titular en el *Wall Street Journal* en 1995. Un informe de 1999 estimó que

1.1% de la población de Estados Unidos (3 millones de personas) era alérgica a los cacahuates.

Pero conforme subieron las tasas de alergias alimentarias, las instituciones sanitarias tenían poco que ofrecer fuera de la misma recomendación de décadas: evitar el alérgeno a toda costa. La ruptura entre médicos interesados en las alergias alimentarias había dejado el campo congelado en ese entonces. En 1976, un influyente artículo sobre alergias alimentarias en la revista médica *American Family Physician* pronunció: "El tratamiento es evitarlo. La desensibilización no funciona". El cuidado de las alergias alimentarias estaba exactamente en el mismo lugar que cuando Rowe popularizó las dietas de eliminación como un diagnóstico en los años treinta. Cuarenta años después, la mayoría de los profesionales de la salud no tenían nada más que decir al respecto.

La dieta de prevención

Así como la exclusión de alimentos parecía ser la mejor forma de lidiar con las alergias, también parecía la mejor forma de prevenirlas. En 1934, dos pediatras de Chicago observaron los índices de eczema entre los bebés en lactancia exclusiva, entre los que lactaban y también recibían fórmula a base de leche y entre los que solo tomaban fórmula. Informaron que los bebés en el grupo con solo fórmula eran siete veces más propensos al eczema, comparados con el grupo de solo leche materna. Un puñado de estudios similares siguió en los años ochenta y noventa. Hacia mediados de la década de 1980, un estudio con ratones encontró que retrasar la introducción de proteínas alimentarias conocidas por disparar reacciones alérgicas prevenía el desarrollo de anticuerpos para esas proteínas. Más importante aún, los estudios en personas mostraron el mismo efecto. En 1989, un grupo de California informó los resultados de su estudio al azar para investigar si la exclusión era una táctica para prevenir una alergia alimentaria. Un grupo de 103 madres evitó la leche, el huevo y los cacahuates durante los últimos tres meses de su embarazo y mientras amamantaban. Sus bebés no comieron alimentos sólidos hasta los seis meses de edad. No consumieron leche, maíz, soya, cítricos ni trigo hasta el año de edad, y nada de cacahuates, nueces ni pescado hasta los dos años de edad. El otro grupo, que incluyó 185 madres, no tenía límites para su alimentación y siguieron los lineamientos recomendados en ese entonces para alimentar a sus bebés. Los autores informaron que el grupo que evitó los alérgenos había disminuido significativamente los índices de alergia. Curiosamente, notaron que el grupo que había evitado los alérgenos potenciales tenía niveles de IgE ligeramente menores, una característica principal de las alergias (la presencia de anticuerpos IgE no siempre indica una alergia, pero no existen alergias alimentarias sin anticuerpos IgE). Aun así, los investigadores concluyeron que evitar los alimentos alergénicos "reducía la sensibilización alimentaria y las alergias durante el primer año de vida". Otro estudio de ese mismo año encontró que los infantes que no tomaron leche durante sus primeros seis meses y cuyas madres evitaban los huevos, la leche y el pescado durante los primeros tres meses de lactancia tenían menos eczema durante ese periodo que los infantes cuyas madres seguían una dieta sin restricciones. La diferencia desaparecía después de los seis meses de edad. En 2003, un estudio alemán con 945 infantes concluyó que mantener a los bebés alejados de la leche durante su primer año de vida evitaba una alergia a ella. "La prevención de las enfermedades alérgicas en el primer año de vida es factible por medio de la intervención alimentaria", anotaron los autores. "Intervención", por supuesto, implicaba evitarla.

Y así se arraigó el paradigma de la exclusión. La mejor forma de prevenir alergias alimentarias en niños, dijeron los expertos, era mantener las amenazas potenciales fuera de su dieta durante los primeros meses de vida. Era mejor evitar algunos alimentos, como los cacahuates, durante los primeros dos años. Llovieron las recomendaciones oficiales que indicaban a los padres retrasar la introducción de alérgenos comunes en las dietas de sus hijos. Desde 1998, las autoridades sanitarias de Reino Unido sugirieron que, cuando hubiera alergia a los cacahuates en la familia, los niños evitaran este alimento hasta cumplir los tres años de edad. La Academia Americana de Pediatría (AAP) hizo lo mismo empezando el año 2000, recomendando que los niños no consumieran lácteos hasta el año de nacidos, huevo hasta los dos años y cacahuates, nueces y pescado hasta los tres años.

En 2003, la AAP y dos sociedades médicas pediátricas en Europa publicaron lineamientos reiterando la creencia de que introducir alimentos comúnmente problemáticos demasiado pronto aumentaba el riesgo de alergias alimentarias en los niños. Las instituciones tenían algunas diferencias. La AAP recomendaba que las mujeres embarazadas consideraran evitar los cacahuates y que las madres lactantes eliminaran los cacahuates además eliminar huevos, leche y pescado. Las dos organizaciones europeas (la Sociedad Europea para Alergología Pediátrica y la Sociedad Europea de Inmunología Clínica para Gastroenterología, Hepatología y Nutrición Pediátrica) no sugirieron ese método. Sin embargo, sí comentaron que, puesto que los cacahuates no son esenciales para la dieta, las mujeres embarazadas bien podrían evitarlos.

En cuanto a los bebés, las tres organizaciones sugerían evitar la fórmula de soya. Las dos organizaciones europeas recomendaban comenzar a consumir alimentos sólidos en el quinto mes de vida, sin ninguna restricción en particular debido a una falta de información. Hacia 2008, sin embargo, la mayoría de las autoridades pediátricas en casi todos los países recomendaba que el bebé se abstuviera de la leche hasta que cumpliera su primer año de vida. Alergólogos de Mount Sinai y la Universidad de Duke expresaron sus inquietudes sobre la creciente práctica de la introducción retardada. La Sociedad Europea de Gastroenterología, Hepatología y Nutrición Pediátrica también. Pero las fuerzas de precaución y miedo eran demasiado fuertes como para detenerlas.

Y así fue que la noción de omitir alérgenos potenciales de la dieta del bebé cobró fuerza. Las mujeres embarazadas dejaron de comer cacahuates y lácteos. Los padres recientes muchas veces retrasaban la introducción de alimentos sólidos hasta que sus bebés alcanzaban los seis meses. Un cuestionario encontró que 20% de las madres alemanas estaban posponiendo la introducción de alimentos sólidos hasta después de seis meses. Los cacahuates se volvieron el enemigo de los niños pequeños. La idea general era que solo había una manera de prevenir las alergias alimentarias, y era tratar el alimento como un enemigo antes de que entrara en el cuerpo. Pero basar las recomendaciones en estudios pequeños o deficientes puede ser muy malo.

El problema con eliminar los alimentos

Conforme se arraigó el dogma de la exclusión, también lo hizo otra cosa: un auge en la tasa de alergias alimentarias. Donde quiera que las autoridades pediátricas recomendaran no consumir cacahuates, huevo y otros hasta llegar al año, los dos o los tres años de edad, la prevalencia de alergias de esos mismos alimentos escalaba, como informaron investigadores de Reino Unido en 2016. Aun si evitarlos no era la causa del dramático aumento de alergias alimentarias, un hecho era claro: la exclusión tampoco estaba haciendo que desapareciera el problema. Si retrasar la introducción de ciertos alimentos podía prevenir las alergias, entonces, ¿por qué no declinaban los índices entre los niños? Con un lapso corto entre el nacimiento y la manifestación de la alergia, no necesitábamos esperar mucho para ver el cambio que prometía traer la exclusión... pero nunca llegó.

La persistencia de las alergias alimentarias bajo el reinado de la exclusión promovió que algunos médicos analizaran la información. ¿Qué mostraba realmente la investigación científica sobre evitar alérgenos? Un grupo amplio de investigadores de toda Europa decidió echar un vistazo. Recorrieron toda la literatura médica buscando estudios enfocados en sensibilización preventiva y alergias alimentarias declaradas. Mantuvieron estricto su criterio de no considerar estudios que examinaran la incidencia de síntomas, sino solo los que tuvieran diagnósticos reales como parte de su información. Un total de 74 estudios cumplían sus requerimientos. Una mirada más detallada desmanteló el paradigma de la exclusión.

Este estudio de estudios no encontró evidencia de que evitar alérgenos potenciales durante el embarazo ayudaba a prevenir la condición en los bebés. "No existe evidencia sólida para recomendar cambios en la dieta de las mujeres embarazadas con la idea de prevenir alergias alimentarias en infantes", escribieron los autores. Lo mismo fue cierto para la dieta durante la lactancia. Cierta evidencia mostraba un beneficio de amamantar exclusivamente en lugar de combinar leche materna con fórmula, pero otra evidencia mostró que "extender la lactancia exclusiva" también incrementaba el riesgo de alergia alimentaria. En cuanto a retrasar la introducción de alimentos sólidos, las cifras eran claras. La práctica no mostraba ningún beneficio para proteger a niños en alto riesgo contra las alergias alimentarias, descubrieron los investigadores. Para los niños con un riesgo normal de alergias alimentarias, retrasar la introducción de alimentos sólidos hasta después de los cuatro meses no reducía la probabilidad de alergias alimentarias. De hecho, dos de los estudios que vieron mostraban que introducir alimentos antes de cuatro meses podía en realidad bajar el riesgo. Otro estudio mostró que los infantes que comían pescado eran menos propensos a desarrollar una alergia al pescado. Retrasar la leche tampoco lograba nada para los padres que deseaban evitar alergias alimentarias en sus bebés. En pocas palabras, la evidencia detrás de la exclusión era escasa, y la información que existía no servía para crear un caso sólido a favor de la práctica. En cambio, era lo opuesto. "No es probable que hacer cambios en la dieta de los infantes, como retrasar la introducción de alimentos sólidos", —escribieron los autores—, "los proteja contra las alergias alimentarias".

Los autores sí mencionaron que las modificaciones alimentarias podían ser útiles solo si el método se aplicaba en conjunto con ciertos cambios en el entorno del niño. El Estudio de Prevención de Alergias en Niños en Europa (SPACE, por sus siglas en inglés) había reportado que las medidas protectoras contra la exposición a los alérgenos de los ácaros podrían proteger contra alergias alimentarias y aeróbicas. En un estudio de 2007 de 120 infantes en la Isla de Wight mostró una tendencia similar para niños que estaban en alto riesgo de desarrollar alergias alimentarias porque ya existían en sus familias. Un puñado de otros estudios en la revisión de los 74 estudios mostró una tendencia similar: para los niños con una predisposición familiar a las alergias alimentarias, algunas alteraciones en la dieta durante los primeros meses de vida (sobre todo ciertas restricciones para las madres lactantes y evitar la leche de fórmula) estaban vinculadas con un riesgo menor de alergias alimentarias, pero en particular solo cuando las familias también reducían la exposición del infante a los ácaros y al humo de cigarro. Se trata de hallazgos importantes, pero solo aplican en los primeros meses de vida de los infantes en familias ya predispuestas a alergias alimentarias. El grueso de la evidencia muestra que retrasar la introducción de alérgenos comunes, como el huevo, la leche y los cacahuates, no reduce la probabilidad de desarrollar una alergia alimentaria. De hecho, la evidencia acumulada durante la primera década del siglo XXI mostró que la introducción retrasada podía en realidad estar incrementando dicha probabilidad.

En 2010, el Instituto Nacional de Alergias y Enfermedades Infecciosas (NIAID, por sus siglas en inglés), parte de los Institutos Nacionales de Salud de Estados Unidos, reunió un panel de expertos para establecer lineamientos para diagnosticar y manejar las alergias alimentarias. Para este punto, la paranoia por los cacahuates ya era una señal de advertencia. El panel revisó la evidencia de nueva cuenta y encontró que no era sólida en lo referente a la introducción retardada. Había suficiente información para recomendar una lactancia exclusiva hasta los cuatro o seis meses de edad de ser posible, pero no recomendaban alterar la dieta de la madre durante el embarazo ni la lactancia. Tampoco aconsejaban el uso de fórmula de soya en lugar de fórmula de leche para reducir el riesgo de alergia alimentaria, aunque sí hallaron evidencia a favor de la fórmula hidrolizada para infantes en riesgo de alergias alimentarias y que no estaban lactando exclusivamente. Y en lo referente a considerar cuándo los padres deberían introducir alérgenos alimentarios potenciales a sus bebés, el panel no vio ningún motivo para recomendar retrasos. "No existe suficiente evidencia para retrasar la introducción de alimentos sólidos, incluyendo alimentos potencialmente alergénicos, más allá de cuatro a seis meses de edad", declaraban los lineamientos, "incluso en infantes en riesgo de desarrollar una enfermedad alérgica". La antigua recomendación de la Academia Americana de Pediatría y otras autoridades médicas de retrasar la introducción de alérgenos comunes quedó oficialmente obsoleta. En 2012, un comité con la Academia Americana de Alergia, Asma e Inmunología sugirió empezar una dieta diversa de alimentos sólidos desde los cuatro a seis meses de edad.

Por cierto, el panel de NIAID también observó si la presencia de alérgenos medioambientales en verdad exacerbaba el riesgo de alergias alimentarias. No encontraron evidencia de que evitar los ácaros, el polen o el pelo de los animales tuviera algún efecto en las alergias alimentarias. (Como veremos más adelante, tener una mascota en realidad puede reducir el riesgo de alergias alimentarias).

LÍNEA DEL TIEMPO DE DIAGNÓSTICOS Y TRATAMIENTOS DE ALERGIAS ALIMENTARIAS

75 a. C. ⟼ El filósofo romano Tito Lucrecio Caro declara: "Lo que es alimento para uno, es veneno para otro", en su poema *De rerum natura*.

1180 a. C. ⟼ Moisés Maimónides recomienda al asmático príncipe Al-Afdal, hijo del rey Saladino, evitar la leche, las nueces y las leguminosas.

1865 ⟼ Charles H. Blackley desarrolla la prueba de escarificación para alergias al polen del césped, el primer análisis de diagnóstico moderno para alergias.

1906 ⟼ Clemens Von Pirquet acuña el término *alergia*.

1908 ⟼ El médico británico Alfred Schofield trata un caso de alergia al huevo alimentando al paciente con pequeñas cantidades de huevo.

1912 ⟼ Está disponible la primera prueba de escarificación para alergias alimentarias (huevo).

1920 ⟼ Médicos empiezan a usar la prueba de punción cutánea para diagnosticar alergias.

1926 ⟼ Albert Rowe presenta su método de la dieta de eliminación como un tratamiento para las alergias alimentarias.

1942 ⟼ Primer antihistamínico usado en medicina.

1950 ⟼ Descubrimiento de los mastocitos, involucrados en las alergias alimentarias

1966 ⟼ Dos laboratorios simultáneamente descubren las IgE, las células inmunológicas que promueven las reacciones en las alergias alimentarias.

1973 ⟼ Está disponible la primera prueba de sangre para alergias alimentarias.

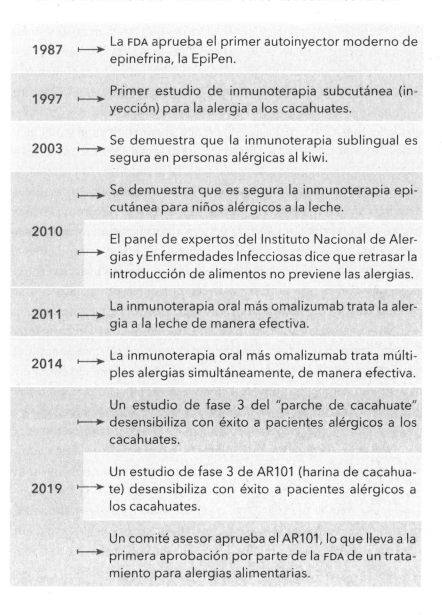

1987	La FDA aprueba el primer autoinyector moderno de epinefrina, la EpiPen.
1997	Primer estudio de inmunoterapia subcutánea (inyección) para la alergia a los cacahuates.
2003	Se demuestra que la inmunoterapia sublingual es segura en personas alérgicas al kiwi.
2010	Se demuestra que es segura la inmunoterapia epicutánea para niños alérgicos a la leche.
	El panel de expertos del Instituto Nacional de Alergias y Enfermedades Infecciosas dice que retrasar la introducción de alimentos no previene las alergias.
2011	La inmunoterapia oral más omalizumab trata la alergia a la leche de manera efectiva.
2014	La inmunoterapia oral más omalizumab trata múltiples alergias simultáneamente, de manera efectiva.
2019	Un estudio de fase 3 del "parche de cacahuate" desensibiliza con éxito a pacientes alérgicos a los cacahuates.
	Un estudio de fase 3 de AR101 (harina de cacahuate) desensibiliza con éxito a pacientes alérgicos a los cacahuates.
	Un comité asesor aprueba el AR101, lo que lleva a la primera aprobación por parte de la FDA de un tratamiento para alergias alimentarias.

¿Por qué la exclusión no funciona?

La idea de que retrasar la introducción de alimentos riesgosos prevendría las alergias era hasta cierto punto comprensible. El sistema inmunológico de los infantes es vulnerable. Esperar hasta que se fortaleciera podía ayudar a evitar reacciones violentas a lo que en realidad son sustancias inofensivas. Pero lo cierto es que familiarizar el sistema inmunológico con materia inocua extraña —cacahuates, huevos, pescado— temprano en la vida permite que se habitúe a estos alimentos a la vez que conoce otras sustancias con las que se topa frecuentemente. A los defensores de la introducción retardada también se les había olvidado tomar en cuenta la exposición medioambiental a los alérgenos comunes. Si comes cacahuates en tu casa, informaron investigadores de Reino Unido y Portugal en 2013, entonces la proteína de cacahuate se quedará en el polvo de tu casa. Los residuos de cacahuate permanecen tres horas en las manos y en la saliva. Si los niños tienen eczema, son particularmente propensos a la exposición a través de la piel. Como vimos en el capítulo 2, cuando el sistema inmunológico queda expuesto a ciertas proteínas a través de la piel primero, en lugar de la boca, es más probable que las trate como un enemigo. Al no dárselas de comer a un niño, dejamos de enseñarle a su sistema inmunológico lo suficientemente pronto que tales proteínas son alimentos. Es ideal que el polvo de cacahuate que entra en el torrente sanguíneo a través de la piel reseca de un brote de eczema no sea el primer encuentro del sistema inmunológico con esta proteína. Es comprensible que el sistema inmunológico desarrolle una respuesta antagónica a una proteína que no debería penetrar nuestro cuerpo por medio de la piel. Pero si el sistema inmunológico ya reconoce esa proteína como alimento, entonces es menos probable tratarla como nociva cuando entra por la piel.

Como veremos en el siguiente capítulo, introducir alimentos a temprana edad no solo es seguro. Es una herramienta para la prevención.

Probando, probando

Nikki Godwin la pasó mal intentando descubrir a qué era alérgica su hija, Sabrina. El problema inició con eczema, el cual apareció cuando Sabrina tenía solo 10 semanas de nacida, y empeoró con el tiempo. Su pediatra pensó que podría tener una alergia a los lácteos y sugirió que Nikki, que la estaba amamantando, dejara la leche. Pero entonces Sabrina desarrolló ronchas mientras lactaba. Nikki llevó a Sabrina con un alergólogo, donde dio positivo para alergia al huevo. "Pensé que ya había aprendido a qué era alérgica en ese momento", dice Nikki.

Pero meses después, salió un verdugón gigantesco en la mejilla de Sabrina, donde Nikki la había besado después de comer un sándwich de crema de cacahuate y mermelada. Nikki se preguntó si su hija podía ser alérgica a los cacahuates, pero por algún motivo le pareció tonto. Ella ya sabía a qué era alérgica Sabrina: al huevo. El alergólogo le había recomendado retrasar la introducción de los cacahuates porque una alergia muchas veces indica otras. Pero la idea de que su hija tuviera múltiples alergias alimentarias le parecía descabellado. Entonces, un día, cuando Sabrina tenía un año de edad, su abuela le dio una enorme cucharada de crema de cacahuate. En cuestión de minutos estaba cubierta de ronchas, inquieta y con comezón. Pronto comenzó una extraña tos. Envolvieron a Sabrina para un viaje de emergencia con el pediatra. Volvieron con el alergólogo para hacer más pruebas. Sabrina, resultó, era alérgica a los cacahuates y las nueces también.

El alergólogo le dijo a Nikki que su hija debía evitar además las semillas de ajonjolí. Nikki nunca había escuchado de un niño alérgico al huevo, los cacahuates y las nueces. Seguro no podía ser además alérgica al ajonjolí. En un restaurante con pocas opciones para su joven y alérgica hija, Nikki le pidió a Sabrina un poco de hummus, el cual contiene pasta de semillas de ajonjolí. "La primera mordida fue quizá su peor y más rápida reacción alérgica hasta ese momento", recuerda Nikki. Un análisis confirmó lo que las ronchas habían revelado. Sabrina era, de hecho, alérgica al ajonjolí.

Cuando su hija más chica, Simone, nació, Nikki no podía imaginar que también fuera alérgica. Entonces, un día, Simone se llenó de ronchas después de comer la mitad de un dulce Spree. Un año más o menos después, tuvo la misma reacción con el mismo dulce. Nikki leyó los ingredientes y descubrió que el dulce estaba hecho con huevo. Simone, como confirmó una prueba de alérgenos, tenía todas las alergias de su hermana mayor.

Dado que las alergias alimentarias pueden tener un impacto dramático en nuestra vida, es crucial estar seguros del diagnóstico. Una sola reacción no siempre indica una alergia crónica. No todos los síntomas se derivan de la presencia de anticuerpos de IgE enfocados en atacar una proteína alimentaria. A veces los análisis descubren alergias tradicionales después de una reacción a un alimento; las hijas de Nikki dieron positivo a una alergia a las nueces, aun cuando ni siquiera las habían comido. O a veces un sistema inmunológico contiene esos anticuerpos, pero la persona puede tolerar el alimento perfectamente bien. En otras palabras, las alergias alimentarias no siempre son algo concreto y simple, así que es mejor confirmar la condición con un análisis.

Y, sin embargo, un análisis no siempre ofrece una respuesta clara. Aunque muchas personas están familiarizadas con la prueba de punción, por ejemplo, este método es falible y frecuentemente reporta falsos positivos. En este capítulo cubriremos todo lo que necesitas saber para poder estar seguro de que el diagnóstico —ya sea que confirme o refute la presencia de una alergia— es preciso y confiable.

Historia clínica

El primer paso para quienes sospechan tener una alergia alimentaria es darle su historia clínica a un pediatra, médico general o alergólogo. Para los niños, los padres deben ser capaces de aportar detalles precisos de reacciones alérgicas junto con cualquier antecedente familiar de tales problemas.

El mundo de las alergias alimentarias se ha visto manchado de cierta manera por una historia de afirmaciones exageradas. En el pasado, quejas por reacciones provocadas por comida no se han confirmado con análisis rigurosos de alergias. En años más recientes, los sociólogos han expresado su preocupación de que el revuelo alrededor de la alergia al cacahuate nos ha vuelto más temerosos de lo que deberíamos, hasta el grado de concluir que no existe tal epidemia. Y nosotros como humanos somos propensos a ser tendenciosos, a tener recuerdos fallidos y otras debilidades que podrían llevarnos a creer que tenemos una alergia alimentaria, cuando no es así.

Todos estos factores surgen en las alergias alimentarias, como en muchas áreas de la medicina. Somos falibles, a veces fácilmente influenciables y no tan confiables como nos gustaría pensar. No obstante, estos lapsos han conducido a que algunos profesionales de la salud vean las inquietudes relacionadas con alergias alimentarias con un escepticismo comprensible, y a veces hasta un peligroso nivel de rechazo. Por ello es crucial que los padres de niños potencialmente alérgicos o adultos que experimentan síntomas por primera vez aporten detalles precisos. La información que debes proveer a tus médicos incluye:

- ¿Cuándo sucedió la reacción?
- ¿Cuáles fueron los síntomas?
- ¿Qué alimentos había comido el paciente?
- ¿Qué alimentos había cerca?
- ¿Cuántas veces ocurrió la reacción?
- ¿Cuánto tiempo pasó antes de ver síntomas?
- ¿Cuánto tiempo pasó antes de que se resolvieran los síntomas en cada ocasión?
- ¿Cómo trataste los síntomas?
- ¿Otros miembros de la familia tienen alergias alimentarias?
- ¿Tienes (o tu hijo) piel reseca, eczema o asma?

Por supuesto, aportar estos detalles no siempre es posible. Cuando tu hijo está lleno de ronchas y comienza a jadear, lo más probable es que no te detengas a registrar todos los alimentos que pudo haber tocado. Eso sería difícil, ya que la mayoría de las primeras reacciones ocurre por alimentos que contienen uno o más alérgenos —una barrita de granola, una galleta, sopa—, en lugar de un alérgeno por sí mismo. Está bien. Un alergólogo puede intentar diagnosticar la alergia alimentaria sin esta información. Si te encuentras en el extremo receptor de una duda desmedida, quizá sea momento de buscar una segunda opinión. Pero entre más información puedas dar, mejor.

Las historias clínicas son esenciales también porque los síntomas pueden ser resultado por completo de otro problema. Varias condiciones médicas hacen que reaccionemos mal a ciertos alimentos. Pero antes de que te asustes consultando a Dr. Google, quédate tranquilo sabiendo que es posible detectar la condición de manera concluyente. Si sospechas tener una alergia alimentaria, ve a un médico y deja las búsquedas en internet para otro día.

Diarios de alimentación

Llevar un diario de lo que comes puede ser útil para el diagnóstico. Registrar tus comidas evita las trampas de la memoria. Y la lista de elementos puede ayudar a un médico a desentrañar el culpable oculto. Quizá se añadió proteína de soya a un alimento preparado. Pudo haberse empacado jugo de fruta en una línea de producción que también maneja leche. Una reacción a la pasta puede deberse a una alergia al huevo en lugar de al trigo. Los alergólogos saben qué tendencias buscar. Una vez llegó un paciente a nuestra clínica después de sufrir reacciones a las galletas de avena, al pay de calabaza y al chai. Un análisis cuidadoso de su dieta reveló que la canela era un posible culpable porque se encontraba en cada uno de esos alimentos. Análisis posteriores confirmaron la sospecha. Los niños tienden a ser más susceptibles a los alérgenos más comunes, mientras que los adultos muchas veces desarrollan alergias a las que no estamos acostumbrados. Un diario puede revelar una fuente de contaminación —un alimento problemático que se encuentra con un alimento inofensivo, desconocido para nosotros— y puede proveer información sorprendente sobre un problema de salud subyacente y no detectado.

Prueba de punción cutánea

La prueba de punción es el diagnóstico que más asociamos comúnmente con las alergias alimentarias. Recomendamos que niños o adultos que muestran señales de alergias alimentarias se revisen con este método, el cual busca la presencia de anticuerpos IgE para los alérgenos sospechosos. Con esta prueba, un profesional médico usa un aparato sencillo para perforar ligeramente la piel del antebrazo o la espalda, y luego inserta extractos de presuntos alérgenos donde la piel está rota. La alergia se presenta en cuestión de media hora; un aro —un borde blanco abultado, rodeado de piel enrojecida— indica su presencia. Un aro más grande de 3 milímetros, o mayor de lo que la piel reacciona a un control (una punción sin insertar el extracto de algún alimento), se considera positivo.

Las pruebas de punción cutánea presentan un riesgo muy leve, incluso para personas con alergias severas. Sin embargo, cualquiera que se haga una para diagnosticar una alergia alimentaria debe estar consciente del alto índice de falsos positivos. Una prueba de punción tiene menos de 50% de precisión que los diagnósticos más rigurosos (comentados a continuación). Muchas personas reaccionarán al extracto de alérgeno, aun cuando no tengan una alergia como tal. Como resultado, la gente se puede creer alérgica a ciertos alimentos, cuando es perfectamente seguro. Este escenario puede ser precario en particular para un bebé o un niño pequeño, pues si una familia evita darle un alérgeno de falso positivo a un niño, entonces ese alimento podría acabar convirtiéndose en un alérgeno como resultado de la introducción retardada.

Los falsos negativos son en extremo raros —un resultado sin alergias es correcto 95% de las ocasiones—, así que las pruebas son efectivas para descartar alergias alimentarias. Sin embargo, los bebés de menos de dos años de edad son particularmente propensos a tener aros pequeños, lo que un alergólogo puede malinterpretar como un resultado negativo. La piel que ha sido tratada por eczema también puede producir aros más chicos porque las cremas con esteroides que se usan para tratar esta condición pueden contener las reacciones alérgicas. Y los extractos insertos en la piel punzada, que por lo general se preparan comercialmente, quizá no tengan las proteínas que dispara las alergias a ciertas frutas y verduras, como manzanas, naranjas y zanahorias.

Piénsalo de esta manera: si tu prueba de punción cutánea es positiva —el aro mide por lo menos 3 milímetros más que el control inerte—, entonces *podrías* tener una alergia alimentaria. Si tu prueba es negativa —el aro es menor que el del control o inexistente—, entonces lo más seguro es que no tengas una alergia alimentaria. Otro de los principales beneficios de una prueba de punción cutánea es que acota el alérgeno culpable cuando los pacientes o los médicos sospechan de varios candidatos.

Análisis de sangre

Al igual que con la prueba de punción cutánea, un análisis de sangre también va buscando anticuerpos IgE. Asimismo, como en las pruebas de punción, los análisis de sangre sufren de un índice de falso positivo de 50% o más. Los análisis de sangre pueden ser costosos. Además, los resultados pueden ser engañosos: una persona puede dar positivo para una alergia a una proteína relacionada con un alérgeno, pero que no presenta en sí misma una amenaza. Por ejemplo, alguien con alergia a los cacahuates puede tener un resultado positivo para alergia al polen del césped solo porque ambas proteínas son similares.

Los análisis de sangre no siempre son recomendables como método probado y comprobado para confirmar una alergia alimentaria. Algunos alergólogos pueden ofrecer estas pruebas para corroborar los resultados de una prueba de punción cutánea. Pero dado que ambos métodos tienen una alta probabilidad de aportar información incorrecta, la combinación podría no dar más lecturas confiables que cualquiera de los dos análisis por su cuenta.

Análisis de diagnóstico para alergias alimentarias

Análisis	¿Qué tan seguido aporta falsos negativos?	¿Qué tan seguido aporta falsos positivos?	¿Esta prueba es útil para diagnosticar alergias alimentarias?	¿Esta prueba está hecha por un laboratorio con licencia, aprobado para uso médico y con cobertura?
ImmunoCAP IgE	Infrecuentemente	Frecuentemente	A veces	Sí
IgE a componentes	Infrecuentemente	Frecuentemente	A veces	Sí
IgG	Desconocido	Desconocido	No	No
Prueba de activación de basófilos	Infrecuentemente	Infrecuentemente	A veces	No, sigue siendo experimental

Análisis	¿Qué tan seguido aporta falsos negativos?	¿Qué tan seguido aporta falsos positivos?	¿Esta prueba es útil para diagnosticar alergias alimentarias?	¿Esta prueba está hecha por un laboratorio con licencia, aprobado para uso médico y con cobertura?
Prueba de punción cutánea	Muy infrecuentemente	Frecuentemente	A veces	Sí
Prueba de parche en la piel	Frecuentemente	Frecuentemente	No	No
Prueba intradérmica	Infrecuentemente	Muy frecuentemente	No	No

Prueba intradérmica, parches y otras

Varias otras pruebas tienen el objetivo de diagnosticar con eficacia las alergias alimentarias. Nosotras recomendamos evitar las pruebas no aprobadas, las cuales pueden reportar lecturas dudosas en tu estatus de alergias alimentarias. La prueba de IgG/IgG4 escanea la sangre en busca de estos anticuerpos, los cuales contribuyen a la batalla contra alimentos alergénicos. Sin embargo, la IgG y la IgG4 aparecen cada que el cuerpo pelea contra una infección y a veces como respuesta normal a alimentos benignos. Una prueba que revisa mechones de cabello para ver su contenido mineral se basa en el fallido razonamiento de que ahí debería aparecer el remanente de la proteína de un alérgeno (el cabello crece demasiado lento para que sea funcional este método). Con una prueba intradérmica a veces usada después de un resultado negativo en la prueba de punción, el alérgeno se inyecta directo en la piel. Estos análisis tienen un índice alto de falso positivo. Las pruebas con parches en la piel conllevan pegar el alérgeno a la piel durante

48 horas y luego revisar la piel tres o cuatro días después para buscar una reacción, un método que recaba resultados poco confiables y tiene poca evidencia que apoye su uso.

Prueba oral con alimentos... método de referencia

La única prueba absolutamente concluyente de una alergia alimentaria es la oral con alimentos. En este caso, el paciente consume pequeñas cantidades de un alérgeno sospechoso. Después de cada dosis, el alergólogo observa las reacciones. Si no surge ninguna, entonces la dosis se incrementa un poco más. Eventualmente, la dosis es lo suficientemente alta para disparar hasta la alergia más leve. Si no ocurre una reacción, entonces no existe tal alergia. El proceso suele tomar unas cuantas horas y lo debe hacer un profesional médico. Las pruebas orales con alimentos están diseñadas para provocar una reacción, así que es vital tener a la mano el equipo para tratar síntomas de alergias y estar listo para su uso inmediato. Si una prueba oral dispara una reacción, esta se debe tratar en ese momento.

Es más, el mejor análisis de todos —realmente— es la prueba con alimentos de doble ciego controlada con placebos (DBPCFC, por sus siglas en inglés). Verificada a principios de la década de 1980 como el método de referencia para diagnosticar alergias alimentarias por los pediatras de Colorado Charles May y S. Allan Bock, nunca ha sido superada por ningún otro método desde entonces. Con esta estrategia rigurosa, un paciente recibe tanto un presunto alérgeno como un placebo, en diferentes horarios, separados por horas y a veces hasta días. Tales sustancias pueden introducirse en alimentos, como budín o puré de manzana. Ni el paciente ni el médico sabe qué elemento es el alérgico y cuál el placebo. Una prueba puede usar polvo de cacahuate mezclada en el puré de manzana o el budín de chocolate, y el siguiente puede ser un polvo inerte mezclado con estos alimentos conocidos.

La DBPCFC es efectiva porque elimina el sesgo. Una persona preocupada por una alergia a la leche puede ser más propensa a sentir síntomas después de tomar leche, aun cuando la alergia sea inexistente. De la misma manera, un médico escéptico a las afirmaciones de un paciente o inconsciente de la hipocondría del paciente no tiene más bases para dudar del análisis de la prueba de doble ciego. Cuando múltiples alergias alimentarias están en juego, la DBPCFC aísla e identifica qué alimento provoca qué síntomas.

En otra variación del tema, la prueba con alimentos puede ser de simple ciego, lo que implica que el médico sepa qué prueba contiene el alérgeno y cuál contiene el placebo, pero el paciente no. De nueva cuenta, este acercamiento ayuda a eliminar cualquier cosa que pudiera influir en el resultado fuera de una reacción alérgica real. Algunos médicos optan por una prueba con alimentos abierta, donde todos saben qué pasa. Este método funciona bien para personas que no se sienten ansiosas por tener una alergia.

Todas estas pruebas se realizan en una visita a lo largo de varias horas. La prueba comienza con una dosis minúscula de un presunto alérgeno. La cantidad exacta depende del alérgeno. Las pruebas con pistaches comienzan con solo 1 miligramo de la nuez, por ejemplo. Las pruebas con cacahuates pueden comenzar con el equivalente de un décimo, entregado en la forma de harina de cacahuate. Después de que pasa suficiente tiempo para asegurarse de que ninguna reacción en inminente, se incrementa un poco la dosis. Luego un poco más y un poco más, hasta que es lo suficientemente elevada para estar por completo seguros de que el paciente no es alérgico. La capacidad de consumir una clara de huevo completa, por ejemplo, asegura que el paciente no es alérgico al huevo. Para la leche, el umbral es de 120 mililitros más o menos. Los padres se preparan para pasar casi todo el día en la clínica, con libros y juguetes para sus hijos. Una prueba oral con alimentos puede ser una experiencia intensa para la familia, pero vale la pena para obtener una respuesta concluyente ante la sospecha de una alergia.

Hay ocasiones en que no se recomienda una prueba oral con alimentos, digamos, si una persona ya sufrió una anafilaxia que puso en peligro su vida. En este caso, el peligro de consumir el alimento no sobrepasa el beneficio de confirmar la alergia. El viaje a la sala de emergencias y los registros médicos son, después de todo, la confirmación que necesitamos. Y por supuesto, si una persona come el alimento en su dieta sin reacciones, es innecesaria una prueba oral.

Prueba de activación de basófilos

Las pruebas de punción cutánea y los análisis de sangre carecen de confiabilidad. Las pruebas orales con alimentos son seguras, pero consumen tiempo y esencialmente obligan al paciente a tener una reacción alérgica. Dadas las opciones, es comprensible que los investigadores estén trabajando en desarrollar otra. Aquí es donde entra la prueba de activación de basófilos.

Los basófilos son glóbulos blancos que produce la médula ósea y circulan en nuestra sangre. Como la mayoría de los mastocitos, los basófilos tienen pistas de aterrizaje para anticuerpos de IgE y se activan cuando estos anticuerpos llegan en respuesta de una proteína alimentaria enemiga. Muchas veces en cuestión de segundos, los basófilos activados comienzan a liberar histaminas y otros químicos que provocan todos los síntomas que reconocemos como un ataque alérgico. Su papel ha provocado la creación de una prueba que mide específicamente los basófilos.

Las primeras pruebas de activación de basófilos (PAB) surgieron hace unos años. Medían hasta dónde se activaban los basófilos en una muestra de sangre después de toparse con un alérgeno candidato. El método ha demostrado ser efectivo para diagnosticar varias alergias alimentarias (junto con alergias al polen, al látex, al veneno y algunos medicamentos). Estudios sugieren que se puede usar como una prueba adicional para confirmar la alergia al trigo o como parte de un diagnóstico para alergia a la leche. Puede ayudar a distinguir la alergia alimentaria de la sensibilidad alimentaria. Además, se puede usar para analizar si una persona es propensa a ser alérgica a un alimento en particular.

Pero la prueba no se ha adoptado extensamente porque tiene algunos problemas. Conservar las células en la temperatura correcta y analizarlas mientras todavía son viables ha demostrado ser difícil. Asimismo, las pruebas no están estandarizadas, lo que implica que dos alergólogos pueden llegar a dos conclusiones distintas sobre un mismo paciente.

En la Universidad de Stanford, un equipo de investigación que incluye a los ingenieros mecánicos, biofísicos y expertos en basófilos

Steve Galli, Sindy Tang y Mindy Tsai, está desarrollando un PAB microfluídico. El análisis ofrece una uniformidad que no se ha visto hasta ahora, lo que lo vuelve más versátil y abre la puerta a un método más estandarizado. El equipo de Stanford también está llevando más allá el análisis en términos de practicidad, creando un aparato que usa smartphones para empatar la muestra de sangre con su némesis alimentaria. Si bien el aparato sigue en desarrollo, podría ser revolucionario en lo referente a las pruebas de alergias alimentarias. Una muestra de sangre se inyecta a un pequeño aparato, que entonces se conecta a un smartphone. Una aplicación "lee" los niveles de activación de basófilos para cacahuates, leche, huevo, nueces y otros culpables comunes. El programa entonces avisa a los usuarios que registren su dieta y cualquier cosa a la que estén expuestos en su ambiente que pueda exacerbar una alergia alimentaria. La información de todos los usuarios de la prueba también se acumula para ayudar a los investigadores a identificar las causas de las alergias alimentarias. Y la prueba es rápida y barata.

El mensaje principal que tenemos en lo concerniente a las pruebas de alergias alimentarias es *hacerlas*. Las reacciones pueden ser impredecibles; tener síntomas leves en una ocasión no significa que sean leves la próxima vez. Las personas que sospechan tener una alergia alimentaria no tienen nada que perder con una prueba... y todo que ganar.

En conclusión

- Si tienes una reacción adversa a un alimento, busca hacerte análisis de alergias alimentarias en una clínica con un alergólogo certificado y un especialista en inmunología.
- Lleva un diario de tu alimentación para ayudar al médico a hacer un diagnóstico.
- La prueba de punción cutánea es el método más común para diagnosticar alergias alimentarias. Los análisis de sangre miden el nivel de anticuerpos IgE contra una proteína alimentaria. La prueba de activación de basófilos es más reciente y se usa sobre

todo en investigación porque su uso aún no está estandarizado. Ningún otro análisis médico es adecuado para diagnosticar una alergia alimentaria.

- La prueba oral con alimentos es el método de referencia para diagnosticar una alergia alimentaria. Este separa las verdaderas alergias alimentarias de la sensibilidad alimentaria. Tales pruebas suelen disparar reacciones alérgicas.

Capítulo 6

Darle la vuelta a la situación: la ciencia —y los métodos— de una introducción de los alimentos temprana

Cómo el desacreditar el mito de la exclusión de alimentos transformó las recomendaciones médicas

Una misteriosa diferencia

Gideon Lack estaba intrigado. El alergólogo pediatra del King's College en Londres había observado el alarmante incremento de alergias a los cacahuates a finales de la década de 1990 y principios del siglo XXI. Había visto cómo los índices se duplicaron en solo 10 años. Y había notado la perturbadora información que demostraba que evitar los alérgenos alimentarios durante el embarazo, la lactancia y la infancia —la propia medida que las autoridades sanitarias recomendaban para detener el problema— era un fracaso.

Años antes había quedado presa de los cuestionamientos sobre el sistema inmunológico humano. Lack había hecho sus prácticas en el Colegio de Medicina Albert Einstein, en la ciudad de Nueva York, durante la epidemia de sida de los años ochenta. Pero fue su siguiente exposición a la inmunología lo que le dio su primera pista sobre las alergias alimentarias. Como parte de un grupo en Denver, Colorado, Lack estaba intentando tratar ratones con asma que había sido provocada por exposición al huevo. El primer paso fue volver alérgicos al huevo a los ratones, lo que intentó hacer alimentándolos con pequeños pedazos del alimento. Su método no funcionó. Resultó que la ciencia ya había descifrado que los ratones no se volverían alérgicos a algo que ya hubieran comido. "Desarrollan tolerancia al comer", dice Lack. Luego se dio cuenta de que otro investigador en su grupo estaba induciendo la alergia al exponer parches de piel ligeramente irritada en los ratones a la albúmina, la principal proteína en la clara de huevo. Este método funcionó. Pero en ese entonces, Lack no hizo la conexión de esto con las alergias humanas.

De vuelta en Londres, en la década de 1990, madres primerizas le preguntaban a Lack cómo sus bebés podían ser alérgicos a los cacahuates cuando habían evitado el alimento por completo durante el embarazo. "Me quedó muy claro que la exclusión no estaba funcionando". Pero no sabía por qué.

A principios de los noventa se cruzó con un curioso estudio de Países Bajos sobre la alergia al níquel. Él sabía que la gente que usaba joyería hecha de níquel u otros metales a veces desarrollaba una erupción debajo de esta. El estudio descubrió que las personas con orejas perforadas eran menos propensas a ser alérgicas al níquel si usaron brackets de ortodoncia antes de que les perforaran las orejas. Un estudio de 1996 realizado por investigadores de Noruega y Finlandia encontró la misma asociación: brackets antes de perforarse las orejas implicaba índices menores de alergia al níquel. La exposición a este metal a través de la boca al parecer protegía a la gente contra la alergia que pudieran tener a través de la exposición dérmica. "En otras palabras —dice Lack—, la historia de los ratones se podía aplicar a los humanos". Pero no sabía cómo.

Tenía un par de posibles explicaciones. Niños que no comían alimentos riesgosos seguían desarrollando alergias. Así que tal vez no eran los alimentos que comían donde se encontraba el riesgo, razonó Lack. Quizá estaban expuestos al alimento de otra manera y esa ruta alternativa estaba disparando la sensibilidad. También se preguntó si la tolerancia dependía de una exposición temprana a ciertos alimentos por la boca. Tal vez así era como funcionaba el cuerpo.

Luego vino el fortuito viaje a Israel. La Asociación Israelí de Alergias e Inmunología Clínica le había pedido que diera una conferencia en Tel Aviv sobre la alergia a los cacahuates. Como era su costumbre en tales ocasiones, pidió que levantaran las manos quienes habían visto un caso de alergia a los cacahuates en el último año. En Reino Unido, sabía, el recinto habría estado lleno de manos alzadas. Pero en Israel solo dos o tres de los médicos en el público subieron la mano.

Durante ese viaje salió a comer con unos amigos; probó la colación que una madre de su grupo le estaba dando a su bebé. Le impactó descubrir que sabía a crema de cacahuate. Sus amigos le dijeron que virtualmente todos los bebés de Israel comían esa colación en particular.

Lack sabía de la evidencia de que los infantes con eczema grave se encuentran en mayor riesgo de alergias. Las cremas líquidas para tratar el eczema que contenían aceite de cacahuate también aumentaban el riesgo. Un estudio había encontrado que los infantes con alergia al cacahuate estaban expuestos a la leguminosa a través de su ambiente —aceite o polvo de cacahuate residual en las manos, un beso en la mejilla de labios con remanentes de un sándwich de crema de cacahuate y mermelada— 10 veces más seguido que los infantes sin la alergia. La idea de que seguían encontrando la proteína alergénica incluso si los bebés no habían consumido cacahuates a través de la boca se basó más en el hecho, como descubrieron Helen Brough y su equipo de Londres, de que esta proteína permanece en las manos y en la saliva en cantidades más elevadas después de que la comida o la colación terminó. Incluso se han encontrado rastros de huevo, leche y pescado flotando en el polvo de las casas. ¿Podía ser que ingerir un alimento pronto en la vida era clave para tolerarlo? En algunas investigaciones, solo una dosis era suficiente para hacer que los animales toleraran los cacahuates. Y un estudio amplio sugirió que la alergia al trigo era más común entre infantes que no habían comido cereal antes de los seis meses de edad.

Los índices más bajos de alergia a los cacahuates en Israel pudieron deberse a la genética, pero Lack no pensó que esa explicación fuera plausible; él trabajaba con una gran población judía en Londres que compartía el mismo origen genético que los israelíes. Quizá se debía a los índices menores de asma, eczema y rinitis alérgica (también conocida como fiebre del heno). O quizá se debía a una introducción temprana de los cacahuates a través de la boca.

Así que, a mediados de la primera década del siglo XXI, Lack, junto con George du Toit, Yitzhak Katz y otros, diseñó un estudio para

clarificar el asunto. Decidieron comparar las tasas de alergia a los cacahuates entre grupos de niños judíos en Israel y Reino Unido para
señalar la prevalencia de la condición y analizar la conexión entre qué
tan seguido los infantes desarrollan alergia a los cacahuates y qué tan
seguido sus madres comían cacahuates. Sus antecedentes genéticos similares descartaban el ADN como un factor. Y ambos países tenían altos
niveles de asma, igualando ese factor también.

El estudio se basó en cuestionarios. Uno recabó información sobre
8 826 niños de 13 colegios en Reino Unido y 11 de Israel sobre alergias
a la leche, el huevo, el ajonjolí, el cacahuate y las nueces, junto con
otras enfermedades alérgicas. El otro cuestionario era para 176 madres
(99 de Israel y 77 de Reino Unido) de bebés que tenían hasta 24 meses
de edad cuando comieron por primera vez cacahuates, qué tan seguido
los comieron (junto con ajonjolí y otros alimentos sólidos) y en qué
cantidades.

Lack y sus colegas reportaron sus hallazgos en 2008. La alergia al
cacahuate era más prevaleciente en Reino Unido que en Israel: 1.85%
versus 0.17%. Tales porcentajes se traducían en cantidades relativamente pequeñas, pero lo que importa aquí es la diferencia: la alergia
era 10 veces más común en Reino Unido que en Israel. Las alergias al
ajonjolí, las nueces y el huevo también eran dramáticamente más comunes en Reino Unido. Los niños empezaban a comer huevo, soya,
trigo, verduras y fruta más o menos al mismo tiempo en ambos países.
Pero los cuestionarios revelaron una impactante diferencia en los
tiempos de introducción al cacahuate. "Hacia los nueve meses de edad,
69% de los israelíes comían cacahuate, en comparación con solo 10%
de los infantes en Reino Unido", escribieron los autores. Los niños israelíes consumían un promedio de 7.1 gramos de proteína de cacahuate durante su primer año de vida, comparado con 0 gramos entre los
niños británicos durante ese marco de tiempo. Las madres lactantes en
Reino Unido comían muchos menos cacahuates que sus contrapartes
israelíes.

La información llevó a los investigadores hacia la contundente conclusión de que comer cacahuates pronto en la vida lleva a menos casos
de alergia a los cacahuates entre los niños israelíes. Los autores reconocieron que rostizar los cacahuates podía volverlos más alergénicos, pero

se dieron cuenta de que esto no podía explicar la diferencia porque la mayoría de los alimentos que comían los niños y contenían cacahuates en ambos países usaban la versión rostizada. La clase social no podía explicar la diferencia entre los grupos, lo mismo que la ascendencia ni la presencia de otras enfermedades alérgicas. Lack y su equipo conocían las implicaciones de sus resultados: "Los hallazgos de nuestro estudio plantean la pregunta de si una introducción temprana en la infancia en lugar de la exclusión en el caso de los cacahuates es una mejor estrategia para prevenir [la alergia a los cacahuates]", escribieron. No solo estaba en cuestión si la introducción retardada había llevado a más casos de alergia alimentaria en lugar de menos, sino que adoptar la táctica contraria estaba teniendo el efecto exactamente opuesto.

El audaz siguiente paso

Con los resultados en mano, Lack y su equipo de investigadores en Reino Unido y Estados Unidos decidieron que era tiempo de probar la teoría. Iniciaron el estudio Educación Temprana sobre Alergia al Cacahuate (LEAP, por sus siglas en inglés) para ver si introducir cacahuates a la dieta a temprana edad podía prevenir la alergia. Querían analizar si una pronta introducción evitaría que la alergia se desarrollara en primer lugar y también si podía frenarla en niños mayores que ya eran alérgicos.

La única manera de determinar realmente si una introducción temprana prevenía la alergia alimentaria era comparar dos grupos: uno en el que infantes comieran cacahuates y uno en el que no. Eso implicaba un estudio al azar. Lack sabía que un estudio riguroso era la única forma de cambiar la forma de pensar sobre la práctica de retrasar la introducción de alérgenos comunes. El miedo de darles cacahuates a los bebés se había vuelto tan enraizado en muchos países, que incluso el hecho de que las autoridades médicas revirtieran sus lineamientos no era suficiente para persuadir a los padres de probar la introducción temprana. Necesitaban más información, y con la Red de Tolerancia Inmunológica (ITN, por sus siglas en inglés), el NIAID y FARE aportando financiamiento, el estudio LEAP estaba a punto de proveerla.

Desde diciembre de 2006, el equipo LEAP separó al azar a 640 infantes de entre 4 meses y 11 meses de edad en varias ramas del tratamiento. Todos los infantes tenían eczema severo, alergia al huevo o ambos, condiciones que los ponían en riesgo de desarrollar una alergia al cacahuate. Entre los 542 infantes que dieron negativo para alergia al cacahuate, 270 evitarían los cacahuates los primeros dos años de vida. Los otros 272 comerían una pequeña cantidad de proteína de cacahuate cada semana por lo menos la mitad de las semanas que durara el estudio. De los 98 infantes que dieron positivo para alergia al cacahuate con una prueba de punción cutánea, 51 evitarían los cacahuates y 47 no. El plan era seguir el régimen designado hasta que los niños llegaran a 60 meses de edad; más de 98% de ellos llegaron a la meta, el remanente representa solo unas cuantas familias que se retiraron, cierta información faltante y contactos perdidos. Los investigadores eventualmente tuvieron que excluir información de otros 20 infantes porque sus familias no se habían adherido al protocolo. Eso dejaba 245 niños no alérgicos y 50 alérgicos que evitaron los cacahuates, y 255 no alérgicos y 39 alérgicos que comieron cacahuates.

Después de cinco años, era momento de ver si la introducción temprana hacía una diferencia. Si la corazonada de Lack era correcta, entonces la cantidad de infantes con alergia al cacahuate sería menor en el grupo que comió cacahuates desde el momento que entró en el estudio, comparado con el grupo que siguió sin una exposición a los cacahuates. Para descubrirlos, recurrieron a una prueba oral con alimentos, el método más riguroso de análisis de alergias.

Primero, los investigadores también tuvieron que asegurarse de que las familias se habían adherido al protocolo diseñado durante todo el estudio. Los padres llenaron cuestionarios sobre el consumo de cacahuates a lo largo del estudio. De acuerdo con estos informes, los infantes en el grupo que comió cacahuates consumieron alrededor de 7.7 gramos a la semana, y los infantes en el grupo sin cacahuates consumieron 0 gramos a la semana. Los investigadores corroboraron los cuestionarios revisando las camas en busca de polvo de cacahuate cuando los niños llegaron a su marca de 60 meses. Entre las 423 camas de los originales 640 infantes registrados en el estudio, solo encontraron 4.1 microgramos de cacahuate por gramo de polvo en las camas del grupo que estaba evitando cacahuates y alrededor de 91 microgramos en las camas del grupo que consumía cacahuates. En otras palabras, podían confiar en la información proveída por los familiares.

Seguros de que los infantes separados al azar representaban una introducción temprana y retardada, los investigadores procedieron con la prueba oral con alimentos para más de 96% de los participantes. Los resultados fueron impactantes. Entre los niños que no dieron positivo para alergia a los cacahuates al inicio del estudio, la incidencia de esta alergia era 86% menor entre los que consumieron cacahuates, comparados con quienes no los consumieron para cuando cumplieron cinco años. Curiosamente, los infantes que empezaron con un diagnóstico positivo para alergia al cacahuate mostraron un patrón similar. Para cuando llegaron a los cinco años de edad, los niños que consumieron cacahuates tenían una reducción de 70% de esta alergia, en comparación con los niños que evitaron los cacahuates.

Otros indicadores también señalaron la diferencia. Los niños en el grupo que evitó los cacahuates tenían aros más grandes —los círculos rojos de una prueba de punción cutánea— y niveles mucho más elevados de anticuerpos IgE dirigidos contra la proteína del cacahuate. Los niveles de IgG4, una célula del sistema inmunológico considerada protectora contra las alergias alimentarias, eran más altos entre el grupo de introducción temprana, aunque los investigadores enfatizaron que este hallazgo no implicaba que la IgG4 provocara que los infantes no desarrollaran la alergia a los cacahuates. La debilidad singular del estudio es la ausencia de un grupo placebo; hubiera sido interesante ver índices de alergia al cacahuate entre un grupo de infantes que consumieran algo, sin que los padres supieran si era o no proteína de cacahuate. Asimismo, una medida base de polvo de cacahuate en los hogares de los participantes, en lugar de solo 60 meses después, hubiera sido útil.

Pero incluso con estas limitaciones, el estudio sin duda confirmó lo que habían sugerido las cifras anteriores. "Hace varios años descubrimos que el riesgo de desarrollar alergia a los cacahuates era 10 veces más alto entre niños judíos de Reino Unido de lo que era entre niños israelíes de la misma ascendencia", escribieron los autores de LEAP en su estudio, publicado en el *New England Journal of Medicine* a principios de 2015. "El estudio LEAP mostró que la introducción oral temprana de cacahuates podía prevenir la alergia en infantes sensibles con alto riesgo y en infantes no sensibles". Además, evitar los cacahuates se vinculaba con una tasa mayor de alergia a los cacahuates, comparado con un consumo del mismo. Este hallazgo, concluyeron, "cuestiona la utilidad de evitar deliberadamente los cacahuates como estrategia para prevenir las alergias alimentarias". El hilo de observaciones que había comenzado con ratones alérgicos al huevo en Denver años atrás finalmente había llevado a una revelación tremenda. "Me doy de topes a veces por no haber unido las piezas antes", dice Lack.

No pasó mucho tiempo antes de que las autoridades sanitarias se dieran cuenta de lo que Lack y su equipo habían descubierto. Hacia finales de agosto de 2015, la Academia Americana de Pediatría había revertido su curso. Mientras que la academia alguna vez había recomendado abstenerse del consumo de cacahuates para prevenir alergias entre los infantes con un alto riesgo de desarrollar la enfermedad, ahora ya no tenía sentido. En cambio, la academia se unió a otras organizaciones médicas de Australia, Canadá, Europa, Japón e Israel, entre otras, en una declaración conjunta que recomendaba introducir a temprana edad el cacahuate en infantes con alto riesgo en países donde existe una prevalencia a esta alergia. "Retrasar la introducción de los cacahuates se puede asociar con un aumento en el riesgo de alergia a los cacahuates", mencionaba la declaración. La revelación también penetró en el consciente colectivo. Hugh Sampson, un alergólogo pediatra del Hospital Mount Sinai en Nueva York, ofreció su evaluación personal del estudio en *The Washington Post*, señalando que el estudio LEAP "mostraba que podías prevenir el desarrollo de la alergia a los cacahuates".

Pero Lack y sus colegas sabían que no era el final de la historia. Tenían que saber si la tolerancia a los cacahuates duraba. Un índice menor de alergia al cacahuate cuando los niños tuvieran cinco años no significaba nada si desarrollaban la enfermedad al cumplir los seis. Así que procedieron con el estudio LEAP-ON (sobre la persistencia de la tolerancia oral al cacahuate) para ver si los niños del estudio original seguían siendo capaces de comer cacahuates 12 meses después.

Un total de 556 de los participantes originales —282 del grupo original que evitaba los cacahuates y 274 del grupo original que los consumía— accedieron a unirse a LEAP-ON. Tenían una sola tarea singular: evitar los cacahuates durante los siguientes 12 meses. Esta vez, hubo más desertores, con 223 de los 282 que evitaban los cacahuates logrando mantenerlos fuera de su dieta todo un año, y 127 de los 274 que los consumían haciendo lo mismo (quizá muchos de los niños en este grupo habían desarrollado tal gusto por los cacahuates que era demasiado dejarlos todo un año).

Los resultados, publicados en el *New England Journal of Medicine* en 2016, validaron el beneficio de comer cacahuates antes del año de edad. Entre el grupo original que los evitaba, 18.6% tenía alergia al cacahuate a los seis años. Y en el grupo original que los consumía, 4.8% tenía alergia al cacahuate a esa edad. Los investigadores examinaron la información desde varios ángulos distintos y llegaron a la conclusión de que después de un año de abstinencia de cacahuates después del estudio LEAP, la alergia a los cacahuates era 74% menos prevaleciente entre niños que habían consumido cacahuates a temprana edad, comparado con quienes no. Los estudios LEAP y LEAP-ON, concluyeron los investigadores, "mostraron que cuatro años de consumo de cacahuates era suficiente para inducir una falta de respuesta estable al cacahuate". Por supuesto, estaba por verse si esa tolerancia permanecería a lo largo de años, incluso hasta la edad adulta, pero el hecho era que una introducción temprana representaba que la mayoría de los niños por lo pronto quedara a salvo de los peligros del cacahuate. Los infantes en el grupo de control —los que no empezaron comiendo alergenos potenciales desde chicos— desarrollaron más alergias alimentarias que los infantes en el grupo de introducción temprana.

Y no eran solo los cacahuates. Otro estudio, conocido como Preguntar sobre Tolerancia (EAT, por sus siglas en inglés), también realizado por el grupo de Lack y publicado solo semanas después del LEAP-ON investigó si los infantes podían introducir con seguridad múltiples alimentos dentro de sus primeros meses de vida. El equipo asignó al azar a 1 303 infantes de tres meses de edad a un régimen de lactancia más una serie de alimentos alergénicos (leche, cacahuate, huevo, ajonjolí, pescado y trigo) o solo lactancia hasta los seis meses de edad. Para el quinto mes, los alérgenos demostraron ser seguros entre los infantes en el grupo experimental que los comía con regularidad; también continuaron amamantando. De manera relevante, los investigadores de LEAP e EAT se habían preguntado desde el inicio de su labor si consumir un alérgeno potencial conferiría protección contra otro, si comer pescado, por ejemplo, podía prevenir una alergia a los camarones. Este fenómeno no resultó ser el caso; era necesario consumir cada alimento en específico para prevenir esa particular alergia.

La ciencia que sugiere un efecto protector de una introducción temprana a los cacahuates era tan fuerte que el NIAID reunió un panel de 30 expertos para desarrollar nuevas recomendaciones para prevenir la alergia a los cacahuates. Así como hizo la Academia Americana de Pediatría, este panel también acogió la introducción temprana.

Los lineamientos, aun los más recientes publicados por el NIAID, recomiendan que los infantes con alto riesgo de desarrollar alergia a los cacahuates (definida como tener un antecedente familiar cercano de la condición) empiecen a comer alimentos con cacahuates entre los cuatro y los seis meses de edad. Los cacahuates no deberían ser el primer alimento, pero sí deberían pronto formar parte del repertorio del infante.

Los lineamientos del NIAID también hacían énfasis en que, en lo referente a otros alimentos y la prevención, eran necesarios más estudios. En nuestra clínica en Stanford empezamos a recomendar a los padres y tutores que introduzcan alérgenos potenciales a temprana edad en infantes sanos, sin importar si tienen eczema o un antecedente familiar de alergia alimentaria (en otras palabras, sin importar el riesgo). Consideramos que la exposición de un niño a alimentos potencialmente alergénicos pronto y con regularidad, empezando desde los cuatro o seis meses de edad, bajaría sus probabilidades de desarrollar una alergia alimentaria. Sugerimos alimentar a los bebés con una pequeña porción de polvo con 10 o 15 alérgenos alimentarios todos los días. Solo un poco de cada alérgeno, alrededor de 30 miligramos, era suficiente para ver cambios en la sangre, lo cual indicó una tolerancia sana a cada alimento. Pruebas orales con alimentos confirmaron que esta medida preventiva funcionaba. Y los niños no tenían efectos secundarios por estas dosis tan bajas.

Después de que su primer hijo desarrollara alergias a las nueces, los cacahuates, todas las semillas, el huevo y los aceites de nueces, Jessica Frank lo pensó mucho antes de introducir estos alimentos con su segundo hijo. "Tuvimos varias conversaciones con nuestro pediatra y nuestro alergólogo", recuerda. Frank y su esposo se preguntaban si una introducción temprana protegería a su recién nacido de las alergias alimentarias que habían atacado a su primogénito tan severamente. "Si esperamos dos o tres años, ¿su cuerpo se volverá alérgico a los alimentos?", recuerda haberse preguntado.

Al mismo tiempo, después de ver lo que esos alérgenos provocaban en su primer hijo, temían exponer intencionalmente a su hijo más chico a los mismos síntomas.

Su alergólogo de cabecera los animó a intentarlo, asegurándoles que, si su segundo hijo tenía una reacción, sabrían cómo manejarlo; después de todo, ya eran padres expertos en alergias alimentarias. Después de asegurarse de que su hijo mayor no estuviera cerca para reducir el riesgo de exposición accidental, Frank y su esposo le dieron a su hijo más chico un poco de Bamba, un snack israelí hecho con cacahuates que suele darse a los bebés (y usada en el estudio LEAP) cuando tenía alrededor de 10 meses de edad. No tuvo ninguna reacción. Pronto le ofrecieron nueces de la India. De nuevo, ninguna reacción. Luego vino la crema de cacahuate. "Le dimos a nuestro segundo hijo todas las nueces antes de que cumpliera el año siquiera", dice Frank. "Sigue estando libre de todas las alergias, incluyendo las de temporada", comenta. No puede decir con seguridad que la introducción temprana hizo la diferencia, pero sabe que tuvo un papel en ello. "Nos sentíamos seguros de nuestra decisión —dice— y estoy en verdad contenta de que lo hayamos hecho antes y no después".

No solo cacahuates

Los espectaculares resultados de los estudios EAT, LEAP y LEAP-ON llevaron hacia la pregunta de si una introducción temprana funciona para prevenir otras alergias alimentarias también. El huevo es una opción lógica a retomar, y varios estudios lo han hecho. Un estudio japonés llamado Prevención de la Alergia al Huevo con Pequeñas Cantidades (PETIT, por sus siglas en inglés) observó una introducción temprana del huevo al dividir a 147 infantes al azar, entre los cuatro y cinco meses de edad, para consumir un polvo de huevo caliente todos los días o un placebo. También recibieron un tratamiento agresivo para el eczema. El estudio concluyó después de que un análisis de 100 pacientes realizado a la mitad del camino mostró el poder de la introducción temprana. La alergia al huevo se desarrolló entre 4 de los 47 niños dentro del grupo de consumo de huevo y en 18 de 47 niños del grupo que evitaba el huevo (información de 6 de los 100 niños no se pudo incluir en el análisis). No todo fue viento en popa con el estudio PETIT: seis niños del grupo elegido al azar para comer huevo tuvieron que ser hospitalizados por una reacción alérgica, contra ningún niño en el grupo placebo.

En 2013, investigadores de Australia y Suecia informaron sobre su estudio, conocido como Tiempos de Sólidos para la Investigación sobre Alergias (STAR, por sus siglas en inglés), dedicado a investigar si la exposición al huevo podía reducir la alergia en infantes con eczema. En un estudio ciego al azar, 49 infantes recibieron una cucharadita de polvo de huevo entero crudo y 37 infantes recibieron una cucharadita de polvo de arroz diario durante cuatro meses, empezando a los cuatro meses de edad. Ambos grupos recibieron huevos cocinados a partir de los ocho meses. Al inicio del estudio, un tercio de todos los bebés registrados mostraban señales tempranas de una alergia al huevo (en la forma de anticuerpos contra el huevo) a los cuatro meses de edad. Pero para cuando cumplieron el año, los investigadores notaron menos casos de alergia al huevo en el grupo que consumió huevo, comparado con el grupo de polvo de arroz. Aunque la diferencia en este estudio era ligera, los investigadores dedujeron que la exposición regular al huevo podía desensibilizar a los infantes en alto riesgo.

En el Estudio para Vencer la Alergia al Huevo (BEAT, por sus siglas en inglés), uno de los estudios más grande sobre la introducción temprana del huevo, investigadores de Australia y Reino Unido dividieron al azar a 319 infantes que no eran alérgicos al huevo, pero por lo menos tenían un miembro inmediato de la familia con una alergia a este, y les dieron un régimen de polvo de huevo o polvo de arroz durante cuatro meses, hasta cumplir los ocho meses de edad. Es relevante mencionar que 14 de los niños en el grupo de polvo de huevo reaccionaron al alimento y tuvieron que dejar el tratamiento después de una semana. Al quitar a esos participantes y otros que dejaron el estudio, quedaron

254 niños el tiempo restante. Cuando cumplieron un año de edad, 20% del grupo de polvo de arroz y 11% del grupo de huevo eran reactivos a la clara de huevo. El polvo de huevo, al parecer, había reducido el desarrollo de la alergia.

Sin embargo, no todos los estudios que analizan una introducción temprana del huevo han aportado resultados favorables. El estudio de Prevención de Alergia al Huevo de Gallina (HEAP, por sus siglas en inglés) dividió al azar a 383 niños que no eran alérgicos al huevo para consumir ya fuera polvo de clara de huevo (184 niños) o un placebo (199 niños) tres veces a la semana, empezando desde los cuatro y seis meses de edad, hasta cumplir un año. Al concluir el estudio, 5.6% del grupo de intervención tenía sensibilidad al huevo, comparado con 2.6% del grupo placebo. El grupo internacional de autores también consideró inseguro el método porque casi 6% de los infantes que inicialmente habían examinado para el estudio ya tenían alergia al huevo. Empezar una estrategia de prevención a los cuatro o seis meses era demasiado tarde para estos infantes, comentaron los autores.

Dada la contraposición de los hallazgos, un metaanálisis —un estudio de estudios— es útil para descubrir dónde recae el equilibrio de la evidencia. Un grupo de investigadores de Reino Unido asumió la tarea en 2016. Cinco estudios aportaron evidencia moderadamente certera de que introducir huevo cuando los bebés tenían de cuatro a seis meses de edad reducía la probabilidad de que desarrollaran una alergia al huevo. La información quizá no sea tan sólida como en los estudios LEAP y LEAP-ON, pero el método es confiable.

Estudios clave sobre la introducción temprana de alérgenos alimentarios

Nombre del estudio	Año	País	Edades	Número de participantes (tratamiento/ placebo)	Conclusión
HUEVO					
Prevención de la Alergia al Huevo con Pequeñas Cantidades (PETIT)	2017	Japón	4 a 5 meses	147 (73/74)	La introducción gradual de huevo caliente junto con un tratamiento agresivo para el eczema previene de manera segura la alergia al huevo en infantes con alto riesgo*
Estudio para Vencer la Alergia al Huevo (BEAT)	2017	Australia y Reino Unido	4 meses	319 (165/154)	El polvo de huevo entero reduce la sensibilidad a las claras entre infantes con alto riesgo, aunque 8.5% de los infantes en el estudio no pudieron completar el tratamiento
Tiempo de Inicio a la Proteína de Huevo (STEP)	2017	Australia	4 a 6 meses	820 (407/413)	Los infantes con alto riesgo para alergia al huevo (sin eczema, pero con un padre con alergia alimentaria) no tuvieron índices sustancialmente menores de alergia al huevo al cumplir

					un año de edad cuando comieron huevo entre los cuatro y los seis meses de edad
Prevención de Alergia al Huevo de Gallina (HEAP)	2017	Alemania	4 a 6 meses	383 (184/199)	Consumir huevo desde los cuatro o seis meses de edad previene la sensibilización al huevo o la alergia. Muchos niños ya eran alérgicos al huevo cuando se inscribieron en el estudio a los cuatro meses de edad, lo que indica que la introducción retardada no era el único problema
Tiempos de Sólidos para la Investigación sobre Alergias (STAR)	2013	Australia	4 meses	86 (49/37)	La exposición regular y temprana al huevo llevó a una tolerancia de parte del sistema inmunológico y a una reducción de la alergia al huevo entre infantes con eczema. Se deben tomar precauciones con estos niños en alto riesgo, muchos de los cuales ya son alérgicos al huevo para sus cuatro meses de edad

MÚLTIPLES ALIMENTOS					
Preguntar sobre Tolerancia (EAT)	2016	Reino Unido	3 meses	1 303 (652 introducción temprana/651 introducción estándar)	Hacia los cinco meses de edad, los niños en el grupo de introducción temprana comían todos los alérgenos incluidos en el estudio. Un análisis aislado no confirmó el beneficio de la introducción temprana, lo que generó interrogantes sobre la mejor "dosis" de comida que se puede dar pronto
CACAHUATES					
Educación Temprana sobre Alergia al Cacahuate (LEAP)					La introducción temprana a los cacahuates resultó en índices menores de alergia al cacahuate entre niños de alto riesgo

* El alto riesgo se define como tener eczema o que uno de los padres padezca la alergia alimentaria en cuestión.

Dicho lo cual, los padres siempre deberían tener precaución cuando se trata de introducir alérgenos potenciales, en particular si un niño tiene eczema, otras alergias alimentarias o familiares cercanos con una alergia alimentaria. Lo que nos lleva a...

Cómo introducir a temprana edad alérgenos potenciales

Una advertencia antes de comentar cómo introducir los nuevos alimentos: **los padres que tengan la inquietud de que su hijo pueda tener una alergia alimentaria deben consultar con un pediatra o un alergólogo pediatra antes de introducir alimentos sólidos.** El acceso a información inmediata, actualizada y directa por parte de un profesional médico cercano puede ser vital para la salud de tu hijo. Y consultar con tu médico asegurará que tu hijo se encuentre en su radar como un posible paciente de alergia.

No pretendemos que el resumen siguiente se tome como prescripción. En cambio, ofrece un vistazo del panorama de la introducción temprana para que los padres estén equipados con las referencias necesarias para tomar decisiones informadas para su familia. Aunque los profesionales médicos son una parte crucial de la ecuación, tu propio conocimiento también ayudará a iluminar el camino a recorrer.

Las reacciones alérgicas casi siempre son fáciles de identificar. Aunque puede sentirse como algo alarmante, sobre todo por las historias de terror en las noticias, la introducción temprana no es algo que debas temer. Cualquier turbación que puedan sentir los padres al inicio se puede disipar al saber que la evidencia que respalda la introducción temprana es sustanciosa y sólida. La Academia Americana de Pediatría, la Academia Europea de Alergias e Inmunología Clínica, la Academia Americana de Alergias, Asma e Inmunología, la Sociedad de Inmunología Clínica y Alergias de Australasia, el Instituto Nacional de Alergias y Enfermedades Infecciosas... todas estas agencias y otras más han presentado lineamientos para alergias alimentarias que incluyen una introducción temprana.

Señales de una alergia

Es útil saber qué estás buscando. La primera clave es estar consciente de *cuándo* buscar; los síntomas pueden aparecer hasta dos horas después de comer un alérgeno. La aparición de una erupción o ronchas alrededor de la boca o el rostro indican una reacción alérgica leve. Aunque sean en extremo raros, síntomas severos incluyen vómito constante, problemas respiratorios como tos repetida, dificultad para respirar o letargo repentino. Las probabilidades de una reacción que ponga en peligro la vida son en extremo raras. **Si un niño desarrolla cualquiera de estos síntomas preocupantes después de probar un nuevo alimento, busca atención médica de inmediato.**

Conforme introduces nuevos alimentos a la dieta de tu hijo, también podría ayudar recordar que comer alimentos sólidos es parte de nuestro desarrollo natural. La comida es parte de nuestra supervivencia, y disfrutarla y compartirla es parte de lo que nos vuelve humanos. Ver a un bebé deleitarse con una fruta dulce o un trozo de queso salado es parte de la diversión de ser padre. Cada nuevo bocado es un pequeño regalo.

Cuándo empezar

Como vimos antes, las investigaciones hasta ahora sugieren que los bebés se deben amamantar exclusivamente si es posible, alimentarse con fórmula o con una combinación de ambas hasta cumplir por lo menos cuatro meses de edad. Existen muchos consejos disponibles, ya sea que los recibas a través de tu pediatra o tu libro favorito sobre salud infantil, sobre las señales que indican cuándo un bebé está listo para alimentos sólidos. Sentarse sin ayuda y querer agarrar la comida son buenos indicadores de que tu bebé quiere probar alimentos sólidos. Superponer la introducción de alimentos sólidos y la lactancia es ideal. Los bebés aún dependen de estas primeras formas de nutrición hasta que son capaces de ingerir suficiente comida sólida para llevar una dieta enteramente nutricional. Existe además evidencia de que continuar la lactancia (si es posible) puede disminuir el riesgo de alergia alimentaria por alimentos recién incorporados.

¿Tu hijo tiene un buen control de cuello? ¿Está interesado en la comida? ¿Abre la boca cuando ofreces comida con una cuchara? Si la respuesta a estas preguntas es sí, entonces tu bebé probablemente está listo para empezar la aventura sensorial que es la comida sólida.

Es una buena idea presentarles diversos alimentos. Si pueden compartir comidas en familia, un infante en el proceso de experimentar alimentos sólidos por primera vez querrá comer lo que todos los demás están comiendo. Y facilita mucho tener la cena lista en la mesa.

Una visión más detallada

Los nuevos alimentos se pueden introducir mientras un adulto esté presente, sobre todo para observar cómo traga y proteger contra el atragantamiento. Recuerda, las reacciones alérgicas son increíblemente raras, y cuando sí llegan a darse en niños, suelen ser muy leves. Mantener erguido al bebé facilita la deglución.

Después de ofrecer una pequeña prueba de una porción preparada con uno o varios alimentos, el adulto puede ofrecer el resto de la porción. Y no tienes que introducir un alimento a la vez: no existen pruebas que apoyen este método. Si sospechas que tu bebé podría estar teniendo una reacción alérgica (de nueva cuenta, tales eventos son escasos), consulta con un alergólogo certificado que pueda hacer pruebas de alergias a varios alimentos, una práctica que subraya otra vez el hecho de que es seguro introducir varios a la vez.

Para los bebés que tengan menos de seis meses de edad, los alimentos nuevos deben estar hechos puré o papilla. Hacia los ocho o nueve meses, los bebés pueden comer grumos. Pequeños trozos de alimentos sólidos, pero blandos, se pueden servir en la charola o el plato de una silla alta. A los 12 meses, los bebés pueden comer sólidos cortados en pequeños trozos. Los alimentos ricos en hierro son una buena introducción temprana. Entre ellos se encuentran cereales fortificados, huevos bien cocidos, tofu, leguminosas y proteínas, entre estas, carne roja, pescado y aves.

La importancia de una dieta diversa

Cuando se trata de la dieta infantil, la variedad no solo es el sabor de la vida; es esencial. Un análisis de información de 2014 de un estudio europeo llamado Protección contra Alergias: Estudio en Ambientes Rurales (PASTURE, por sus siglas en inglés), el cual incluyó 856 niños, descubrió que las personas con más dietas diversas durante su primer año de vida tendían a tener menos alergias alimentarias sin importar que tuvieran un alto o bajo riesgo de desarrollarlas. Para cuando están a punto de cumplir un año, los bebés ya deben comer cereales (trigo o arroz por lo general), una variedad de frutas y verduras, lácteos y carne o alternativas de carne.

Contrario al enfoque que suelen tener muchos cuidadores, no es necesario introducir alimentos nuevos uno a la vez. De hecho, es mejor que sean varios alimentos al mismo tiempo. A cuantos más tipos de proteína se vea expuesto el intestino, más tolerante será a los nuevos.

En Stanford, por lo general recomendamos que las nueces, las leguminosas (soya y cacahuate), la leche, el trigo y el huevo se introduzcan pronto a la dieta, cuando sea que el bebé esté listo para ingerir alimentos sólidos. Las porciones no tienen que ser grandes. De hecho, hemos visto que porciones más pequeñas se toleran mejor, presentan menos problemas de seguridad y son tan efectivas como porciones grandes al expandir la variedad de alimentos sin disparar reacciones. Un nutriólogo o alergólogo puede sugerirte opciones para preparar los alimentos, pero obviamente lo más importante es que sean de fácil consumo para un bebé sin dientes, no acostumbrado a masticar. Con todo lo que sabemos, es momento de desechar las prácticas arcaicas de introducir un alimento a la vez, dejando un espacio de varios días, y evitar algún alimento en particular porque se considere un alérgeno común.

Probióticos y prebióticos

Los suplementos de probióticos y prebióticos no son alimentos. Sin embargo, sí vale la pena mencionarlos aquí por su presencia cada vez mayor en las tiendas naturistas y de suplementos. Es posible que los padres se sientan tentados a recurrir a estos productos para ayudar a que sus hijos generen un microbioma sano.

Las madres lactantes no deberían suplementar su dieta con probióticos ni prebióticos con la esperanza de prevenir una alergia alimentaria en sus bebés. Un panel de expertos reunido por la Academia Americana de Alergias, Asma e Inmunología, la Academia Europea de Alergia e Inmunología Clínica (EAACI) y otros grupos no encontró evidencia suficiente de ningún beneficio por esta práctica.

Las investigaciones relacionadas con que los niños tengan un menor riesgo de alergia alimentaria por consumir estos suplementos no han mostrado un beneficio, pero los estudios tampoco han sido lo suficientemente poderosos para aportar una lectura clara. Los prebióticos pueden reducir el eczema, lo que a su vez puede ayudar a prevenir la alergia alimentaria, pero, de nueva cuenta, las cifras siguen siendo inconsistentes hasta este momento. Las familias preocupadas por la alergia a la leche deberían estar conscientes de que tales suplementos a veces contienen proteína de leche.

Las investigaciones sobre alergias alimentarias están avanzando más rápido que nunca, y eso incluye la ciencia de la introducción temprana. Los próximos años pueden aportar regímenes más específicos para los primeros alimentos, reforzados por un conocimiento creciente sobre cómo nuestro sistema inmunológico se moldea y cómo la genética, los nutrientes y el medioambiente influyen en este proceso. También estamos viendo surgir productos (que cubriremos en un capítulo más adelante) para facilitar la introducción temprana, lo que ayuda a los padres a asegurarse de que sus hijos estén expuestos a los alérgenos comunes en el momento ideal y en las cantidades ideales. Pero vayan a donde vayan las alergias alimentarias, sabemos que la exclusión no es la forma de prevenirlas. Con todas las áreas que podemos explorar en este escenario cada vez más grande, es agradable saber cuáles son los lugares que no necesitamos visitar de nueva cuenta.

En conclusión

- La evidencia actual sugiere que la exposición temprana a los alérgenos comunes previene las alergias alimentarias a pesar del riesgo.
- Los bebés deberían empezar a comer una dieta diversa pronto y seguido, iniciando alrededor de los cuatro o seis meses de edad.

- Si un niño ya tiene un diagnóstico de alergia alimentaria, consulta con un alergólogo certificado antes de comenzar a introducir alimentos sólidos.
- Los lineamientos recientes recomiendan introducir alimentos potencialmente alérgenos de manera regular después de cuatro o seis meses de lactancia exclusiva.
- Vigila si se presentan síntomas cuando introduces nuevos alimentos.
- No existe ninguna necesidad de introducir un alimento a la vez.
- Cualquier reacción que pueda presentarse debe estar seguida de una prueba con un alergólogo certificado.

Capítulo 7

Más allá de la exclusión de alimentos: el valiente nuevo mundo de la inmunoterapia

El trabajo pionero para reentrenar el sistema inmunológico y acabar con el sufrimiento

La hija de Kim Yates, Tessa Grosso, nació con más de 15 alergias, entre ellas a lácteos, mariscos y huevo. El primero de muchos viajes que hizo Tessa a la sala de emergencias se dio después de comer una sola galleta Goldfish cuando tenía nueve meses de edad. Cuando estaba por cumplir tres años, vomitó después de que le cayera leche en los brazos. Un pan de centeno que resultó tener trazas de lácteos y trigo le provocó anafilaxia. Uno de sus peores episodios de alergia ocurrió en un restaurante al que recurrían como un lugar seguro. Los cocineros cambiaron sus tallarines de arroz comunes por tallarines de trigo sin decirles a los clientes. Tessa salió en una ambulancia. Sobrevivió, pero el evento dejó a Kim más desesperada que nunca. "Tiene que haber una mejor manera", decidió.

La introducción temprana de alérgenos comunes es un método excelente para las familias que desean prevenir una alergia alimentaria, pero no ayuda a los más de 60 millones de personas en el mundo que viven con esta enfermedad. Para los padres, el miedo de ofrecer a un niño ese pequeño primer bocado de huevo palidece en comparación con el miedo de un alumno de primaria alérgico a los cacahuates que se va de excursión con la escuela, o ese adolescente alérgico al trigo que se va a casa de un amigo para preparar pizza en la noche. Y mientras que los padres sufren con ese terrible nudo de angustia, los niños alérgicos a algún alimento deben aprender a navegar un mundo donde el peligro acecha en cada esquina y donde hasta el más observador de los centinelas no puede evitar que se cuele un enemigo. Una alergia alimentaria es muy molesta. Es estresante. Puede dejar a un niño sintiéndose excluido o estigmatizado. Puede dejar a los padres sintiéndose desgastados y sobreprotectores. Puede dejar a los adultos recién diagnosticados con una transformación inesperada más tarde en su vida. Es totalmente posible ajustarse a una vida con alergias alimentarias, pero dada la opción, la mayoría de la gente preferiría vivir sin ellas.

Esto nos lleva al centro de la nueva era del cuidado de las alergias alimentarias y el surgimiento de tratamientos capaces de revertir la condición. Junto con el paso hacia una introducción temprana, investigadores pioneros de todo el mundo han estado revolucionando el tratamiento de las alergias alimentarias al reeducar el sistema inmunológico de manera lenta pero segura. Este enfoque, conocido como inmunoterapia oral, está evolucionando rápidamente hacia un programa concreto y accesible que está transformando las vidas de personas con alergias alimentarias. Y se encuentra al frente de un flujo constante de nuevas y emocionantes opciones, abriendo las compuertas y cambiando en verdad el mundo de las alergias alimentarias para bien.

Este capítulo explica cómo funciona la inmunoterapia y expone la evidencia de su beneficio. Después de la evolución de las investigaciones, vemos los pequeños primeros estudios que dieron indicios del poder de la inmunoterapia (IT) y un tipo de inmunoterapia en particular, la inmunoterapia oral (ITO). Poderosos estudios controlados al azar confirmaron el beneficio de la IT y refinaron el proceso; los estudios unieron la ITO con medicamentos biológicos, una combinación que ha extendido el beneficio todavía más. También veremos la inmunoterapia en su totalidad, la cual incluye inmunoterapia sublingual (ITSL) e inmunoterapia epicutánea (ITEC, también conocida como terapia de parches), métodos que han reportado igualmente resultados significativos, aunque con ciertos mecanismos distintos. Esta masiva cantidad de información —y la ayuda que ofrece a quienes padecen alergias alimentarias— tiene una deuda con los miles de pacientes tan valientes, y sus familias, quienes han participado en estudios clínicos durante las últimas décadas. Fuera cual fuera el beneficio que estos individuos hayan podido recibir para sí, su contribución al campo es incalculable.

Para cuando termines de leer este capítulo estarás bien versado en las investigaciones detrás de la inmunoterapia como un programa para revertir las alergias alimentarias. Estos estudios (y muchos otros que no incluimos por falta de espacio) son el fundamento sobre el que descansa esta nueva era. Piensa en este capítulo como una guía. No necesitas saber todo de un país para extraer lo más posible de tu viaje, pero entre más conocimiento poseas, más seguro estarás de las decisiones que tomes.

Una breve nota sobre las pruebas clínicas: estos estudios son la forma como los investigadores comprueban rigurosamente los tratamientos experimentales. Por lo general proceden en tres fases. Las pruebas en la fase 1 son estudios pequeños destinados a probar la seguridad de un nuevo medicamento u otra clase de intervención. Las pruebas de fase 2 son más grandes, aunque se suelan realizar en una sola institución. Permite que los investigadores sopesen si el tratamiento justifica una investigación más grande y costosa. Las pruebas de fase 3 son esas investigaciones más grandes y costosas. Estos estudios muchas veces se realizan en múltiples centros e involucran muchos pacientes. Las pruebas de fase 3 comparan tratamientos experimentales con métodos estándar asignando pacientes al azar a uno u otro (o a un placebo, si es que no existe una intervención estándar). Los pacientes por lo general no saben qué tratamiento están recibiendo, y lo mismo sucede para los investigadores que dirigen el estudio, una medida que ayuda a reducir cualquier parcialidad en los resultados. Cuando un estudio de fase 2 o 3 es de doble ciego y al azar, implica que nadie sabe qué pacientes reciben qué tratamiento y la asignación de este quedó a la suerte. Las pruebas de fase 3 proveen la evidencia necesaria para que un medicamento se apruebe para un uso generalizado.

¿Qué es la inmunoterapia?

El concepto de inmunoterapia o IT en realidad ha estado presente desde hace bastante tiempo. ¿Recuerdas ese caso de 1908 del capítulo 5, cuando Alfred Schofield curó a un niño de 13 años de su alergia al huevo dándole cantidades minúsculas pero incrementales de huevo a lo largo de seis meses? Esa fue inmunoterapia oral, también llamada ITO. El método es una forma de desensibilización, un fenómeno del que la humanidad se ha aprovechado durante siglos. La historia nos dice que el rey Mitrídates VI, quien gobernó el norte de Anatolia del año 120 al 63 a. C., preparó una pócima que incluía pequeñas cantidades de arsénico y diversos venenos como forma de desensibilizar su cuerpo a los venenos que creía que sus enemigos podían usar con él. La práctica de desensibilizar a las personas que padecen alergias respiratorias con inyecciones de medicamentos empezó en 1911. No obstante, solo en las últimas décadas los inmunólogos han dirigido una atención considerable hacia unir las piezas para determinar si la IT funciona para las alergias alimentarias y, de ser así, cómo se debe hacer exactamente.

La ciencia de la IT está enraizada en los mecanismos inmunológicos que promueven el desarrollo de las alergias alimentarias en primer lugar. Como describimos en los primeros capítulos, el sistema inmunológico dispara reacciones alérgicas a un alimento cuando confunde una proteína en este con algo dañino. Por motivos que las investigaciones aún siguen desentrañando —la exposición tardía a un alimento, la introducción de proteínas alimentarias a través de la piel reseca o con eczema en lugar de a través de la boca, un ambiente excesivamente desinfectado, el uso extremo de antibióticos y otras posibilidades—, el sistema inmunológico crea un tipo de anticuerpo conocido como IgE, específicamente entrenado contra una proteína alimentaria. Una vez que existe un anticuerpo IgE específico para el cacahuate, específico para el huevo o específico para el ajonjolí, el sistema inmunológico catapulta estos anticuerpos en acción cada vez que tales proteínas entran en el cuerpo. El anticuerpo IgE movilizado se adhiere a estructuras de la proteína alimentaria conocidas como antígenos. Esa conexión es como girar la llave para encender el motor, lo que desata una serie de reacciones, todas diseñadas para eliminar el problema. Pero dado que el problema no es real, las reacciones en cambio lastiman a las personas. Los pequeños detalles de los procesos que tienen lugar en el sistema inmunológico y vuelven a una persona intolerante a un alimento u otro son incontables y complicados. Sin embargo, las investigaciones han descubierto que una presencia suficiente de IgE de una proteína en específico es un indicador bastante confiable de que un individuo es alérgico al alimento que contiene dicha proteína.

El principio básico subyacente de la IT es que el sistema inmunológico se puede reentrenar para que deje de producir esos anticuerpos IgE específicos para un alimento cuando aparecen las proteínas. Los investigadores de laboratorio se están enfrentando activamente con los detalles precisos de cómo ocurre la reversión. La evidencia hasta ahora sugiere que la introducción lenta de minúsculas cantidades de alérgenos dispara la producción de otro tipo de anticuerpo llamado IgG4. Estudios de IT para tratar la alergia al cacahuate han encontrado un incremento notable de IgG4. Los anticuerpos IgG4 compiten con los de IgE para alcanzar la proteína determinada. Si el anticuerpo IgG4 llega al antígeno de la proteína primero, entonces no queda espacio para la IgE. Sin ese contacto, la cascada de eventos que culmina en anafilaxia nunca empieza siquiera. Los anticuerpos IgG4 no lanzan un ataque; bloquean un ataque. La IT también parece incrementar la cantidad de células T reguladoras, también llamadas Treg, que ayudan a regular el sistema inmunológico y prevenir enfermedades autoinmunes, una categoría de males que se ha vinculado con las alergias alimentarias. La IT además parece disminuir la cantidad de células Th2 o T helper tipo 2, otra pieza de la fábrica inmunológica que se vuelve disfuncional cuando surgen alergias alimentarias.

Por supuesto, no es necesario comprender cómo el sistema inmunológico se recalibra a sí mismo durante la IT para que el proceso funcione. Solo en la Universidad de Stanford, miles de niños y adultos han pasado por tratamientos destinados a aportar una vida libre del miedo a una reacción alérgica grave. Kari y su equipo han pasado los últimos 15 años investigando los regímenes ideales de IT para una amplia gama de situaciones —alergia a los cacahuates, alergia a la leche, alergias a varios alimentos al mismo tiempo, alergias con y sin asma, alergias alimentarias que inician en la edad adulta, alergias con y sin esofagitis eosinofílica—, para identificar el programa con la mejor probabilidad de convertir a alguien alérgico en no alérgico de la forma más segura, permanente y rápida como sea posible. Muchas personas que han pasado por IT son capaces de tolerar una exposición accidental al alérgeno sin tener una reacción. Otros llegan hasta el punto en que pueden comer libremente el alérgeno como un alimento más. De cualquier forma, es algo que cambia la vida. Más al respecto después.

Comienza la era de la investigación sobre inmunoterapia

Como describimos en el capítulo 5, las idas y venidas de la investigación sobre alergias alimentarias durante los primeros años del siglo XX dejaron a la inmunoterapia oral de lado en gran medida. En la década de 1980 algo cambió: los índices de alergias alimentarias empezaron a escalar. Ahora sabemos que este aumento llevó a las recomendaciones enfocadas en una introducción retardada, lo que probablemente perpetuó el problema. Las opciones de tratamiento eran inexistentes. Los médicos y alergólogos tenían un consejo que ofrecer y era evitar el alérgeno alimentario. El razonamiento era válido. No comas el alimento y no tendrás que preocuparte por tener una reacción alérgica a él. Pero obviamente este método no era capaz de impedir que el chef de un restaurante cambiara los tallarines de arroz por tallarines de trigo sin decirles a sus clientes alérgicos al trigo, o que una empresa de comida empaquetada no mencionara el ajonjolí entre sus ingredientes. No podía evitar que alguien alérgico a la leche comprara pasta de dientes que (quién sabe por qué) contiene ese preciso ingrediente. En otras palabras, no podía funcionar de por vida. E incluso si la gente pudiera evitar un alérgeno toda su vida, ¿debería tener que hacerlo? ¿Y si hubiera otra forma?

A principios de la década de 1970, un alergólogo italiano llamado Giampiero Patriarca estaba estudiando alergias a los medicamentos. Quería saber qué estaba pasando en el sistema inmunológico que pudiera volver a alguien alérgico a un químico en particular, y si algo se podía hacer al respecto. Las alergias a los medicamentos pueden ser un problema al impedir que alguien tome un antibiótico crucial o una prueba de diagnóstico. A partir de lo que sus investigaciones sugerían sobre las secuencias biológicas responsables por las alergias, Patriarca pensó que quizá sería posible que alguien se desensibilizara. Publicó varios casos de estudio graficando sus intentos y éxitos.

Sus resultados alentadores eventualmente llevaron el pensamiento de Patriarca hacia las alergias alimentarias. En 1984, su equipo y él probaron un tratamiento de desensibilización para 19 personas que padecían una de varias alergias alimentarias: leche, huevo, pescado y naranja. El método, escribieron los investigadores en la publicación de su labor, "fue exitoso en 14 de los 15 pacientes que lo siguieron de manera correcta". El beneficio no duró, sin embargo. En cuestión de 12 meses, los 14 pacientes eran alérgicos otra vez. Además, se trató de un informe de caso, un tipo de estudio que aporta una intrigante anécdota, pero no ofrece cifras rigurosas para ampliar la investigación de un tratamiento experimental.

La primera prueba sustancial llegó a finales de la década de 1990. Para entonces, la desensibilización era parte integral del tratamiento para las alergias respiratorias. Las personas con asma y rinitis alérgica buscaban comúnmente inyecciones rutinarias para bloquear esos anticuerpos mal entrenados. Pero la inmunoterapia oral —consumir un alimento alérgeno— no le había seguido el paso. La mayoría de los alergólogos aún consideraban que la única opción era no incluir el alimento en la dieta. En 1992, un grupo de investigadores de Colorado publicó un estudio de 11 personas con alergia al cacahuate, divididos al azar para recibir un tratamiento que consistía en inyecciones de extracto de cacahuate o ningún tratamiento en absoluto. Empezaron con una pequeña dosis de extracto y lentamente aumentaron la cantidad de proteína, la cual dieron semanalmente por un año. Después de seis semanas y luego al final del estudio, los investigadores realizaron pruebas orales con alimentos, dándoles a todos los participantes una pequeña cantidad de cacahuate para ver si el tratamiento había mejorado su tolerancia. Los resultados estuvieron mezclados. Los participantes que recibieron el extracto de cacahuate lo toleraban mejor al final del estudio que al principio. Los aros que aparecían durante las pruebas de punción endémica se volvieron más chicos. El grupo sin tratamiento no mostró ninguno de estos cambios. Los participantes que recibieron las inyecciones todavía tenían reacciones alérgicas, muchas veces con la necesidad de epinefrina para calmarlas, pero se requirieron cantidades más elevadas del alérgeno para provocar esa respuesta. Tres de los seis pacientes en el grupo experimental pudieron soportar las inyecciones semanales el año entero. Los investigadores sabían que el método era prometedor, pero el mejor régimen para futuros estudios siguió siendo confuso. El estudio usó la ruta subcutánea, enviando el alérgeno hacia el cuerpo a través de una inyección, en lugar de ingerirlo. Los resultados, en conjunto con los hallazgos de un estudio de 1992 de inmunoterapia subcutánea en la que un participante murió debido a un error farmacéutico, dejaron a los investigadores con la idea de que esta ruta no era segura. Se abandonó la inmunoterapia subcutánea.

Nos enfocamos en la ruta oral

En cuestión de años, sin embargo, los investigadores se estaban abriendo más a la idea de que ofrecer cantidades casi microscópicas de un alimento, con aumentos graduales pero consistentes, a lo largo de un tiempo prolongado, podía tener un efecto dramático en una alergia. Un método pequeño y cuidadoso con un gran resultado; esa era la meta.

Patriarca y su grupo volvieron a la literatura médica en 1998 con un estudio más formal. En esta ocasión, trataron 14 casos de alergia alimentaria (seis de leche, cinco de huevo, dos de pescado y uno de manzana) con un régimen de desensibilización y compararon los resultados con 10 personas similarmente alérgicas que eligieron la exclusión. Todos los pacientes en el grupo del tratamiento —el cual incluía pequeñas pero cada vez mayores cantidades del alimento culpable en la boca— se desensibilizaron. "Todos los pacientes tratados ahora son capaces de tolerar cualquier alimento si ningún efecto adverso ni la necesidad de medicamentos preventivos", escribieron los autores.

El resultado animó al equipo a ampliarlo. En 2003, publicaron resultados de un estudio en el que 59 personas con alergias alimentarias se sometieron a una desensibilización oral. Los investigadores trataban dos cuestiones en este estudio: ¿los pacientes podían tolerar el tratamiento? ¿Cómo iba a cambiar su sistema inmunológico? De acuerdo con su informe, 48 de los 59 pacientes fueron capaces de concluir el programa. Sus reacciones alérgicas fueron leves, por abajo del punto en que necesitarían una epinefrina. Y sus niveles de IgE descendieron, lo que indicó un cambio en la fuente del problema.

El siguiente paso significativo vino de Alemania, con un estudio publicado en 2007. Un grupo de investigadores en Berlín asignó un tratamiento al azar a un grupo de niños con alergia al huevo o la leche, ya fuera lo que los investigadores llamaron una inducción específica de tolerancia por vía oral (SOTI, por sus siglas en inglés) o una dieta de eliminación estándar. La SOTI conllevaba tomar su alérgeno en casa, diario, siguiendo un régimen prescrito. Una vez que completaron el régimen SOTI, que tomó alrededor de 21 meses, esos niños mantuvieron entonces el alimento fuera de su dieta por dos meses, punto en el que todos los participantes realizaron una prueba oral con alimentos. Nueve de los 25 niños SOTI perdieron su alergia por completo. Tres de ellos pudieron tolerar el alimento mientras siguieran consumiendo un poco de él con regularidad. Y para cuatro, la alergia se volvió menos severa. Curiosamente, 7 de los 20 niños en la dieta de eliminación también pudo tolerar su alérgeno al final del estudio, lo que coincidió con la caída de sus niveles de IgE, quizá debido al aumento de su tolerancia natural. Los autores vieron una ventaja para el grupo SOTI. Esos niños tenían un umbral más alto antes de tener una reacción alérgica —podían comer más del alérgeno— y se redujo muchísimo la probabilidad de que tuvieran una reacción grave después de consumir el alimento accidentalmente.

Para este momento, ya se había desbordado la presa. De pronto la literatura médica se inundó de estudios sobre inmunoterapia a un ritmo constante. Cada año trajo nuevos descubrimientos. Y cada nuevo informe aportaba razones para sentirnos emocionados por lo que el futuro de la IT pudiera ofrecer.

Varios estudios se enfocaron en alergias alimentarias individuales, es decir, leche, huevo y cacahuate. Estos primeros estudios afinaron el proceso de IT hasta dejar cuatro pasos básicos. Primero, el investigador necesita descubrir cuál es la dosis más alta de un alimento que puede tolerar una persona. Luego comienza el tratamiento, empezando con la dosis más alta tolerada y disminuyendo gradualmente hacia una dosis de mantenimiento que se identifica al inicio del estudio. El tercer paso es la fase de mantenimiento, cuando el paciente continúa con esa dosis pequeña durante un tiempo. Por último, se realiza una prueba oral con alimentos para analizar si el sistema inmunológico del paciente ahora puede tolerar el alérgeno. Muchas veces, los estudios incluyen una fase adicional cuando el paciente deja de tomar por completo el alimento durante un periodo con la intención de ver si la tolerancia permanece.

VOLVER MEDICINA LA COMIDA

El uso de la palabra *dosis* es importante. En el contexto de la ITO, la comida en realidad se emplea como medicina. Los participantes de un estudio no solo están comiendo una porción de alimento (por pequeña que pueda ser esa porción); toman un medicamento. En la ITO, los medicamentos son los alérgenos, muchas veces en forma de polvo que se puede agregar a un budín o un puré de manzana. Se mantienen en alacenas y refrigeradores esterilizados que aseguran que el alimento esté libre de cualquier otra sustancia. Cada dosis se mide en una báscula de laboratorio con una precisión exacta. Los investigadores que realizan estudios de ITO consiguen los alimentos de vendedores específicos para asegurar que estén libres de contaminantes. En el Centro Sean N. Parker para la Investigación sobre Alergias y Asma, por ejemplo, compramos harina de nuez de la India de una granja que solo cultiva nueces de la India, nada más. Procedimientos como este son cruciales para asegurar que nuestra información sea confiable y reproducible. La búsqueda por optimizar los regímenes de ITO para el rango total de las condiciones alérgicas alimentarias demanda los estándares más altos. El propósito de las pruebas clínicas de ITO es identificar terapias que la FDA pueda aprobar, que las clínicas de todo el mundo puedan seguir y que las aseguradoras cubran. Eso implica realizar estudios con la misma cuidadosa metodología que vemos en estudios para nuevos medicamentos contra el cáncer o nuevos tratamientos para la diabetes. La ITO es un tratamiento médico.

Varios estudios sobre la alergia a la leche han aportado resultados prometedores tempranos. Por ejemplo, cuando investigadores de la Universidad Johns Hopkins, liderados por Robert Wood, dividieron al azar a 20 niños para que tomaran una ITO de leche o un placebo, descubrieron que la ITO de leche mejoraba enormemente la tolerancia de los niños. En el primer día del tratamiento, los investigadores identificaron la dosis inicial de cada paciente, el umbral que dispara una reacción. Hacia la semana ocho, esa dosis había aumentado hasta llegar a 500 miligramos, la cual se mantuvo tres o cuatro meses (aunque un niño dejó el estudio debido a un eczema resultante por el aumento de la dosis). Es importante destacar que fue el primer estudio ITO en hacer una prueba oral con alimentos de doble ciego al final del tratamiento; ni el doctor ni las familias sabían si un resultado en particular provenía de un niño en el grupo de leche o en el de placebo. Esta práctica ayuda a eliminar cualquier inclinación que pueda colorear cómo responde el niño o cómo el médico interpreta el resultado. Al final del estudio, los 19 niños que se sometieron a la ITO de leche podían tolerar aproximadamente 5 000 miligramos de proteína de leche antes de reaccionar, comparado con un estimado de 40 miligramos en el grupo placebo. El proceso no estuvo libre de incidentes. Los niños en la ITO de leche sí presentaron algunas reacciones alérgicas, aunque consistieron sobre todo en comezón en la boca o dolor abdominal. Las reacciones con múltiples síntomas, que indican una alergia más severa, fueron muy raras.

Varios otros estudios continuaron impulsando hacia delante la ITO. Casi todos los 60 niños de dos años de edad en un estudio de España se desensibilizaron por completo a la leche. De igual manera, un estudio en Finlandia con niños en edad escolar alérgicos a la leche descubrió que casi todos los participantes capaces de tolerar la leche al final del estudio seguían siendo tolerantes tres años después. Para finales de 2014, por lo menos 278 niños alérgicos a la leche habían participado en estudios de ITO, con un margen de 84% desensibilizados a su alérgeno al final del estudio. Un grupo de investigadores españoles encontró que los pacientes con múltiples alergias o un antecedente de anafilaxia podían estar en mayor riesgo de severas reacciones alérgicas durante las pruebas ITO, labor que ayudó aún más a los investigadores y pacientes para saber qué esperar durante tales estudios.

Así como sucedió con las primeras pruebas de leche, los primeros estudios ITO de huevo fueron pequeños pero prometedores. En un estudio de 2007 con siete niños, todos los participantes toleraban más proteína de huevo al final del estudio que al principio, y en una cantidad superior a la que una persona podría típicamente estar expuesta de manera accidental. En un estudio de 2010 de Japón, seis niños entre los 7 y los 12 años con una severa alergia al huevo realizaron un tratamiento ITO que los dejó desensibilizados. Después de un año, los seis niños podían comer más de un huevo sin ninguna reacción. Un año más tarde, un equipo español informó los resultados de su estudio con 23 niños alérgicos al huevo, de entre 5 a 17 años de edad. Veinte niños llegaron al grado de comer un huevo cocido entero al día sin ninguna reacción severa, 14 de ellos en cuestión de cinco días. Seis meses después todavía toleraban el huevo. En 2014, de los 165 niños que participaron en los estudios de ITO de huevo, 81% (133 niños) se habían desensibilizado. Y en 2017, un grupo de Francia informó que entre 84 niños alérgicos al huevo elegidos al azar para la exclusión o una ITO, 25 de los que siguieron la ITO reaccionaron al huevo durante una prueba con alimentos al final del estudio, versus 40 de los niños que lo evitaron.

Por supuesto, muchos investigadores de ITO estaban ansiosos por ver si un sistema inmunológico reactivo al cacahuate se podía reeducar. Stacie Jones, en la Universidad de Arkansas, y Wesley Burks, en la Universidad de Carolina del Norte, estuvieron entre los primeros en diseñar tal prueba. De nueva cuenta, la extensión inicial de los estudios les dio motivos de esperanza. En un pequeño estudio de ITO comentado en 2009, cuatro niños vieron desaparecer su alergia al cacahuate por completo. Los cuatro podían comer 10 cacahuates para el final del estudio, una cantidad 478 veces mayor de lo que eran capaces de tolerar al principio. En Arkansas, 20 de los 28 niños inscritos entre las edades de 1 y 16 años se volvieron tolerantes a los cacahuates en un estudio que involucraba una dosis de 300 miligramos de harina de cacahuate que les dieron hasta por dos años. Casi todos los niños podían tolerar 3 900 miligramos de proteína de cacahuate sin ningún síntoma para la conclusión del estudio.

Unos años más tarde, un grupo de investigadores internacionales se unió para comprender mejor si la ITO de cacahuate presentaba algún riesgo. El equipo, con base en cinco centros distintos de Estados

8

Unidos e Israel, registró un total de 352 pacientes para un régimen de ITO usando cacahuates, crema de cacahuate o harina de cacahuate. Por medio de un acumulativo de 240351 dosis, 95 reacciones alérgicas fueron lo suficientemente severas para requerir epinefrina. Y 298 pacientes (85%) fueron capaces de tolerar la dosis de mantenimiento. El estudio dejó claros dos puntos: primero, que la ITO podía ser un tratamiento efectivo para la alergia al cacahuate, y segundo, que la ITO debe hacerse bajo supervisión de personal médico calificado y dentro de instalaciones sanitarias. Hacia finales de 2014, por lo menos 516 niños alérgicos a los cacahuates se habían tratado con una ITO y alrededor de 82% de ellos acabaron sus estudios desensibilizados.

Las pruebas emblemáticas

Los primeros años de la investigación intensiva de ITO sentaron las bases para la clase de pruebas clínicas de las que depende la atención médica. La única forma que tenían los médicos y familiares de saber con certeza si el tratamiento había funcionado era ver los resultados de pruebas clínicas al azar, comparándolas con el método estándar de la exclusión. Los últimos años han visto la culminación de varios estudios emblemáticos, y se encuentran en el corazón del nuevo mundo de las alergias alimentarias.

Entre los más importantes de ellos se encuentra el PALISADE, abreviatura en inglés de Estudio de Inmunoterapia Oral para Alergia al Cacahuate de AR101 para la Desensibilización. El AR101 es un medicamento para la ITO hecho con harina de proteína de cacahuate, ahora aprobada por la FDA y comercializada bajo el nombre Palforzia (nos referiremos a este medicamento como AR101 a lo largo de este libro). Aun cuando el AR101 no es distinto de otro polvo de cacahuate usado en las ITO, su designación como medicamento facilita su uso en estudios y clínicas privadas. El estudio PALISADE fue un proyecto internacional inmenso dirigido por aproximadamente 70 investigadores, entre los cuales se encontraba el equipo de Stanford. Casi 500 niños alérgicos a los cacahuates, entre las edades de 4 y 17 años, se dividieron al azar para recibir el AR101 o un placebo. La dosis escaló hasta que el grupo de tratamiento alcanzó los 300 miligramos al día, los cuales siguieron tomando durante 24 semanas. El estudio fue de doble ciego; los participantes no sabían si estaban ingiriendo proteína de cacahuate o un placebo, y tampoco los investigadores.

La meta del estudio era ver cuántos participantes en cada grupo podían consumir 600 miligramos o más de cacahuate sin desarrollar síntomas que les impidieran hacerlo. De acuerdo con los resultados, publicados en el *New England Journal of Medicine* en 2018, el tratamiento tuvo un efecto contundente. De las 372 personas elegidas al azar en el grupo de AR101, 250 (67%) podían ingerir 600 miligramos o más de proteína de cacahuate sin ninguna reacción seria. En comparación, solo 5 de las 124 personas en el grupo del placebo (4%) podía soportarlo. El grupo de tratamiento tuvo menos síntomas severos durante la última prueba con alimentos, pero también menos síntomas moderados y leves. Es importante resaltar que, si bien el estudio PALISADE recibió apoyo de una beca de investigación federal, también recibió fondos de Aimmune Therapeutics, la empresa que hace AR101. Esto no quiere decir que la información haya sido menos rigurosa, pero es importante tener presentes los conflictos potenciales cuando revisamos estudios de investigación.

Ronin Fisher se unió a nuestro estudio cuando tenía cinco años. Le habían diagnosticado alergia al cacahuate a los 18 meses de nacido y vomitaba después de comer crema de cacahuate. Su padre, Masa, recuerda qué tan dramáticamente cambió el diagnóstico sus vidas. Inscribieron a su hijo en una guardería libre de nueces y luego a preescolar. Protegieron su rutina diaria contra cualquier encuentro accidental. Les recordaban a sus familias antes de una visita. "Es como si te hubieras unido al club", dice Masa.

Ni la familia de Ronin ni el equipo del estudio sabía si estaba consumiendo polvo de cacahuate una vez que inició la prueba, pero estaban totalmente comprometidos con el proceso de todas maneras. Después de seis meses, Ronin "salió del ciego": resultó que había estado en el grupo del polvo de cacahuate y ahora podía tolerar 300 miligramos de cacahuate. Continuó con esa dosis, ahora en la parte abierta del estudio. Como algunas familias, los padres de Ronin estaban buscando que tuviera una existencia libre de la alergia. "Estamos reduciendo la reacción inmunológica en lugar de eliminar su alergia —dice Masa—. Todavía cargamos la epinefrina y preguntamos sobre ingredientes". Y se preocupa por los años venideros, cuando su hijo sea un adolescente que maneje su alergia de manera independiente. Pero están aliviados de que Ronin ahora pueda tolerar mejor una exposición accidental al cacahuate, un resultado que ha dejado a Masa sintiéndose optimista por la comunidad entera de alergias alimentarias. "Es un rumbo viable para otros con alergia al cacahuate", dice.

Otro estudio angular, conocido como POISED (siglas en inglés de Estudio de Inmunoterapia Oral de Cacahuate: Seguridad, Eficacia y Descubrimiento), financiado por el NIAID, observó si los pacientes que se habían desensibilizado a los cacahuates durante la parte inicial de un estudio necesitaban continuar tomando una "dosis" de cacahuate después para permanecer así. La prueba, realizada por nuestro equipo en la Universidad de Stanford, inscribió a 120 personas alérgicas al cacahuate entre las edades de 7 y 55 años. De estos participantes, 95 recibieron una dosis diaria de cacahuate que escaló hasta 4 gramos; los otros 25 tomaron un placebo hecho con harina de avena. Después de dos años, 84% del grupo en tratamiento podían consumir proteína de cacahuate con seguridad, versus 4% del grupo placebo.

Andrew Schatz, a quien habían diagnosticado con múltiples alergias cuando tenía un año de edad, estaba entre los niños que tratamos en el grupo de cacahuate. Su sistema inmunológico había logrado tolerar la leche y el huevo conforme creció, pero persistía la alergia al cacahuate. Ya que la alergia se había diagnosticado por medio de una prueba, Andrew nunca se había expuesto a un cacahuate hasta un día después de la escuela, cuando estaba jugando luchitas con un amigo. El amigo había comido crema de cacahuate en el almuerzo, y un poco debió permanecer en su ropa o su rostro. Los labios de Andrew se hincharon tres veces su tamaño normal. Y eso fue solo con el roce de la proteína: Andrew ni siquiera la había tragado. Su padres, Pete y Leilani, inscribieron a Andrew en el estudio POISED poco después. La dosis inicial de 4 miligramos hizo que a Andrew le hormigueara y picara la lengua. Fue a la clínica cada dos semanas durante dos años para que incrementáramos su dosis de forma gradual, hasta que alcanzó eventualmente 4 gramos diarios sin síntomas preocupantes.

Hoy en día traga un cacahuate a las 10:15 p. m. todas las noches para mantener su tolerancia (no lo mastica porque odia el sabor), y nadie necesita temer su siguiente encuentro con un sándwich de crema de cacahuate y mermelada. Andrew ya tiene 16 años y recientemente recibió su licencia de manejo, lo que implica que cada vez está menos bajo la supervisión de sus padres sobre a dónde va y qué come. La paz mental que la ito les trajo ha sido "inmensa", dice Pete. "Dormimos mejor en la noche".

Por emocionante que fuera este resultado, necesitábamos saber cómo hacerlo durar. ¿La gente quedó permanentemente desensibilizada después del estudio de dos años o tenía que continuar consumiendo cacahuates para mantener a raya la alergia? Para descubrirlo separamos al azar a todos en el grupo de tratamiento, ya fuera para una dosis diaria de proteína de cacahuate (300 miligramos) o un placebo. Un año después, 37% de los participantes que habían tomado esa dosis de mantenimiento seguían sin alergia, comparado con 13% del grupo placebo. También tenían niveles menores de anticuerpos IgE y otros indicadores de alergia en su sangre. Muchas de las personas que completaron este estudio siguen comiendo cacahuates todos los días: a veces, uno es suficiente; otros consumen varios. Muchas personas conservan su tolerancia con una dosis diaria de M&M's de cacahuate… No siempre es un problema tomar tu medicina. Las investigaciones actuales continúan identificando el mejor programa para desensibilizar el sistema inmunológico y la mejor forma de mantener ese resultado.

Añadir medicamentos al programa

Conforme las investigaciones de ito han evolucionado, una pregunta central ha sido si añadir medicamentos a la mezcla mejoraría los resultados. A lo largo de las últimas dos décadas, las investigaciones en laboratorios farmacéuticos y académicos han llevado a nuevos medicamentos dirigidos a aspectos clave del sistema inmunológico. Es lógico pensar que combinarlos con inmunoterapia beneficiaría a la gente que busca superar su alergia alimentaria. Pero necesitamos hacer pruebas clínicas para saberlo con seguridad.

Probamos esta teoría en un pequeño estudio clínico que combinó un medicamento llamado omalizumab con ITO para tratar múltiples alergias alimentarias. El omalizumab es un anticuerpo monoclonal creado para reducir la sensibilidad a los alérgenos, y se prescribe como un tratamiento para el asma. Funciona uniéndose a los anticuerpos IgE, evitando que inicien los eventos que resultan en una reacción alérgica. Donald Leung y otros colegas habían probado el omalizumab para incrementar la cantidad de proteína de cacahuate que una persona alérgica a este alimento podía comer en una prueba con alimentos. Nos basamos en este dato en un nuevo estudio. Once niños con antecedentes de reacciones fuertes a la leche (ronchas, vómito, anafilaxia) y niveles elevados de anticuerpos IgE recibieron un régimen de nueve semanas de omalizumab. Después de eso pasaron a la ITO, además de otras siete semanas de omalizumab. En el primer día de la ITO, los participantes escalaron de una dosis de polvo de leche de 0.1 miligramos a una dosis de 1 000 miligramos. Continuaron con las dosis diarias, incrementando cada semana, hasta por 11 semanas. De los 10 pacientes que completaron el tratamiento (uno se salió el primer día de la ITO debido a una fuerte reacción alérgica), nueve llegaron al punto de tolerar una dosis de 2 000 miligramos de leche. Después de concluido el estudio, nueve pacientes fueron capaces de tolerar una cantidad normal de leche en su dieta y otro pudo tolerar la mitad de esa cantidad.

El primero de nuestros estudios de fase 1 registró a 25 personas alérgicas a dos o más de los siguientes alimentos: leche, huevo, cacahuates, nueces, granos y semillas de ajonjolí. Tomaron omalizumab durante ocho semanas y luego añadieron un régimen de ITO personalizado a su serie de alergias. Ambos tratamientos se superpusieron por ocho semanas y el estudio terminó con ocho semanas de ITO sola. Aunque los participantes a veces tuvieron reacciones alérgicas al tratamiento, casi todas fueron leves o moderadas; solo uno requirió epinefrina. Este estudio nos mostró además que el omalizumab puede acelerar el tiempo que tarda la ITO en funcionar. Es en extremo prometedor, no solo porque entre más pronto quede una persona libre de su alergia será mejor, sino porque un programa más veloz también podría ser menos costoso (atenderemos las inquietudes sobre costos en el siguiente capítulo).

Nuestro segundo estudio de fase 1, el cual no empleó omalizumab y duró más tiempo que el primero, también demostró ser seguro.

Resumen de varios estudios clave de inmunoterapia oral (ITO) para alergia al cacahuate

Enfoque	Diseño del estudio	Cantidad de participantes	Resultados	Referencia
ITO de cacahuate	Estudio de un grupo con ITO sola	28	20 pacientes completaron el estudio. Los síntomas de alergia fueron más comunes durante la primera parte del estudio, cuando la dosis escaló por primera vez. Los pacientes rara vez tenían reacciones alérgicas cuando tomaban sus dosis en casa	Hofmann, A. M. *et al.*, *Journal of Allergy and Clinical Immunology*, 2009
ITO de cacahuate	Estudio de un grupo con ITO sola	29	27 pacientes pudieron comer con seguridad 3.9 gramos de cacahuates en la prueba oral con alimentos al final de los ocho meses de estudio	Jones, S. M. *et al.*, *Journal of Allergy and Clinical Immunology*, 2009
ITO de cacahuate	Estudio al azar que comparó una ITO con un placebo	19 para el grupo de ITO y 9 para el grupo de placebo	3 pacientes en el grupo de ITO dejaron el estudio antes por los efectos secundarios de la alergia. De los restantes 16, todos pudieron consumir 5 000 miligramos de harina de cacahuate (20 cacahuates aproximadamente) después de un año de	Varsheney, P. *et al.*, *Journal of Allergy and Clinical Immunology*, 2011

			tratamiento versus un promedio de 280 miligramos para los pacientes con el placebo	
ITO de cacahuate	Estudio de un grupo con ITO en dosis altas	22	Después de seis semanas, 12 de los 22 pacientes pudieron comer 2.6 gramos de proteína de cacahuate. Después de 30 semanas, 16 pacientes podían comer 6.6 gramos de proteína de cacahuate	Anagnostou K. et al., Clinical & Experimental Allergy, 2011
ITO de cacahuate más omalizumab	Estudio de un grupo combinando ITO con omalizumab	13	12 pacientes consumieron 8 000 miligramos de harina de cacahuate en una prueba oral con alimentos al final del estudio, hasta 400 veces más de lo que podían tolerar al principio. 2 participantes tuvieron severas reacciones que requirieron tratamiento	Schneider, L. et al., Journal of Allergy and Clinical Immunology, 2013
ITO de cacahuate	Estudio de un grupo con ITO	39	24 pacientes completaron el estudio. 12 pacientes terminaron una prueba oral con alimentos comiendo 5 000 miligramos de polvo de cacahuate un mes después de finalizado el estudio, lo que indica que la desensibilización perduró incluso después de que acabó la ITO	Vickery, B. P. et al., Journal of Allergy and Clinical Immunology, 2014

ITO de cacahuate	Estudio al azar para comparar una ITO versus evitar el cacahuate. Se permitió que el segundo grupo cambiara a la ITO después de seis meses.	Primera fase: 39 en el grupo de ITO y 46 en el grupo de exclusión. Segunda fase: 45 en el grupo de exclusión siguieron una ITO.	Después de seis meses, 24 de los 39 receptores de ITO podían consumir con seguridad 1 400 miligramos de proteína en polvo, comparado con 0 de los 46 pacientes de control. En la segunda fase, 24 de los 45 pacientes que pasaron al grupo de ITO podían tolerar 1 400 miligramos de proteína de cacahuate. Durante 26 semanas después de terminar el tratamiento, casi todos los pacientes podían ingerir 800 miligramos de proteína de cacahuate.	Anagnostou, K. et al., Lancet, 2014.
ITO de cacahuate más un probiótico	Estudio de doble ciego al azar para comparar una ITO de cacahuate más un probiótico (Lactobacillus rhamnosus) con un placebo.	31 en cada grupo		Tang, M. L. et al., Journal of Allergy and Clinical Immunology, 2015.
ITO de cacahuate más omalizumab	Los pacientes se dividieron al azar para recibir ya fuera omalizumab o un placebo, y	29 en el grupo de omalizumab más ITO y 8 en el grupo de placebo más ITO.	Al inicio de la ITO, los pacientes tratados con omalizumab podían tolerar hasta 250 miligramos de proteína de cacahuate versus 22.5 miligramos para	MacGinnitie A. J. et al., Journal of Allergy and Clinical Immunology, 2017.

			los pacientes con el placebo. Después de la ITO, 23 pacientes en el grupo de omalizumab más ITO podían tolerar 4 000 miligramos de proteína de cacahuate, comparado con un solo paciente en el grupo placebo más ITO.	
ITO de cacahuate para niños muy pequeños, de edades entre 9 y 36 meses	Los niños que salieron positivos a una alergia al cacahuate se dividieron en un estudio ciego al azar para recibir una ITO de baja dosis (hasta 300 miligramos) o una ITO de dosis alta (hasta 3 000 miligramos).	Se inscribieron 37 niños en total; 20 recibieron una ITO de dosis baja y 17 recibieron una ITO de dosis alta.	29 pacientes lograron una falta de respuesta sostenida (la tolerancia se mantuvo cuatro semanas después de que terminara el estudio) a 5 gramos de proteína de cacahuate en una prueba oral con alimentos al final del estudio, incluyendo 17 de los 20 pacientes que recibieron una ITO de baja dosis y 12 de los 17 que recibieron una ITO de dosis alta.	Vickery B. P. et al., *Journal of Allergy and Clinical Immunology*, 2017.
ITO de cacahuate para alergia moderada a severa entre niños de 6 a 18 años	Estudio de doble ciego al azar de ITO versus placebo.	39 pacientes recibieron una ITO y 21 recibieron un placebo.	26 de los 39 pacientes de ITO toleraron 5 gramos de proteína de cacahuate en la prueba oral con alimentos cuando terminó el estudio, en comparación con ninguno de los pacientes con placebo.	Kukkonen, A. K., et al., *Acta Paediatrica*, 2017.

Seguimiento de un estudio con ITO de cacahuate más probiótico	Cuatro años después se revisó a los pacientes que completaron un estudio de ITO de cacahuate más probiótico para medir su tolerancia al alérgeno	En el estudio original, 24 personas se sometieron a una ITO de cacahuate y 24 recibieron un placebo. Cuatro años después, 12 pacientes de ITO y 15 de placebo realizaron una prueba oral con alimentos de doble ciego	Cuatro años después del estudio original, 16 de los 24 pacientes de ITO seguían comiendo cacahuates, comparados con 1 de los 24 pacientes de placebo. Entre los 12 pacientes de ITO que realizaron la prueba cuatro años más adelante, siete habían alcanzado una falta de respuesta sostenida a 4 gramos de proteína de cacahuate versus 0 de los 15 pacientes del placebo	Hsiao, K. C. et al., Lancet Child & Adolescent Health, 2017
ITO con Palforzia (AR101) para alergia al cacahuate	Un estudio de doble ciego al azar de ITO de cacahuate versus un placebo	29 pacientes recibieron Palforzia (AR101) y 26 recibieron el placebo	23 de los 29 pacientes de ITO toleraron 443 miligramos de proteína de cacahuate (comparado con 5 de los 26 pacientes con placebo) y 18 toleraban 1 043 miligramos de proteína de cacahuate (comparado con 0 de los pacientes con placebo) al final del estudio	Bird, J. A. et al., Journal of Allergy and Clinical Immunology: In Practice, 2018
ITO de cacahuate para niños japoneses	Estudio con un solo grupo de ITO de cacahuate, usando información de placebo de un estudio previo como comparativo	22 pacientes siguieron una ITO de cacahuate. El grupo de control histórico incluía a 11 pacientes	Dos años después de completar el ITO, 15 de los 22 pacientes podían aún tolerar 795 miligramos de proteína de cacahuate. Solo dos miembros del grupo de control histórico completaron su prueba oral con alimentos	Nakagura, K. et al., International Archives of Allergy and Immunology, 2018

ITO de cacahuate de baja dosis para niños de 3 a 17 años	Estudio al azar comparando una ITO de cacahuate con 125 miligramos o 250 miligramos, versus un placebo	31 niños recibieron la ITO y 31 recibieron el placebo	23 de los 31 niños tratados con ITO toleraron por lo menos 300 miligramos de proteína de cacahuate al final de una prueba oral con alimentos versus 5 de los 31 pacientes con placebo. 13 de los 21 pacientes de ITO y un paciente de placebo toleraron 4.5 gramos de proteína de cacahuate en la última prueba	Blumchen, K. *et al.*, *Journal of Allergy and Clinical Immunology*, 2019
ITO AR101 (Palforzia)	Estudio amplio de fase 3, al azar, comparando una ITO con un placebo	Se registraron 551 personas. De los 496 entre las edades de 4 y 17 años, 372 recibieron una ITO y 124 recibieron el placebo	De los 372 niños de 4 a 17 años tratados con una ITO, 250 toleraron 600 miligramos o más de proteína de cacahuate al final de la prueba oral con alimentos versus 5 de los 124 participantes adolescentes que recibieron el placebo. Esta prueba clínica, conocida como PALISADE, fue un estudio emblemático que llevó a la aprobación del AR101 por la FDA	Vickery, B. P. *et al.*, *New England Journal of Medicine*, 2018
ITO de cacahuate	Un estudio al azar para comparar una ITO de cacahuate con un placebo de harina de avena	60 pacientes se eligieron al azar para recibir una ITO de hasta 4 000 miligramos en 104	En la semana 104, 51 de los 60 pacientes en el grupo 1 podía tolerar 4 000 miligramos de proteína de cacahuate con seguridad, lo mismo que 29 de los 35 pacientes del grupo	Chinthrajah, R. S. *et al.*, *Lancet*, 2019

		semanas, seguido de la exclusión (grupo 1); 35 pacientes se eligieron al azar para recibir una ITO de hasta 4 000 miligramos, seguida de 300 miligramos diarios (grupo 2), y 25 se eligieron al azar para recibir un placebo (grupo 3)	2 y solo 1 de los 25 pacientes en el grupo de placebo. En la semana 117, 21 de los 60 pacientes en el grupo 1 seguía tolerando 4 000 miligramos después de 13 semanas sin consumir nada de cacahuate. En el grupo 2, 19 de los 35 pacientes toleraban 4 000 miligramos en la semana 117. En la semana 156, el final del estudio, 8 de los 60 pacientes del grupo 1 aún toleraba 4 000 miligramos, lo mismo que 13 de los 35 pacientes del grupo 2	

Tessa, cuya historia abrió este capítulo, se encontraba entre los participantes de este primer estudio de múltiples alergias. Su madre, Kim, estaba desesperada por ayuda después de que aquel episodio cuando cambiaron los tallarines llevó a Tessa al borde de la muerte. Tessa también sufría emocionalmente. La habían promovido a un equipo de buceo competitivo, pero dejó el deporte debido a la ansiedad por sus alergias alimentarias. Kim recuerda llevar a su hija a la casa de una amiga porque la había invitado a una fiesta donde harían pizza. La cocina estaba tapizada de harina cuando llegaron. "Mamá —dijo Tessa al ver la escena—, no puedo estar aquí".

Kim recuerda lo asustada que estaba su hija, de nueve años en ese entonces, al inicio del estudio. Ahí estaba, una niña con alergias alimentarias que había terminado en el hospital en varias ocasiones, exponiéndose deliberadamente a sus más grandes enemigos: todos ellos, al mismo tiempo. Las pruebas orales con alimentos para el estudio duraron el verano entero. Para diciembre, estaba lista para empezar con la ITO. En mayo llegó a las dosis de mantenimiento de todos sus alérgenos. Podía beber media taza de leche. Podía comer una rebanada de pan tostado. "Le cambió por completo la vida", dice Kim.

Un artículo de *New York Times Magazine* sobre las ITO relató la transformación de Tessa, incluyendo su primer bocado de pastel y helado en la celebración conmemorativa del final de su estudio. Hoy en día, Tessa puede comer libremente todos los alimentos que alguna vez amenazaron su vida. Se queda a dormir en las casas de sus amigas y come helado con ellas. Aunque le ha tomado tiempo recuperarse de la ansiedad, sigue aprendiendo a confiar en su cuerpo y en el tratamiento que cambió su vida.

Los resultados de estudios como este que involucran omalizumab planteaban una pregunta crucial: ¿qué diferencia hacía exactamente el medicamento? Necesitábamos comparar una ITO con y sin omalizumab en un solo estudio para estar seguros de que añadirlo era en verdad beneficioso. En un estudio de fase 2 en Stanford, dividimos al azar a 48 niños, edades de 4 a 15 años, alérgicos a múltiples alimentos para recibir ya fuera una ITO más omalizumab o una ITO más un placebo. También elegimos a otros 12 niños como controles; ellos no recibieron ningún tratamiento en absoluto. Después de 36 semanas, 30 de los 36 pacientes (83%) de ITO más omalizumab podían tolerar 2 gramos de proteína con los alérgenos para los que se les estaba tratando, comparado con 4 de los 12 pacientes de ITO más placebo (33%). El grupo que no recibió tratamiento no mostró ningún cambio significativo en su tolerancia. El omalizumab, al parecer, sí podía hacer una diferencia.

Resumen de pruebas de inmunoterapias clave al azar para otras alergias alimentarias que no sean al cacahuate

Enfoque	Diseño del estudio	Cantidad de participantes	Resultados	Referencia
Inmunoterapia oral (ITO) más omalizumab para dos a cinco alergias	Este estudio tuvo dos etapas. En la primera parte, todos los participantes (edades 5-22 años) recibieron omalizumab por 16 semanas más una ITO para todas sus alergias durante las semanas 8 a 30. Los participantes que podían ingerir por lo menos 1 gramo de cada uno de sus alérgenos en las semanas 28-29 se separaron en ciego al azar para recibir 1 gramo de cada alérgeno, 300 miligramos de cada alérgeno o ninguna exposición más durante seis semanas	En la primera etapa, 70 pacientes; seguidos de 19 en el grupo de 1 gramo, 21 en el grupo de 300 miligramos y 20 en discontinuación	En una prueba oral con alimentos al final del estudio (semana 36), 34 de los 40 pacientes en los dos grupos de tratamiento podían tolerar por lo menos 2 gramos de cada uno de sus alérgenos, comparado con 11 de los 20 pacientes en el grupo en discontinuación. Los resultados sugieren que la exposición continuada es mejor para permanecer desensibilizado	Andorf, S. et al., Lancet, 2019
Inmunoterapia epicutánea (ITEC o parche) para alergia a la leche en niños	Los pacientes se dividieron en ciego al azar para recibir ya fuera ITEC con polvo de leche o un placebo	18 niños, edades de 3 meses a 15 años	El grupo en tratamiento toleró bien la ITEC. Los niños registrados en el grupo de ITEC podían tolerar una	Dupont, C. et al., Journal of Allergy and Clinical Immunology, 2010

			dosis de 23.61 miligramos de leche en el día 90 versus 1.77 miligramos al inicio del estudio	
Seguimiento a largo plazo de una ITO para alergia al huevo	Niños (edades entre 5 y 18 años) con alergia al huevo recibieron una ITO hasta por cuatro años o un placebo durante un año o menos	En total, 55 pacientes; 40 recibieron una ITO y 15 recibieron el placebo	Para el cuarto año, 20 de los 40 pacientes mostraron una falta de respuesta continua al huevo. Ninguno de los pacientes de placebo pasó la prueba oral con alimentos que les dieron en el mes número 22	Jones, S. et al., Journal of Allergy and Clinical Immunology, 2016
ITO de trigo	Los pacientes se dividieron al azar para una ITO con gluten vital de trigo o un placebo durante un año. Quienes pasaron la prueba oral con alimentos en ese momento continuaron otro año. Los pacientes de placebo podían pasar al grupo de tratamiento después de terminada la etapa inicial	En total, 46 pacientes; 23 en cada grupo	Después de un año de trata-miento, 12 de los 23 pacientes de ITO y 0 de los pacientes de placebo pudie-ron tolerar por 8 o 10 semanas al terminar el tratamiento mostró que tres pacientes de ITO habían alcanza-do una falta de respuesta soste-nida. Entre los 21 pacientes de	Nowak-Wegrzyn, A., et al., Journal of Allergy and Clinical Immunology, 2019

			placebo que pasaron al tratamiento de ITO después de un año, 12 quedaron de-sensibilizados al trigo después de un año de tratamiento	

¿La inmunoterapia mejora la vida?

No tiene sentido pasar por una IT si no mejora tu vida. Es el punto del programa y la promesa de esta nueva era para las alergias alimentarias. Pero no podemos asumir que solo porque un tratamiento "funciona" está mejorando la vida de las personas.

Numerosos estudios han confirmado que la gente con alergias alimentarias que se somete a una ITO sale del otro lado con un bienestar mucho mayor. En un estudio de Israel publicado en 2019, los padres de 191 niños, de edades entre 4 y 12 años, que pasaron por una ITO reflexionaron sobre cómo el tratamiento cambió su calidad de vida. Muchos de los padres informaron una caída inicial en su calidad de vida cuando empezó el estudio; esta etapa puede ser difícil porque involucra reacciones alérgicas intencionales. Pero, para cuando los niños llegaron a la dosis de mantenimiento, sus vidas habían mejorado emocional y socialmente.

Un equipo de investigadores de Reino Unido midió la calidad de vida como parte de su estudio de ITO al azar para niños con alergia al cacahuate, con 99 individuos (edades de 7 a 15 años). Los padres de los participantes que tenían 12 o menos años llenaron un cuestionario específicamente diseñado para medir el bienestar de los niños con alergias alimentarias. De acuerdo con sus respuestas, la calidad de vida mejoró para todos los niños en el estudio y ligeramente más entre aquellos que pasaron por la ITO. Y otros estudios han mostrado que el tratamiento funciona para niños y adultos; no hay información hasta ahora que muestre que los pacientes jóvenes tienen mejores resultados que los pacientes más grandes.

Tratar más de una alergia alimentaria a la vez mejora la calidad de vida todavía más. Los estudios de inmunoterapia para múltiples alérgenos alrededor del mundo han demostrado que una persona puede quedar desensibilizada a todos sus alérgenos alimentarios, un resultado que lleva a cambios significativos tanto para el individuo como para su familia y amigos.

¿Y qué pasa con los cuidadores? Las familias con hijos alérgicos a un alimento saben muy bien que los adultos soportan una pesada carga de estrés y ansiedad por una exposición accidental. Nuestro equipo en Stanford preguntó a más de 40 padres de niños registrados en un estudio de ITO si el tratamiento mejoraba su calidad de vida. ¿El avance en la tolerancia de su hijo afectaba las decisiones que tomaban para su familia, como actividades sociales y restaurantes? ¿La IT reducía la cantidad de tiempo que pasaban preparando comidas? ¿Tomaban menos precauciones? ¿Se sentían menos ansiosos por la alergia alimentaria de su hijo? Las respuestas iluminaron la cuestión. La carga que llevaban los padres a cuestas se redujo significativamente una vez que los niños quedaron desensibilizados por medio de la IT. Los cuestionarios que rellenaron los padres de niños en el grupo placebo del estudio no mostraban estos cambios. Varios estudios más mostraron una tendencia similar.

La vida después de la inmunoterapia no es enteramente despreocupada. Siempre recomendamos que la gente siga cargando sus medicamentos para la alergia, incluyendo la epinefrina, en todo momento, y que sigan prestando atención, porque pueden ocurrir reacciones alérgicas inesperadas después de consumir su pequeña "dosis" diaria de mantenimiento de cacahuate u otro alimento. Y es mejor ayudar a tu sistema inmunológico a permanecer desensibilizado al seguir comiendo por lo menos una nuez al día (un día sí y uno no también está bien, pero diario es mejor). La evidencia sugiere que la ITO suele necesitar continuidad por un largo tiempo. Sí tenemos cifras que muestran que la desensibilización permaneció en pacientes anteriores de ITO de cacahuate que no comieron la leguminosa durante un año entero, pero las investigaciones continúan probando la permanencia a largo plazo del tratamiento.

En capítulos posteriores veremos más de cerca el impacto psicológico de las alergias alimentarias. Comprender la carga emocional de los niños con alergias alimentarias, de sus familias y de los adultos recién diagnosticados es de una importancia inmensa, y algo que la comunidad médica ha menospreciado muchas veces en el pasado. Para el propósito de esta discusión sobre las ito, tenemos evidencia sustancial de que la reducción del estrés y la ansiedad, así como la liberación de restricciones resultado del tratamiento, son profundamente significativas para las familias con alergias alimentarias.

Estudios clave sobre cómo las ITO afectan la calidad de vida de la gente con alergias alimentarias y de sus familias

Enfoque	Diseño del estudio	Resultados	Referencia
ITO para niños con alergia a la leche	Se trató a 30 niños (edades de 3 a 12 años). Sus padres respondieron cuestionarios de calidad de vida antes del tratamiento y dos meses después de terminado	La ITO tuvo un impacto emocional positivo, disminuyó la ansiedad relacionada con la comida y redujo las limitaciones sociales y alimentarias de los niños y sus familias	Carraro, S. *et al.*, *International Journal of Immunopathology and Pharmacology*, 2012
Los cuidadores de niños con alergias alimentarias después de la ITO. Los alérgenos incluían cacahuate, nuez de Castilla, nuez de la India, nuez pecana, leche,	Los padres de niños inscritos en dos pruebas clínicas distintas (ITO sola e ITO con omalizumab) contestaron cuestionarios de salud relacionados con la calidad de vida, diseñados para alergias alimentarias. También se incluyó un	Los padres de los niños en ambos estudios (40 en total) informaron mejoras en la calidad de vida después del tratamiento. El grupo de control no experimentó tales cambios significativos	Otani, I. M., *et al.*, *Allergy, Asthma & Clinical Immunology*, 2014

huevo, ajonjolí, almendra y avellana	grupo de control de padres cuyos hijos no recibieron una ITO		
ITO para niños con alergia a los cacahuates	Se dividieron 39 niños (edades de 7 a 16 años) al azar para una ITO de cacahuate o la exclusión del cacahuate. El grupo que evitó el alérgeno pudo pasar a la ITO después de seis meses. Los padres de participantes de edades de 7 a 12 años llenaron un cuestionario sobre la calidad de vida con alergias alimentarias al inicio y al final del estudio	Las cifras de calidad de vida eran similares entre el grupo de ITO y el de exclusión al inicio del estudio. Ambos reportaron mejorías, aunque estas eran ligeramente mejores para el grupo en tratamiento	Anagnostou, K. *et al., Lancet*, 2014
Los pacientes alérgicos a un alimento durante y después de la ITO. Los alérgenos incluían leche, cacahuate, huevo, ajonjolí y nueces	Se entregó un cuestionario de calidad de vida con las alergias alimentarias a los padres de 191 niños, edades de 2 a 12 años, que estaban bajo ITO para una alergia alimentaria, cuatro veces durante y después del tratamiento	Los resultados del cuestionario mejoraron notablemente entre el inicio del estudio y la fase de la dosis de mantenimiento. La peor calidad de vida estaba al principio del estudio y la mejora más marcada hacia el final	Epstein-Rigbi, N. *et al., Journal of Allergy and Clinical Immunology: In Practice*, 2019
Alergia al cacahuate con ITO más probiótico	51 personas elegidas al azar para un tratamiento (24) o un placebo (27) como parte de un estudio más grande llenaron un cuestionario de	Los pacientes en el grupo de tratamiento informaron mejoras significativas en su calidad de vida a los tres meses de empezar el	DunnGalvin, A. *et al., Allergy*, 2018

	calidad de vida con alergias alimentarias y la Medida Independiente de Alergias Alimentarias antes, durante y después del tratamiento	tratamiento, y todavía más de 12 meses después. Los pacientes notaron que su falta de respuesta continua era la causa de los cambios positivos	
ITO de cacahuate con baja dosis	Se eligieron al azar 62 niños, edades de 3 a 17 años, para una ITO de cacahuate con una dosis de mantenimiento baja (125 miligramos) o alta (250 miligramos), o un placebo. Los cambios en la calidad de vida se midieron a través de cuestionarios para los padres	Los autores del estudio informaron una mejora significativa en la calidad de vida entre los pacientes elegidos al azar para los grupos de tratamiento	Blumchen, K. *et al.*, *Journal of Allergy and Clinical Immunology: In Practice*, 2019
Los niños que se sometieron a una ITO de cacahuate y sus padres	Se dividieron abiertamente al azar 57 niños para ITO y 20 para observación, y se entregó un inventario pediátrico de calidad de vida a los padres y niños tres veces: antes del tratamiento, después de un año y después de dos	37 niños completaron todo el estudio. La calidad de vida mejoró más entre los padres de los pacientes en el grupo de tratamiento, comparado con los padres de niños en el grupo de observación. Los niños no informaron las mismas mejorías, lo que destacó la posibilidad de que los padres hayan podido sobreestimar cómo la ITO cambió la vida de sus hijos	Reier-Nilson, T. *et al.*, *Pediatric Allergy & Immunology*, 2019

Otros tipos de terapia inmunológica

Inmunoterapia sublingual

Aunque la mayoría de los estudios de terapias inmunológicas para alergias alimentarias se ha enfocado en la ruta de los ITO que hemos descrito hasta ahora, existen otros métodos. A principios del siglo XXI, un grupo en España realizó el primer estudio de inmunoterapia sublingual (ITSL), en el que se daban pequeñas dosis del alérgeno en gotas abajo de la lengua. Los investigadores creen que la ITSL funciona activando las células inmunológicas bajo la lengua, enviando señales a través de la secuencia alérgica que limita la respuesta. El paciente mantiene las gotas ahí un par de segundos, antes de tragarlas. El estudio se enfoca en las avellanas, un alérgeno común en niños con alergia a las nueces, y uno que aparece frecuentemente en alimentos empaquetados, como postres y helados. Los investigadores separaron al azar a 23 pacientes para recibir inmunoterapia de avellana o un placebo. Para la conclusión del estudio, el cual duró hasta tres meses, los participantes en el grupo de tratamiento podían tolerar mucha más avellana que los pacientes en el grupo placebo.

Le siguieron más estudios. La Investigación del Consorcio de Alergias Alimentarias (CoFAR, acrónimo del inglés), financiada por los Institutos Nacionales de Salud de Estados Unidos, realizó una prueba de doble ciego al azar con 40 personas alérgicas a los cacahuates, de edades entre los 12 y 37 años, que comparaba diario una ITSL con un placebo. En su informe del estudio en 2013, los investigadores comentaron que un año de ITSL desensibilizó modestamente a la mayoría de los pacientes que recibieron el tratamiento. Los investigadores, liderados por David Fleischer en Denver, hicieron un seguimiento de su informe inicial dos años después, del cual se desprende que, tres años después de haber iniciado la ITSL, el tratamiento demostraba ser tanto efectivo en la reducción de la severidad de la alergia al cacahuate para la mayoría de los pacientes, como extremadamente seguro, aunque reconocieron que casi todos los pacientes no habían continuado el tratamiento los tres años completos.

Investigadores de Johns Hopkins compararon la ITSL con la ITO en un estudio al azar con 16 pacientes para ver si un método era mejor o más seguro. Concluyeron que la ITO era más efectiva en el tratamiento de la alergia al cacahuate, pero también provocaba más efectos secundarios (reacciones alérgicas), lo que dificultaba que los pacientes se adhirieran a los estudios de ITO. Investigadores de Carolina del Norte observaron el beneficio a largo plazo de la ITSL al darles el tratamiento a niños con alergia al cacahuate hasta por cinco años. De los 48 pacientes en el estudio, 32 podían consumir 750 miligramos de proteína de cacahuate al final del estudio, y 12 podían consumir 5 000 miligramos. Diez pacientes llegaron al nivel de una falta de respuesta sostenida. Esperamos con ansia los resultados de estudios actuales de ITSL.

Inmunoterapia epicutánea

Luego está la inmunoterapia epicutánea o ITEC. Este método suministra dosis de un alérgeno a través de un parche adherido a la piel y funciona a través de un mecanismo del sistema inmunológico distinto a las rutas orales. Básicamente, una persona porta su alérgeno alimentario en lugar de comérselo. Los estudios muestran que la ITEC funciona al provocar a las células inmunológicas escondidas bajo los folículos pilosos, lo que a su vez envía señales que disminuyen la respuesta alérgica. Un estudio de fase 1 con 100 personas alérgicas al cacahuate, de 6 a 50 años de edad, divididas al azar para recibir tratamiento con un parche que suministraba el alérgeno versus un parche placebo, descubrió que el tratamiento experimental era, de hecho, seguro. Algunos participantes sí tuvieron reacciones, pero la mayoría de ellas fueron leves o moderadas. El parche, llamado Viaskin, parecía merecer otras investigaciones.

Un estudio de fase 3 le siguió poco después. Investigadores de diversos centros a lo largo del país, incluyendo Stanford, inscribieron un total de 74 personas, de edades entre 4 y 25 años, con alergia al cacahuate en un estudio de doble ciego al azar, comparando dos dosis distintas del parche Viaskin de cacahuate (100 microgramos o 250 microgramos) y un placebo. Los participantes tomaron sus dosis un año entero, sin saber si estaban recibiendo el tratamiento o el placebo. Si podían comer 5 044 miligramos de proteína de cacahuate al final del estudio, o por lo menos 10 veces más de lo que podían al inicio, entonces su tratamiento se consideraba un éxito. Tres de los 25 pacientes de placebo llegaron a esa meta. Lo mismo que 11 de los 24 pacientes con el parche de baja dosis y 12 de 25 pacientes con el parche de dosis alta. Los niños menores de 11 años salieron mejor. Los pacientes tratados con ITEC tenían niveles más elevados de IgG4 y más bajos de IgE, ambos indicadores de un sistema inmunológico reentrenado, al final del estudio. Los efectos secundarios fueron comunes, pero menores; ningún paciente estuvo en peligro de reacciones alérgicas al parche.

Leah Cuéllar, la madre que decidió tener cacahuates en su casa, como escribimos en el capítulo 4, inscribió a su hijo, William, en este estudio en Stanford. William tenía dos años y medio cuando empezó. La prueba oral con alimentos al inicio del estudio fue difícil. Se puso rojo y vomitó después de comer más o menos la proteína correspondiente a dos cacahuates a lo largo de tres horas. Pero Leah estaba decidida, aunque no estaba segura de si su hijo recibiría el parche con proteína de cacahuate. Ella sabía cuánto significaría para él vivir sin temer a los cacahuates. Era difícil evitar que un niño pequeño se arrancara el parche. "Usó una buena cantidad de mamelucos", recuerda.

Ya que William estaba lidiando con el parche y el estudio, Leah y su esposo, Héctor, decidieron retrasar un poco su entrenamiento para ir al baño. Después del estudio inicial. William siguió con el tratamiento, ahora definitivamente recibiendo el parche con proteína de cacahuate. Siguió en tratamiento durante tres años. Aunque es demasiado joven para decirlo, sus padres creen de todo corazón que el tiempo y el esfuerzo valieron la pena para que estuviera seguro de reacciones alérgicas a los cacahuates.

Y ya que el tratamiento requiere muy poco de los participantes —no tienen que recordar tomarse su polvo de cacahuate en casa, no se tienen que preocupar por planes de viaje que alteren su rutina de dosis, los niños no tienen que comer algo que no les gusta—, casi todos siguen el régimen el año entero. También se está estudiando el método del parche para alergias a la leche y otros alimentos. La FDA está analizando actualmente el parche para su aprobación, potencialmente sumando a lo que esperamos que se convierta un día en una larga lista de terapias de donde elegir.

Probióticos e inmunoterapia

Existe otro dilema sobre la inmunoterapia: añadir un probiótico. Ya que las investigaciones han sugerido vínculos cercanos entre el microbioma intestinal y el sistema inmunológico, es razonable preguntarse si añadir flora intestinal sana a la ITO podría aumentar el beneficio. Investigadores de Carolina del Norte y Australia unieron fuerzas para ver si una ITO de cacahuate combinada con dosis de bacterias llamadas *Lactobacillus rhamnosus* podía llevar a los niños alérgicos a los cacahuates hacia una falta de respuesta continua. Ese "santo grial" de los resultados en los tratamientos todavía no se obtenía cuando empezó el estudio, y los investigadores esperaban que añadir un probiótico a la ITO inclinara la balanza. De acuerdo con su informe de 2015, entre los 28 participantes elegidos al azar en el grupo de tratamiento (ITO más probiótico), 23 no tuvieron reacciones alérgicas a los cacahuates hasta cinco semanas después de culminado el estudio. Entre los 28 elegidos al azar en el grupo placebo, solo un paciente tuvo ese resultado. No pasó suficiente tiempo para saber si la tolerancia seguía, pero los resultados claramente eran intrigantes. Cuatro años más tarde, los investigadores informaron que el beneficio de combinar un ITO y un probiótico había perdurado. Las investigaciones de probióticos son complicadas, pero los inmunólogos siguen explorando el uso de flora bacteriana saludable como parte de la búsqueda por restaurar el sistema inmunológico a su estado no alérgico.

Lo que las autoridades médicas dicen sobre la inmunoterapia

Toda la información que los investigadores han acumulado sobre la IT para alergias alimentarias hizo que organizaciones médicas líderes opinaran. En 2017, la Academia Europea de Alergias e Inmunología Clínica (EAACI) publicó una revisión extensa de las investigaciones y recomendaciones respecto al uso de la inmunoterapia para tratar las alergias alimentarias. Las sugerencias actuales de la agencia se expresan con cautela. De acuerdo con una revisión de la información, los lineamientos mencionan que existe evidencia firme en favor del uso de las ITO para incrementar la tolerancia a la leche en niños inscritos en estudios de ITO. Ya que los regímenes ideales de tratamiento todavía están en construcción, y la información a largo plazo sobre la duración de esa desensibilización aún no está disponible, la EAACI dice que la evidencia hasta ahora no apoya recomendar la ITO como un programa para revertir las alergias alimentarias. No obstante, la agencia sí reconoció que por lo menos una prueba controlada al azar logró justamente eso. Los lineamientos eran los mismos para las ITO de huevo, aunque la agencia aclaró que esa prueba al azar encontró que la mitad de los participantes tenían "falta de respuesta sostenida", es decir, continuaron desensibilizados después de terminar el tratamiento. Para la ITO de cacahuate en este momento, la agencia solo la recomienda para desensibilizar en el contexto de estudios clínicos. Para el método del parche y el método bajo la lengua, los revisores concluyeron que se necesitaban más estudios.

Si bien tales sugerencias parecen todavía tentativas, son alentadoras. Aún estamos en los primeros días de esta nueva era, y las autoridades de salud siempre deben ejercer extrema precaución porque muchos profesionales médicos y pacientes dependen de su guía. El hecho de que existan estos lineamientos es un gran avance en sí mismo. Y la agencia ha acogido la ITO hasta el grado de considerarla posible dadas las investigaciones hasta ahora. Los lineamientos también enfatizan que la ITO debe realizarse por un profesional médico en una instalación médica. En 2019, la Sociedad de Inmunología Clínica y Alergias de Australasia (ASCIA) recomendó que las ITO se quedaran nada más dentro del contexto de estudios clínicos hasta que más estudios se completen y el tratamiento se vuelva estándar.

La Academia Americana de Pediatría ha ido un paso más allá. "Bajo una cercana supervisión médica —escribió la organización en mayo de 2019— una ITO de cacahuate puede ser segura y efectiva para elevar el umbral del alérgeno necesario para disparar una reacción alérgica en muchos pacientes". En otras palabras, la ITO puede mejorar la tolerancia de personas con alergias al cacahuate. El método, continuaba la recomendación: "puede disminuir potencialmente el riesgo de reacciones alérgicas severas debido a la exposición accidental o no intencional al alérgeno".

Como también señaló este corto anunció de la AAP, los investigadores no han llegado a un consenso sobre el mejor régimen de inmunoterapia para ninguna alergia alimentaria, ya sea única o múltiple. Ahí es donde entran las decenas de estudios actuales. "Es probable que el panorama de los tratamientos de las alergias alimentarias se vea muy distinto en 10 años", concluyó la AAP. Estamos de acuerdo por completo. Y son las personas que viven con alergias alimentarias hoy en día —lectores de este libro, participantes de estudios y familiares que se adentran con valentía en este nuevo escenario— quienes están volviendo una realidad ese futuro tan distinto.

Vacunas para las alergias alimentarias

Tenemos una última parada antes de concluir con este resumen del territorio transitado por las investigaciones hasta ahora. Una de las preguntas más comunes que escuchamos sobre alergias alimentarias es si es posible hacer una vacuna. En este escenario, la palabra *vacuna* no implica inocular a una persona contra una enfermedad exponiéndola a pequeñas cantidades de ella, como es el caso de la polio, la varicela y otras. Las alergias alimentarias no son infecciones. Las vacunas para alergias alimentarias se parecen más a las vacunas desarrolladas para tratamientos contra el cáncer. Trabajan en personas ya diagnosticadas con alergia alimentaria al reestablecer su sistema inmunológico. Los pacientes reciben una inyección de ADN, la cual codifica una proteína alimentaria en particular, que entonces las células absorben. La presencia de este nuevo ADN en el cuerpo altera la respuesta usual que adopta el cuerpo contra esa proteína alimentaria. El método, también conocido como inmunoterapia de péptido, evita los requerimientos de las dosis diarias de otras inmunoterapias. Una vacuna para las alergias alimentarias también evita la necesidad de comer el alérgeno, algo que muchas personas temen desde el principio.

En un estudio de fase 1 de una vacuna para la alergia al cacahuate llamada PVX108, seis personas se sometieron a dosis incrementales de la vacuna o de un placebo. Más tarde, otros 18 participantes recibieron seis inyecciones de la dosis más alta durante 16 semanas. El tratamiento fue seguro y desató efectos secundarios fáciles de manejar. Otro estudio confirmó que la vacuna no provocaba reacciones alérgicas —una preocupación lógica, ya que la vacuna contiene proteína de cacahuate— al examinar muestras de sangre de 146 donadores alérgicos al cacahuate. Los basófilos, que se activan durante una reacción alérgica, no se activaron ante la presencia de PVX108. Otra vacuna para el cacahuate, HAL-MPE1, también sobrevivió en un estudio de fase 1. Aunque los resultados no fueron tan sólidos como en el estudio de PVX108, el tratamiento experimental fue seguro y continúa andando sobre el camino de las pruebas clínicas.

Un capítulo más adelante sobre el futuro no tan distante de las alergias alimentarias incluye más respecto a las vacunas, una en particular, llamada DNA LAMP, que seguimos con ansia.

Inmunoterapia: lo que sabemos hasta ahora

Tipo de tratamiento	Lo que han mostrado los estudios
INMUNOTERAPIA ORAL (ITO)	
Terapia autónoma (solo la "dosis" de alimento, ningún medicamento adicional)	• La ITO ha desensibilizado a participantes en los estudios con alergias al cacahuate, la leche, el huevo y otros alimentos. • Muchos pacientes experimentaron efectos secundarios leves, aunque pueden darse algunas reacciones severas • La desensibilización muchas veces fue temporal. Después de concluir el estudio, en ocasiones regresaron las alergias alimentarias • Los estudios con polvo de cacahuate mostraron altos índices de desensibilización y efectos secundarios
ITO con omalizumab	• Cuando los pacientes recibieron omalizumab antes y durante la ITO, se desensibilizaban a su alérgeno o alérgenos en cuestión de semanas, en lugar de meses o años, como se ve con las ITO autónomas • Incluir omalizumab mejoró la seguridad de la ITO. • El omalizumab más la ITO ha desensibilizado a los pacientes de estudios ante múltiples alérgenos al mismo tiempo • Un inconveniente del tratamiento con omalizumab es el alto costo del medicamento

Tipo de tratamiento	Lo que han mostrado los estudios
ITO con probióticos	• En un estudio al azar, los participantes permanecieron desensibilizados a su alérgeno cuatro años después de concluido el tratamiento, más que los pacientes con un placebo • Este estudio no incluyó un grupo de tratamiento con ITO sola, lo que dificulta interpretar el beneficio del probiótico
ITO con FAHF-2 (mezcla herbal de la medicina tradicional china)	• Estudios con este método han tenido resultados contradictorios • Un estudio de fase 2 de la ITO en combinación con omalizumab y FAHF-2 para el tratamiento de múltiples alérgenos alimentarios se encuentra en proceso hoy en día • Los científicos todavía no comprenden por completo cómo puede funcionar el FAHF-2 como tratamiento para las alergias alimentarias
ITO con dupilumab	• El dupilumab es un anticuerpo anti-IL-4R aprobado actualmente para el tratamiento del eczema y el asma • Se están realizando estudios de este medicamento en combinación con una ITO o como adición a una ITO más polvo de cacahuate • Aún no se determina el beneficio del dupilumab en el tratamiento de las alergias alimentarias
INMUNOTERAPIA SUBCUTÁNEA (ITSC)	
Terapia autónoma	• Estudios iniciales encontraron que la ITSC es efectiva para tratar la alergia al cacahuate • No obstante, los altos índices de severos efectos secundarios volvieron inaceptable este método
ITSC usando hidróxido de aluminio	• Algunas investigaciones sugieren que añadir hidróxido de aluminio a la ITSC puede disminuir la respuesta del sistema inmunológico al alérgeno • Un estudio de fase 1 de HAL-MPE1 (un extracto de cacahuate que entra en el cuerpo adherido al aluminio) encontró que este agente es seguro • Una prueba de fase 2 se está realizando en la actualidad para mCyp c1, una versión modificada de una proteína asociada con la alergia al pescado, suspendida en aluminio

Tipo de tratamiento	Lo que han mostrado los estudios
INMUNOTERAPIA SUBLINGUAL (ITSL)	
Terapia autónoma	• Ya se completaron las pruebas clínicas de ITSL para kiwi, cacahuate, leche, avellana y durazno • Estos estudios muestran que la ITSL es menos efectiva que la ITO, pero también provoca menos efectos secundarios
INMUNOTERAPIA EPICUTÁNEA (ITEC)	
Parche para la piel	• También se concluyeron las pruebas clínicas con parches para la piel para tratar las alergias a los cacahuates y la leche • Un estudio de fase 3 de Viaskin (un parche patentado) para alergia al cacahuate mostró un beneficio de este tratamiento, pero el estudio no cumplió los requerimientos adicionales de confirmar si había funcionado el tratamiento • Una prueba clínica de este parche para tratar la alergia a la leche está en curso
ANTICUERPOS MONOCLONALES (TERAPIA AUTÓNOMA)	
Etokimab	• El etokimab es un anticuerpo que actúa contra la IL-33, una célula del sistema inmunológico que tiene un papel en las alergias alimentarias • Información de un estudio de fase 2 sugirió que este medicamento es seguro y puede desensibilizar a la gente a los alérgenos del cacahuate, con apenas la primera dosis
VACUNAS	
EMP-123	• Esta vacuna incluye tres proteínas comúnmente involucradas en la alergia al cacahuate (Ara h1, Ara h2 y Ara h3) • En un estudio de fase 1, los pacientes experimentaron un alto índice de efectos secundarios, a veces severos
PVX108	• Esta vacuna para el cacahuate incluye versiones sintéticas de componentes de alérgenos comunes del cacahuate • Resultados preliminares de una prueba de fase 1 sugieren que esta vacuna es segura para el tratamiento de la alergia al cacahuate

Tipo de tratamiento	Lo que han mostrado los estudios
Vacuna DNA LAMP (ASP0892)	• Con este método, los pacientes reciben una inyección de ADN codificado de una proteína alergénica, en lugar de la proteína misma • Un estudio de fase 1 de esta vacuna para el tratamiento de adultos con alergia al cacahuate está progresando

Este resumen de las investigaciones realizadas hasta ahora fue muy poco exhaustivo, pero te da un mapa claro del territorio de las IT. Y las preguntas que quizá ahora te estés planteando son: *¿esto me puede funcionar a mí? ¿Le puede servir a mi hijo?* Ahí es donde entra el siguiente capítulo.

En conclusión

- Los estudios muestran que la inmunoterapia es eficaz para desensibilizar a las personas con alergias alimentarias, aunque a veces se dan efectos secundarios.
- La inmunoterapia reentrena el sistema inmunológico para que ya no produzca IgE, los anticuerpos responsables de disparar los síntomas alérgicos.
- La inmunoterapia más común es oral. Pero los métodos sublinguales (bajo la lengua) y epicutáneos (a través de la piel) también se están probando en estudios clínicos.
- Este campo de investigación está floreciendo, con medicamentos biológicos (como los anticuerpos monoclonales) y probióticos que se puedan añadir a la inmunoterapia o emplearse por su cuenta, vacunas y otros métodos que actualmente están bajo investigación.
- El primer medicamento de inmunoterapia se acaba de aprobar para el tratamiento de la alergia al cacahuate.

Capítulo 8

La inmunoterapia y tú

*Cómo funciona el tratamiento, dónde encontrarlo
y cómo decidir si es el correcto para ti*

De vacaciones en Florida, Kim Hartman se encontró con algunos amigos de Nueva York en un restaurante. El hijo de la pareja estaba ahí, sentado con ellos a la mesa, comiendo papas a la francesa como cualquier otro niño podría hacer. Kim empezó a llorar cuando lo vio.

El niño padecía alergias alimentarias. Kim conocía lo suficiente a sus padres para saber que no lo llevaban a restaurantes. No ordenaban del menú como un cliente normal. Nunca se arriesgaban de esa manera. Y ahí estaban, y Kim solo tenía una pregunta: "¿Cómo puedo hacer que mi hijo sea como el suyo?".

A principios de 2017, dos alergólogos pediatras de la Universidad Johns Hopkins se propusieron comprender por qué la gente busca las ITO. La comunidad médica no adoptaba por completo el tratamiento, sin embargo, una cantidad cada vez mayor de familias lo estaban buscando por medio de estudios y en clínicas privadas. Los investigadores pensaron que, si lograban comprender mejor qué motivaba esta tendencia, podrían moldear la terapia acorde para alergias alimentarias.

Distribuyeron una encuesta a familias con niños que ya habían realizado una ITO o se encontraban en medio de una. Alrededor de 75 de las 123 personas respondió que la razón de buscar una ITO era reducir el riesgo de una reacción alérgica mortal. Una decena más o menos dijo que su meta principal era "reducir las complicaciones por la exclusión estricta", y pocos menos dijeron que su inquietud principal era añadir el alérgeno a la rutina alimentaria de su hijo. Para la mayoría de ellos, tener éxito implicaba que, si bien el niño podía seguir evitando el alimento, la reacción alérgica sería menos probable y también menos severa. Varios de los padres se preocupaban por una anafilaxia fatal. Sufrían ansiedad por la muerte de sus hijos. Les parecía que evitar los alimentos era difícil. Querían que sus hijos probaran la ITO porque deseaban que estuvieran seguros.

Eso sin duda era lo que Kim buscaba para su hijo, Andy. Después de su primera reacción alérgica —una fiesta de cumpleaños cuando tenía 13 meses de edad, que terminó en un viaje a la sala de emergencias más cercana—, Andy recibió un diagnóstico de alergia al cacahuate, el huevo y todas las nueces. Tenía 10 años aproximadamente cuando Kim lloró ante sus amigos en Florida. Con una perseverancia extraordinaria, se abrió camino hacia nuestra clínica en Stanford en el momento preciso; la FDA nos acababa de dar permiso para realizar un estudio de múltiples alergias dirigido especialmente a pacientes con niveles de IgE que fueran demasiado elevados para nuestros otros estudios, una categoría en la que entraba Andy.

Andy y su madre viajaron de Nueva York a California cada dos semanas al principio, perdiendo días de clases en el octavo grado para que pudiéramos incrementar sus dosis. Con el tiempo, los viajes se volvieron mensuales. "Andy quería esto con todas sus fuerzas", recuerda Kim.

Pero el tratamiento no siempre fue fácil. Andy desarrollo esofagitis eosinofílica (EoE), una condición alérgica en la que el esófago se inflama por los glóbulos blancos acumulados en el tejido. Es un efecto secundario raro y tratable de la ITO que puede provocar dolor abdominal y vómito impredecible. En el caso de Andy, esto incluyó un par de episodios en la escuela. A Kim le preocupaba lo que el tratamiento le estuviera exigiendo no solo física, sino emocionalmente. "Eso es muy vergonzoso para alguien de su edad", dice Kim.

La ITO también le cobró una cuota a Kim. Respondió a las críticas de amigos y familiares que le decían que estaba cometiendo un error, sobre todo cuando se desarrolló la EoE. Se mantenía valiente ante su hijo, aunque en privado a veces se preguntaba por qué probaba este pionero tratamiento.

Pero luego recordaba exactamente por qué lo estaba haciendo. Escuchaba el miedo de Andy por ir a cualquier lugar donde pudiera haber nueces. Los planes que hacía para salir de vacaciones tenían que girar en torno a sus necesidades por las alergias. A Kim le preocupaba una exposición accidental a las nueces cuando menos la esperaran. Se armaba de valor y dejaba sus dudas a un lado. "Siempre asumí la actitud de que o vas con todo o no vas —dice—. O íbamos a confiar en este método o no lo íbamos a lograr".

Lo lograron... y más que eso. El compromiso de Andy eventualmente le permitió consumir ocho tipos de nueces, además de cacahuates. La EoE desapareció con la inmunoterapia oral continua. Cuando estaba en su primer año de preparatoria, Andy se fue de viaje a Perú con sus compañeros, un viaje que nunca hubiera hecho antes de la ITO. Se fue a la universidad persiguiendo su amor por el teatro, alejándose cada vez más de casa de lo que nunca antes hubiera hecho. Ya no siente la necesidad de decirle a un mesero de sus alergias. Y le encanta la Nutella. "Tiene una vida tan distinta de la que habría sido sin esto", dice Kim. Lo mismo que sus padres.

Para muchas familias, la decisión de perseguir una ITO no se toma solo una vez, sino repetidas veces. Es un compromiso, y como cualquier compromiso, no siempre es fácil cumplirlo. Los miles de niños y adultos que ahora están libres del miedo de una reacción alérgica severa han fortalecido repetidamente nuestro compromiso y nuestra creencia en el poder de este programa para revertir la condición. Pero las familias que consideran una ITO para alergias alimentarias enfrentan una variedad de cosas a considerar. Este capítulo ofrece una visita guiada a través del mundo de la ITO. Las familias de alergias alimentarias con las que Kari y su equipo han trabajado en la última década nos han enseñado mucho sobre este panorama: los retos y las recompensas. Esperamos que esta vasta experiencia ahora beneficie a los que apenas se acercan a la cuesta.

Antes de proceder, un comentario más: familias con alergias alimentarias, los vemos. Sabemos qué tan resilientes y valientes son. Conocemos los peligros que enfrentan y la determinación necesaria para garantizar la seguridad de sus hijos o de ustedes mismos. Y sabemos que mucho de lo que padecen no se aprecia a simple vista: el estrés, el miedo, la frustración. Y queremos asegurarles que esta nueva era de las alergias alimentarias está aquí para ayudarlos. No podemos garantizar una vida libre del estrés y ni siquiera libre de los retos de un sistema inmunológico confundido, pero sí podemos prometerles que el futuro de las alergias alimentarias es muy distinto de su pasado, mucho mejor, y que hay un lugar para todos.

¿Quién puede someterse a una inmunoterapia?

En teoría, cualquiera con una alergia alimentaria puede recibir inmunoterapia. Comenzarla a una edad muy temprana tiene sus ventajas. Muchos niños desarrollan aversión a su alérgeno en parte porque han pasado toda su vida hasta el momento del tratamiento con la advertencia de alejarse de ese alimento, y en parte porque tal alimento no ha estado presente en su dieta. Entre más chicos sean los niños, menos probabilidad habrá de que opongan resistencia a consumir el alimento.

No obstante, una persona nunca es demasiado vieja para comenzar la inmunoterapia. Las pruebas clínicas han incorporado pacientes en sus cincuenta, y algunos aspectos del tratamiento no tienen límite de edad. Ya que el proceso puede suscitar reacciones alérgicas, es importante que los participantes tengan buena salud. La ITO es un reentrenamiento del sistema inmunológico, por lo que es importante que este sistema no esté absorto con enfermedades graves previas.

Scott Jung tenía 29 cuando decidió inscribirse en una prueba clínica en Stanford. Él creció alérgico a los cacahuates, las nueces y el pescado, pero cuando un alergólogo le hizo pruebas ya de adulto, descubrió que su alergia a las nueces había desaparecido. Los pistaches, las almendras, las nueces de Brasil y las macadamias que había evitado toda su vida ya no representaban ninguna amenaza. Ese cambio hizo que Scott, que vive en la zona de la bahía de San Francisco, se preguntara si había alguna manera de deshacerse de su alergia a los cacahuates. Su alergólogo lo refirió hacia nuestros estudios en Stanford y se inscribió en un estudio de la vacuna para la alergia al cacahuate. "Llegué a 10 cacahuates sin una reacción —recuerda—. Fue una mejora significativa. Fue increíble".

La tolerancia de Scott fue un beneficio de corta vida del estudio y desapareció eventualmente. Motivado más por el estilo de vida que por el miedo, espera probar inmunoterapia en un futuro cercano. "Me gusta la comida que suele tener cacahuates —dice—. Valdría la pena probar".

¿Dolerá?

Cualquiera que empiece una inmunoterapia debería tener claro lo que comprende el tratamiento. En los términos más claros: vas a consumir una sustancia que tu cuerpo considera venenosa. No lo decimos para asustarte, sino porque nos parece lo mejor empezar este proceso con una mirada real de lo que espera en el camino.

La inmunoterapia empieza con una prueba oral con alimentos, la cual dura aproximadamente cuatro horas, para confirmar la presencia de un alérgeno. Muchas personas con un diagnóstico de alergia alimentaria nunca han hecho esta prueba. Tal vez se diagnosticó una alergia al huevo por medio de una prueba de punción cutánea después de una reacción alérgica a otra cosa. Algunas personas llegan a inmunoterapia por nueces cuando nunca han comido una sola. Así que el médico (y el paciente) necesitan estar seguros de que la alergia en realidad existe.

El propósito mismo de una prueba oral con alimentos es provocar una reacción. Por tal motivo, profesionales médicos son quienes siempre realizan la prueba y en instalaciones médicas. Hay epinefrina a la mano. Hay un desfibrilador ahí en caso de anafilaxia. Una prueba oral con alimentos conlleva un riesgo minúsculo, pero si el paciente sí tiene la alergia en cuestión, va a ocurrir una reacción. Es el punto de la prueba. Algunos pacientes consideran demasiado espeluznantes las pruebas orales con alimentos; algunos padres también. Son una parte inevitable de la inmunoterapia, pero eso no quiere decir que sean fáciles. Por el lado bueno, los pacientes jóvenes suelen apreciar la oportunidad de mirar películas, leer, escribir y dibujar durante el tiempo de espera después de cada nueva dosis. "Yo vi *Los juegos del hambre* todo el día, comí nueces y esperé tener una reacción alérgica", dice Violet Barnett, la hija de Sloan, que empezó inmunoterapia por alergia a las nueces cuando estaba en quinto año. Le asqueó la película mientras le dejaban de dar asco las nueces.

La inmunoterapia funciona de manera similar a una prueba oral con alimentos: las dosis comienzan pequeñas y aumentan lentamente. Sin embargo, las pruebas orales con alimentos están diseñadas para provocar reacciones alérgicas. En cambio, la inmunoterapia está diseñada para desensibilizar al aumentar las dosis en incrementos muy pequeños y a lo largo de periodos más extensos. El propósito de una prueba oral con alimentos es encontrar tu umbral de tolerancia. El propósito de la inmunoterapia es mejorarte. Como describimos en el capítulo anterior, muchos estudios de inmunoterapia empiezan moviendo rápidamente al paciente a una dosis "base", la cual señala el punto de partida del estudio. Esa dosis base suele ser lo suficientemente baja para no disparar una reacción alérgica. De nueva cuenta, ese es el punto. La meta de la inmunoterapia es incrementar la cantidad que puede tolerar una persona de un alimento antes de que su cuerpo reaccione. Algunos pacientes quieren llevar esa desensibilización hasta el grado de consumir el alimento libremente, es decir, ya no tener una alergia en lo absoluto. Otros quedan contentos con incrementar su tolerancia lo suficiente para dejar de preocuparse por reacciones graves a una exposición accidental.

Melanie Thernstrom dice que recientemente sintió la emoción de señalar la opción "sin alergias" en un formato escolar de su hijo, Kieran. "Las alergias alimentarias son un problema que ya no tenemos —dice—. Ya las tachamos por completo de nuestra lista".

Pero la recompensa se consiguió con mucho esfuerzo. El proceso fue largo. El tratamiento de Kieran tomó dos años. Aunque muchos niños tomaban omalizumab en combinación con la inmunoterapia para cuando Kieran empezó su tratamiento, él era demasiado chico para la medicina. El omalizumab por lo general acelera el proceso de introducción del alérgeno porque puede bloquear que el sistema inmunológico reaccione a la proteína alimentaria. Los pacientes que se someten a una inmunoterapia oral sin ningún medicamento anexo suelen proceder con mayor lentitud porque las reacciones alérgicas ocurren con más frecuencia. "Dábamos dos pasos para adelante y uno para atrás", dice Melanie del proceso.

Algunos días parecía que Kieran se estuviera acostumbrando al alérgeno. Otros días acababa lleno de ronchas y con los labios hinchados, y era necesario reducir la dosis. "Mi comida me lastima", lloraba Kieran. Sin embargo, Melanie dice que siempre supo que la ITO, sin importar los retos presentes, sobrepasaba por mucho la alternativa.

"Es difícil —dice de la ITO—, pero vivir la vida con alergias alimentarias es miserable y yo sabía que solo se volvería más y más miserable". Esto no quiere decir que la inmunoterapia con omalizumab sea sencilla. El medicamento viene en la forma de un líquido espeso que se debe inyectar, un tratamiento que no es cómodo. Para los cuidadores, todo lo que involucra la inmunoterapia es observar hasta cierto grado y esperar a que el niño se enferme por un alérgeno. No hay manera de evadir esa realidad, incluso mientras trabajamos para hacer que la inmunoterapia sea más rápida y más cómoda.

No es fácil ver que un niño tiene una reacción alérgica, y mucho menos si es tu hijo. En nuestra clínica en Stanford intentamos hacer que nuestros pacientes pediátricos se sientan tan cómodos como sea posible. Son valientes y queremos que se sientan como los héroes que son. Queremos que los niños salgan de sus visitas confiando en que el hospital es un lugar seguro y afectivo. Creemos que todos los alergólogos pediatras tenemos la misma actitud. Sí, habrá ocasiones en que necesitemos darles a tus hijos un poco de mano dura para que continúen con el incremento en las dosis, pero lo hacemos porque sabemos qué hay del otro lado: libertad.

¿Cuánto tiempo tarda?

La respuesta sencilla y nada satisfactoria de esta pregunta común es que la ITO tarda lo que tenga que tardar. La duración depende en parte de la meta. Como dijo Kim Yates, de quien escribimos en el capítulo 7: "Está el campamento Vive con Ello y el campamento Arréglalo".

Algunas familias están contentas con llegar al punto donde ya no se tienen que preocupar por una reacción alérgica severa ante una minúscula cantidad del alimento. Muchas personas con alergias alimentarias pueden llegar hasta este punto en cuestión de seis meses de tratamiento. Otras quieren la comodidad de saber que pueden comer lo que quieran, cuando quieran y en las cantidades que quieran.

La capacidad de consumir con seguridad alrededor de 300 miligramos de un alérgeno (ya sea en la forma de harina o en el alimento mismo) implica por lo general que una persona está segura de una contaminación cruzada. Los alimentos empaquetados sin nueces que se procesan en fábricas que también manipulan nueces son seguros en este nivel de desensibilización. Cuando llega a 1 000 miligramos, se considera que una persona supera la "prueba de la mordida", es decir, que una mordida del alérgeno no despierta a los centinelas del sistema inmunológico. Ese nivel protege a un niño pequeño que se roba una galleta de la mesa de Navidad en el segundo que te volteas, o al familiar bienintencionado que insiste en que las alergias alimentarias no son reales. Tolerar entre 2 000 y 4 000 miligramos de un alérgeno por lo general implica que se toleraría toda una porción.

Cada uno de estos niveles requiere una duración distinta de la IT; entre más desensibilizada desee estar una persona, mayor será la cantidad que necesite tolerar, así que más largo será el tratamiento. Decidir qué nivel de desensibilización buscar puede depender de diversos factores. Algunas personas tienen un nivel tan alto de anticuerpos IgE que llegar a un punto en que desaparezca por completo la alergia quizá no sea realista. En tales casos, quizá parezca inútil presionar con más de 300 miligramos. Como explica la doctora Tina Sindher de Stanford, necesitamos llegar a un nivel donde la ingesta accidental sea segura antes de subir las dosis. Llegar a una dosis que salvaguarde a una persona de una exposición accidental suele tomar alrededor de seis meses. La desensibilización total puede tomar hasta dos años. Acelerar este marco de tiempo es una de las metas de la investigación de inmunoterapia. Añadir el omalizumab a la ITO aumentó el paso en que los pacientes pueden tolerar su siguiente dosis mayor, y esperamos que sea cada vez más rápido. Pero la terapia aún es nueva y los pacientes difieren unos de otros (un aspecto vital de la inmunoterapia que cubriremos en un capítulo posterior). Conforme evolucione el tratamiento, tendremos regímenes más claramente definidos y una variedad de opciones para que los padres elijan.

¿Cuánto cuesta?

Como sucede con cualquier intervención médica, el costo de la inmunoterapia es una consideración crucial para muchas familias y personas. Los gastos de salud en Estados Unidos son tremendos, suman un estimado de 3.5 billones de dólares al año o alrededor de 10 379 dólares por persona. Es más o menos 18% de todo el producto interno bruto del país. No es seguro probar la inmunoterapia sin la supervisión de un profesional médico, pero eso implica que el tratamiento tiene precio. El costo inevitablemente pesará mucho en cualquier discusión familiar sobre inmunoterapia.

Las aseguradoras todavía no cubren ampliamente la inmunoterapia porque el método sigue considerándose experimental. Comúnmente, las empresas presentan la evidencia recabada en pruebas clínicas a la FDA, que entonces revisa la información y aprueba (o rechaza) el medicamento para su marketing. Las aseguradoras determinan la cobertura que ofrecen a partir de que una intervención en particular haya obtenido la aprobación de la FDA y si la mayoría de las autoridades médicas en un campo en particular la consideran un tratamiento estándar para la enfermedad en cuestión. Ambos objetivos dependen de las cifras. La inmunoterapia apenas empieza a cruzar la brecha separando lo experimental de lo establecido.

El AR101, un medicamento hecho con polvo de cacahuate, es el primer producto en llegar al otro lado. Otros, como el EPIT, le siguen de cerca. Estos avances concretos legitiman el campo de la inmunoterapia ante la mirada de los ejecutivos de las aseguradoras que otorgan (o no otorgan) coberturas.

Esta situación tiene varias implicaciones para la inmunoterapia en lo referente a costos. Para los participantes de las pruebas clínicas, la atención médica se paga con las becas que apoyan el estudio. El dinero de pruebas clínicas más amplias por lo general proviene de una combinación de becas de investigación federales y empresas farmacéuticas. Las compañías que proveen apoyos para un estudio suelen tener intereses en la investigación, es decir, su producto es parte del tratamiento experimental. Esa participación da pie a una inquietud obvia sobre parcialidades. Si una empresa provee financiamiento para un estudio que prueba su propio producto, ¿entonces no es más probable que el estudio aporte un resultado favorable? La inquietud es razonable. Pero también es importante comprender que muy pocos estudios grandes proceden sin apoyo comercial. En pocas palabras, las agencias federales no destinan suficiente dinero para investigación como para apoyar todo el valioso trabajo que se encuentra actualmente en desarrollo. Las empresas de biotecnología y otros fabricantes suelen tener financiamientos que igualan o sobrepasan la cantidad entregada a través de becas de investigación. Y estas empresas saben que sin los estudios sus productos no estarán disponibles.

Esto no quiere decir que los participantes de las pruebas clínicas no incurran en gastos. Los costos de traslado pueden ser tremendos. La inmunoterapia no está disponible en cualquier parte y los estudios tienden a concentrarse en instituciones académicas con investigadores dedicados a este campo en particular. Por tanto, las personas que deseen inscribirse en los estudios quizá tengan que viajar bastante —física, no solo metafóricamente— para llegar al sitio de la prueba. Nuestro deseo es que todos los que quieran una inmunoterapia tengan acceso a ella, geográfica y financieramente. Familias han viajado a Stanford de todas partes del país, pero obviamente hacer ese viaje depende de que tengan los medios para ello. Participar en una prueba de inmunoterapia también puede acarrear algunos costos médicos si tu hijo o tú tienen reacciones alérgicas después de la dosis diaria de alérgeno que toman en casa. Estos gastos a corto plazo pueden ahorrar dinero a la larga si la inmunoterapia elimina la necesidad de la epinefrina y los viajes al hospital. Sin embargo, puede ser de utilidad incluir cierta cantidad para gastos impredecibles.

La familia Schatz, cuya historia se incluyó en el capítulo anterior, vive a 15 minutos del centro donde realizan la prueba, así que los costos de viaje no eran un problema cuando Andrew, ahora de 16 años, recibió inmunoterapia. Pero su madre, Leilani, reconoce que llevar a su hijo a las citas de la prueba requería que faltara al trabajo, lo que puede representar una carga económica para algunas familias. En general, dice que el costo fue mínimo, "sobre todo dada la paz mental que obtuvo al saber que Andrew se encontraba en menor riesgo ante una exposición accidental".

Otras familias han tenido que hurgar más profundo en sus cuentas de banco. Para Éric Graber López, a cuyo hijo, Sebastián, conocimos en el capítulo 4, la inmunoterapia oral fue una inversión fuerte. Volaron de Boston a Palo Alto cada dos semanas durante casi 15 meses para que Sebastián pudiera participar en un estudio de múltiples alergias alimentarias. Los gastos de viaje sumaron 45 000 dólares. "No fue un gasto insignificante", comenta Éric. Pero su esposa y él eran afortunados de tener los recursos y creían que la inversión bien valía la pena—. "Fue un poco loco —dice—, pero creo que quizá sea la mejor decisión que hayamos tomado en lo que refiere a su bienestar".

Obviamente, un gasto de viaje como este deja las pruebas clínicas fuera del alcance de muchas familias, si no es que de casi todas, incluso si los estudios mismos no tuvieran costo. Hay otras opciones, sin embargo, que comentaremos en breve.

Conforme los medicamentos de inmunoterapia reciban aprobaciones de la FDA, sabremos más de su precio. Un AR101 cuesta varios miles de dólares durante los primeros seis meses de tratamiento, y luego varios cientos de dólares cada mes después de ese periodo inicial. Las aseguradoras supuestamente cubrirán la mayor parte de este gasto. La cantidad que el paciente ponga debe ser mucho menor, aunque es imposible estar seguro y obviamente variará dependiendo del plan de seguros.

Hay múltiples formas de ver los costos de los medicamentos. A nivel nacional, los economistas consideran la pesada carga que es el precio de un medicamento para el sistema de salud de un país. ¿Cuánto le va a costar la inmunoterapia a la nación? La Organización Mundial de la Salud calcula si un medicamento vale los dólares a través del lente del producto interno bruto de un país. Los países más ricos pueden costear medicamentos más caros que los países más pobres (una de las razones de que el mismo medicamento tenga diversos precios alrededor del mundo). De acuerdo con la interpretación de la OMS, una medicina es rentable —es decir, que vale su precio— en Estados Unidos si el gasto por persona suma 50 000 dólares al año o menos.

El Instituto para Revisiones Clínicas y Económicas (ICER, por sus siglas en inglés), una organización de investigación independiente que evalúa el valor económico de las intervenciones médicas, adopta una táctica más detallada. El ICER clasifica los medicamentos beneficiosos como de alto valor si cuestan menos de 50 000 a 100 000 dólares por año de vida ajustado por calidad (una medida que toma en cuenta tanto la cantidad como la calidad de vida). Los que cuestan entre 101 000 y 150 000 dólares, pero ofrecen un beneficio importante, se clasifican como de valor intermedio. Mientras que los que exceden los 150 000 dólares se designan de bajo valor. Un informe de ICER de junio de 2019 comentó que el AR101 no tendría que costar más de 4 808 dólares al año para lograr el mayor posicionamiento de rentabilidad (100 000 dólares por año de vida ajustado por calidad). Un costo de 7 248 al año dejaría el AR101 en el extremo superior de la categoría intermedia. Dados los estimados, el instituto calculó que 41% de la gente apta para recibir AR101 podría tener el tratamiento en un año dado sin representar un estrago para el sistema de salud del país.

Más tarde, en el verano de 2019, ICER declaró que el beneficio del AR101 y el parche de cacahuate no equiparaba el riesgo ni, por implicación, el costo. Esta postura era fallida. Como indicó un enorme equipo de alergólogos en respuesta, los pacientes que pasan por una inmunoterapia están conscientes de los efectos secundarios. Como sabe cualquiera con alguna alergia alimentaria, la preocupación es la exposición accidental, no la reacción deliberada inducida por el propósito de mejorar la tolerancia. Y como estudio tras estudio ha demostrado, la gente con alergias alimentarias y los padres de niños con la condición informan que sus vidas mejoran después del tratamiento. Un estudio de inmunoterapia de cacahuate epicutánea e inmunoterapia de cacahuate oral encontró que ambos métodos probablemente serán redituables. Entre más información tengamos de las pruebas clínicas, más comprenderemos sobre muchos casos de anafilaxia que estos tratamientos finalmente previenen y durante cuánto tiempo permanecen desensibilizados los pacientes.

A corto plazo, las familias que participan en pruebas clínicas necesitan considerar los gastos de viaje y las pérdidas económicas a causa de las visitas a la clínica necesarias para un incremento periódico de la dosis. Por otra parte, las deliberaciones de los gastos también deben incluir el dinero que ahorrarán por no tener que ir al hospital por reacciones alérgicas severas y la posibilidad de no comprar prescripciones de epinefrina cada año. Cada familia sopesará sus pros y sus contras de acuerdo con lo que les funciona mejor. A largo plazo, creemos que los programas de inmunoterapia estarán disponibles en general y serán cada vez más accesibles. Imagina un mundo en que todos los que se quieren desensibilizar por una alergia alimentaria lo puedan hacer... ese es el mundo hacia el que dirigimos nuestra labor.

¿La inmunoterapia curará mi alergia alimentaria?

Como escribimos antes, el resultado de cualquier tratamiento de inmunoterapia depende de la meta del paciente. ¿Quieres tener la capacidad de consumir con abandono tu antiguo alérgeno? ¿Sueñas con el momento que Melanie Thernstrom describió, no tener que mencionar las alergias alimentarias de tu hijo en el formato de la escuela o de los campamentos? ¿O te contentarás con saber que una mordida accidental no hará que la garganta de tu hijo se cierre? ¿Quieres comer helado sin restricciones o estás feliz sabiendo que una gota de leche que caiga en tu comida no te hará daño? Las respuestas a estas preguntas influyen en el resultado de la inmunoterapia.

Pero, asimismo, es demasiado pronto para poder decir si una inmunoterapia desensibiliza a una persona para siempre. No tenemos suficiente información a largo plazo para saber cuánto dura. Es imposible saber si los pacientes siguen sin responder por 10 años o más después de un estudio que terminó hace solo tres años. En la actualidad, muchos pacientes siguen con una dosis de mantenimiento del alérgeno después de la inmunoterapia. Para algunas personas, como Andrew Schatz, el mantenimiento implica tragar un cacahuate todas las noches. Otras personas consumen muchos más. Axel Thomas completó un estudio de desensibilización de cacahuate cuando tenía casi seis años. Podía tolerar hasta 5 000 miligramos de cacahuate en ese entonces, lo suficiente para que estuviera a salvo de una reacción peligrosa. El estudio requería que dejara el tratamiento durante siete meses para ver si su tolerancia duraba. En la siguiente prueba con alimentos comió el equivalente de 33 cacahuates en forma de crema de cacahuate.

Para mantener ese resultado, come dos M&M's de cacahuate todas las noches. La mamá de Axel, Anne, recuerda cuando le dijeron que su única opción era temer a las nueces y enseñarle a Axel a sentirse de la misma manera. Mantener su tolerancia con un poco de dulce cada noche, dice Anne, ha sido empoderador.

Los inmunólogos que estudian las alergias alimentarias muchas veces distinguen las diferencias entre *tolerancia y desensibilización*. En la definición estricta de tolerancia, el sistema inmunológico no responde ante la proteína que alguna vez desató un ataque de anticuerpos. Los mecanismos celulares que alguna vez hicieron que el cuerpo se llenara de ronchas, se hinchara y se paralizara de dolor han desaparecido, quedaron dormidos o están suprimidos. Como resultado, una persona anteriormente alérgica no desarrollará síntomas sin importar cuánto cacahuate, trigo o huevo coma. A veces también se hace referencia a ese estado con el término más moderado *falta de respuesta sostenida*. Esta frase, aunque parezca jerigonza, es quizá la más precisa. No podemos garantizar que una alergia ha desaparecido para siempre. En cambio, estamos viendo activamente cuánto dura la tolerancia, durante cuánto tiempo se sostiene esa falta de respuesta.

Por otra parte, algunos pacientes terminan desensibilizados en lugar de tolerantes. El término *desensibilización* hace referencia a un alto más temporal de la alergia que depende en la continua exposición del sistema inmunológico a la proteína culpable. Se deja de consumir esos dos M&M's diarios y la alergia regresa. Porque todavía no sabemos lo suficiente sobre qué regímenes llevan a la tolerancia o qué pacientes son más propensos de llegar a ese resultado, se recomiendan con frecuencia las dosis de mantenimiento después de terminadas las pruebas clínicas. Queremos que todo el trabajo duro que se hizo durante la inmunoterapia dé los mejores resultados posibles.

En estudios completados hasta ahora, por lo usual cierto porcentaje de pacientes terminan tolerando el alérgeno y algunos terminan desensibilizados. Las pruebas clínicas no han logrado llevar a todos los pacientes hasta una falta de respuesta sostenida, pero claramente no han dejado a los pacientes donde empezaron tampoco. Los regímenes actuales fluctúan entre la desensibilización y la tolerancia para quienes los completan en su totalidad. Y un propósito importante de la investigación actual es incrementar el porcentaje de pacientes que se vuelven tolerantes, su falta de respuesta sostenida por el resto de su vida.

La meta de las investigaciones sobre los tratamientos para alergias alimentarias es encontrar una cura. Queremos que todos con alergias alimentarias lleguen a un estado en que puedan comer libremente el alérgeno sin miedo. Pero, así como muchos otros campos, los investigadores de alergias rara vez usan la palabra *cura*.

Los médicos dudan en decir que una alergia alimentaria se cura porque no podemos predecir el futuro. Promete en exceso. Una cura está inextricablemente vinculada con el despliegue mediático seguido por el sentimiento público de decepción. Nos han bombardeado los titulares sensacionalistas del siguiente milagro en la medicina, solo para quedar decepcionados cuando un tratamiento resulta ser menos que óptimo. Incluso si una prueba clínica termina con todos los pacientes desensibilizados a su alérgeno por años y años, los médicos seguirían dudando en usar la palabra *cura*. La palabra también implica que el sistema inmunológico ha sanado, ha vuelto a su estado normal. Pero seguimos desentrañando exactamente qué sucede a nivel microscópico durante el tratamiento. No sabemos los cambios exactos, aunque las investigaciones actuales intentan descubrirlo. Hasta que no sepamos que el sistema inmunológico ha despedido permanentemente a todos sus actores promotores de alergias, que no hay nadie para reemplazarlos y que ya terminó el espectáculo, no usaremos la palabra *cura*. (Y aun cuando eso suceda, los médicos probablemente seguirán sin referirse a una alergia alimentaria como curada porque eso requeriría seguir a las personas toda su vida, lo que no es sencillo de hacer).

¿Cómo puedo inscribirme en un estudio de inmunoterapia?

Nos encontramos en medio de un tiempo increíble para la investigación sobre alergias alimentarias. Los días en que la condición se consideraba un problema marginal atendido por investigadores en la periferia han quedado muy atrás. Si imaginaras la investigación sobre alergias alimentarias como un mapa nocturno donde cada nuevo estudio añade una luz, hoy podrías ver franjas luminiscentes extendidas continuamente a través del país. Eso no quiere decir que todos viven ahora a un conveniente viaje en coche hasta la prueba clínica. Pero las distancias se están acercando más y más.

Las pruebas clínicas siguen explorando hoy cómo usar el omalizumab y otros medicamentos biológicos, como el dupilumab, para acelerar la inmunoterapia. Se están estudiando tratamientos para las alergias a la leche, el cacahuate, la carne, los mariscos, las nueces, el huevo, el trigo y otros alimentos. Está el estudio OUTMATCH de CoFAR, investigando el omalizumab y una ITO de alérgenos múltiples, y el estudio MOTIF (Monitoreo de Células T para las Alergias Alimentarias) analiza la inmunoterapia para camarones y nueces de la India, también financiada por el NIAID.

Encontrar estudios que investigan nuevos tratamientos para alergias alimentarias no es difícil. Cada prueba clínica que recibe financiamiento de los Institutos Nacionales de Salud y otras agencias federales se lista en clinicaltrials.gov. Y en el buscador para "condición o enfermedad", simplemente teclea "alergia alimentaria" y aparecerán todos los estudios relevantes. Al momento de esta publicación, más de 30 estudios sobre alergias alimentarias están inscribiendo pacientes. Los estados donde se realizan estudios incluyen Florida, California, Pensilvania, Washington D. C., Maryland, Colorado, Ohio, Massachusetts, Arkansas, Idaho, Carolina del Norte, Míchigan, Arizona, Alabama e Illinois. También se están haciendo pruebas de inmunoterapia en Alemania, Dinamarca, España, Inglaterra, Islandia, Países Bajos, Irlanda, Francia, Austria, Israel y Australia.

El primer paso para identificar un posible estudio es hablar con tu médico o alergólogo. Un profesional médico puede ayudarte a navegar el proceso de encontrar una prueba y contactar a un investigador para ver si calificas para el estudio. Tu médico también puede revisar el montón de consideraciones cruciales alrededor de la participación en pruebas clínicas. ¿Estás dispuesto a comprometerte por la duración entera del estudio? ¿Tu familia apoya esta decisión? ¿Estás preparado para el evento de algún efecto secundario? ¿Existen otros riesgos? ¿Cuál es tu meta?

La última pregunta es importante. En principio, la razón principal para buscar un tratamiento estrictamente experimental es porque puede ser mejor que cualquier otra opción disponible. Pero desde un punto de vista estrictamente ético, la razón principal de inscribirse a una prueba clínica debe ser ayudar a que avance la investigación. Las terapias que están bajo investigación por definición no están aprobadas. Esto quiere decir que no existe ninguna garantía en lo absoluto de que el tratamiento experimental será mejor que el grupo de control del estudio (por lo general, el tratamiento estándar actual) o lo que esté disponible a través de un doctor. Por tal motivo, los comités éticos que dirigen las pruebas clínicas insisten en que los pacientes estén conscientes de que participar en un estudio no es sinónimo de beneficiarse de él. Los participantes suelen firmar autorizaciones con las cuales se confirma que conocen el propósito del estudio, un requerimiento ético que ayuda a garantizar que cualquier persona que se somete a un tratamiento experimental sepa qué busca el estudio.

Esto no quiere decir que la gente deba sacar por completo de su mente la posibilidad de que la prueba clínica mejore su salud. Con las alergias alimentarias, sabemos que la única otra opción fuera de un tratamiento experimental es la exclusión. Y sabemos que evitar el alimento nunca va a mejorar la tolerancia de una persona a ese alérgeno; todo lo que hará es ayudarlos a eludir una reacción alérgica. Esta ecuación cambiará cuando la FDA apruebe los medicamentos para alergias alimentarias en años venideros. Cuando todos los alergólogos tengan acceso a regímenes demostrados y estandarizados, y la confianza de recomendarlos a sus pacientes, entonces la opción entre un tratamiento aprobado y uno experimental conllevará distintas consideraciones. Pero por ahora, aunque algunos alergólogos sí ofrecen inmunoterapia en su práctica privada (y recomendamos tener precaución antes de seguir por este camino; más al respecto a continuación), la gran mayoría de los tratamientos se hacen en un escenario de pruebas clínicas.

Preguntar si puedes unirte a una prueba clínica es algo tan directo como suena. Muchos estudios tienen listas de espera, así que es bueno estar preparado mentalmente para tal posibilidad. Y cada estudio tiene sus propios criterios de elegibilidad, requerimientos que los participantes deben cumplir para ser considerados. Estos criterios pueden corresponder a edad, tratamientos anteriores, tipo de alergia u otros problemas de salud, por mencionar algunos. Una revisión detallada del protocolo los ayudará a tu médico y a ti a determinar si un estudio es ideal para ti, pero muchas veces vale la pena contactar al equipo de investigación para estar seguro. Incluso si no te ajustas al estudio sobre el que estás preguntando, podría ser útil estar en el radar del equipo de investigación, ya que siempre se están planeando nuevos estudios.

Cuando se trata de hallar y unirse a un estudio, el mensaje esencialmente se reduce a la frase gastada: no hace daño preguntar. Identificar pruebas es fácil, contactar a los investigadores es fácil y descubrir si eres candidato para participar es fácil. Lo cierto es que no tienes nada que perder... excepto, quizá, tu alergia alimentaria.

Preguntas que hacer si estás considerando la inmunoterapia para ti o para tu hijo

Preguntas que los padres de niños con alergias alimentarias y los adultos con alergias alimentarias se deben hacer a sí mismos:

- ¿Me puedo comprometer a un proceso que dure años? ¿Cómo afectará esto a mi familia?
- ¿Estoy (o mi hijo) preparado para manejar las reacciones alérgicas conforme aumenten las dosis?
- ¿Quiero estar libre de la amenaza de una anafilaxia? ¿Lo deseo para mi hijo?
- ¿Quiero poder comer mi alérgeno (o alérgenos) actual sin miedo a una reacción alérgica? ¿Lo deseo para mi hijo?
- ¿Cuánto va a costar el tratamiento? ¿La aseguradora lo cubre? ¿Por qué sí o por qué no?
- ¿Qué tan lejos necesito viajar para el aumento periódico de dosis?
- ¿Mi hijo está listo para pasar por este proceso?
- Si el tratamiento es efectivo, ¿estoy (o mi hijo) preparado para mantener mi estatus libre de alergias al comer con regularidad pequeñas cantidades del antiguo alérgeno?

Preguntas para el médico:

- ¿Está certificado en alergias e inmunología?
- ¿Cuenta con un equipo entrenado que comprende la inmunoterapia para alergias alimentarias?
- ¿Es seguro el producto con que me tratará? ¿Tiene contaminantes de *E. coli* o salmonela? ¿Contiene las proteínas adecuadas para mi alergia alimentaria? ¿Las proteínas están degradadas? ¿La dosis seguirá siendo estable en refrigeración o si se cocina?
- ¿Me va a decir qué dosis de proteína exactamente me está administrando?
- ¿Va a compartir conmigo los detalles de su protocolo de tratamiento?
- ¿Está usando técnicas publicadas de algún estudio al azar revisado por otros colegas?
- ¿Cómo puede estar seguro de que me está tratando para todos los alimentos a los que soy alérgico?
- ¿Estará disponible en el teléfono 24/7?
- ¿Compartirá mi información para que, si requiero una visita a la sala de emergencias, pueda informar al médico de mi tratamiento con inmunoterapia?
- ¿Su clínica cuenta con un psicólogo que trabaje con las familias?
- ¿Su clínica cuenta con un nutriólogo?
- ¿Cómo sabe realmente que yo (o mi hijo) necesito este tratamiento?
- ¿Realizará una prueba con alimentos después de que esto termine para asegurar que el sistema inmunológico ahora pueda tolerar cantidades mayores del alérgeno?

¿Puedo probar la inmunoterapia si no soy parte de un estudio?

Desafortunadamente, esta pregunta no tiene una respuesta sencilla. En este momento no tenemos regímenes estandarizados de inmunoterapia; para eso son todos los estudios. Hay alergólogos privados que ofrecen inmunoterapias, pero puede ser difícil encontrar a estos especialistas y el costo del tratamiento deberá salir de tu bolsillo. Muchos alergólogos privados tienen experiencia en controlar la calidad de las proteínas alérgenas —una parte vital de la inmunoterapia—, pero muchos no. En algunas clínicas privadas no se les dice a los pacientes la cantidad exacta de miligramos de proteína que reciben (esta medida no es la misma que los miligramos de polvo, el cual contiene la proteína y otras sustancias). Los médicos quizá no verifiquen si la proteína que están a punto de administrar siquiera ayudará.

Unos ofrecen inmunoterapia usando harinas y polvos que se pueden ocultar con otros alimentos, pero tal vez no confirmen la ausencia de contaminantes, como salmonela, *E. coli* u hongos, en el producto o incluso en la dosis. En ocasiones se le puede ofrecer inmunoterapia a un individuo sin hacer una prueba oral con alimentos para demostrar que tienen una alergia alimentaria en primer lugar. En pocas palabras, puede ser precaria la evidencia rigurosa para justificar las técnicas usadas en un escenario privado.

Muchos alergólogos vacilan comprensiblemente ante la idea de ofrecer un tratamiento que saben provocará reacciones alérgicas. Conforme emerja la nueva era del cuidado de las alergias alimentarias, más alergólogos estarán listos para añadir la inmunoterapia a su repertorio. Pero la medicina es una práctica cautelosa por naturaleza. Los profesionales médicos quieren evidencia. Quieren ver las cifras y un producto aprobado por la FDA primero. Los resultados de las investigaciones que apoyan la inmunoterapia surgen de manera regular y pronto llegarán al volumen decisivo necesario para que un tratamiento entre dentro de la atención médica de rutina. Hasta que eso suceda, la mayoría de los alergólogos no realizará inmunoterapias.

Cada vez aparecen más clínicas privadas de IT. Estas clínicas son un escenario distinto de ver a un especialista que atiende toda clase de alergias; en cambio, son consultorios independientes que ofrecen solo inmunoterapia. Después de ver la brecha entre los poderosos resultados de los estudios y la renuencia continua de adoptar el tratamiento como una opción para las alergias alimentarias, algunos emprendedores han tomado la cuestión en sus propias manos.

Nosotras predecimos que, conforme la IT gane popularidad y aumente su aceptación, las clínicas privadas se volverán cada vez más comunes. Como lo vemos, la sólida información y los resultados impresionantes de las pruebas clínicas deberán llevar a una aprobación reguladora que vuela totalmente accesible la IT. Aun así, se necesitan más investigaciones para garantizar la seguridad del paciente. Cualquier clínica que realice un tratamiento para alergias alimentarias debe emplear procedimientos publicados, basados en la labor de centros de investigación establecidos. Las dosis de proteína necesitan ser muy científicas y debe haber personal entrenado disponible 24/7. Una dosis saludable de escepticismo podría salvarte de una dosis potencialmente dañina del alérgeno.

Elegir la exclusión de alimentos

Desarrollar una alergia alimentaria no es una opción; el tratamiento sí. Es perfectamente correcto quedarte con la exclusión y nadie debería sentirse presionado a buscar ninguna otra clase de intervención. Algunas personas no son capaces de comprometerse con el arduo proceso de meses de inmunoterapia. Para otros, la idea de consumir deliberadamente un alimento que has temido toda tu vida es una posibilidad difícil de tragar. Los padres enseñan a sus hijos con alergias alimentarias a alejarse de los cacahuates o el huevo o los lácteos a toda costa. Los alimentos empaquetados son nocivos; el peligro acecha en cada fiesta de cumpleaños y venta de pasteles. ¿Y ahora se supone que ese niño se olvide de las advertencias y coma justamente lo que le dijeron que ni siquiera tocara? No siempre es sencillo.

Nadie —adulto o niño— debería sentirse presionado a someterse a una inmunoterapia. Los niños que tengan edad suficiente para saber qué está pasando tal vez no estén listos. Como comentaremos en un capítulo más adelante, la alergia alimentaria está asociada con patrones psicológicos fuertes que no son fáciles de deshacer. Como un mago que saca una mascada de un sombrero, jalar un extremo de la alergia alimentaria puede desatar una cadena de problemas inesperados que nadie sabía que estaban vinculados con la condición. A veces, una persona necesita tiempo para estar lista. Otros niños pueden requerir una sesión con un profesional de la salud mental para ayudarlos a superar cualquier obstáculo que esté obstruyendo su camino hacia la inmunoterapia. Lo más importante es que no hay fecha de caducidad para un tratamiento. Una persona que no quiera hacerlo a los 15 años de edad puede tomar una decisión distinta 10 años más tarde. El tratamiento funcionará igual de bien que si empezara antes. La forma como una persona decide atender su alergia alimentaria es personal, y nadie debería sentirse presionado a probar la inmunoterapia hasta que no esté listo.

Un mundo nuevo

Para quienes eligen la inmunoterapia, es bueno recordar que este tratamiento es parte de una nueva era para las alergias alimentarias. Cada individuo que sigue un régimen para desensibilizar su sistema inmunológico ante una proteína alimentaria está ayudando a que avance el campo. Cada sesión para aumentar la dosis ayuda un poco más a convertir la visión de esta nueva era en una realidad.

Pero ser pionero tiene sus altibajos. Aunque miles de personas han completado tratamientos con éxito, no tenemos una historia de décadas de donde podamos extraer experiencias personales. Tus amigos y familiares podrían pensar que el tratamiento es riesgoso y, por tanto, quizá les cueste trabajo apoyar tu decisión. Es posible que te veas en la posición de explicar a otros repetidamente sobre un tratamiento del que nunca han escuchado. Tu médico general y tu alergólogo quizá no te recomienden unirte a una prueba clínica de inmunoterapia porque su trabajo es aportar recomendaciones médicas sólidas y demostradas, y tal vez teman desviarse de la norma.

Nos encontramos en un momento extraño de la historia en relación con las alergias alimentarias. Por otra parte, somos testigos de un incremento desconcertante en los índices, lo que nos obliga a enfrentar nuestra relación con el medioambiente y todo lo que sigue siendo un misterio en nuestro sistema inmunológico. Pero el pico en las alergias alimentarias es responsable directo de encender este nuevo paradigma. Nos ha catapultado hacia una cura. Ahora comprendemos mucho más sobre lo que nos vuelve vulnerables a reacciones inmunológicas fallidas y cómo prevenir esa secuencia. Los avances en campos rela cionados —el microbioma, por ejemplo, y hasta la inmunoterapia de cáncer— han extendido dramáticamente nuestro conocimiento. Los que están listos para caminar hasta el otro lado llevan consigo al compañero necesario para toda esta investigación: la invaluable experiencia de la gente que vive con esta condición todos los días y quienes son los beneficiarios a quienes van dirigidos los frutos de toda esta labor. Hay muchos investigadores clínicos y de laboratorio que han dedicado sus carreras a encontrar una mejor forma de tratar las alergias alimentarias. Ver que su esfuerzo ahora hace una diferencia en la vida de las personas es el mejor regalo que podríamos pedir.

Una última nota de advertencia

No podemos enfatizarlo lo suficiente: **los tratamientos para las alergias alimentarias se deben realizar solo bajo la supervisión cuidadosa de un profesional médico. No intentes la inmunoterapia ni ninguna otra intervención en casa.** Las reacciones alérgicas pueden pasar de leves a severas en cuestión de segundos. Las reacciones graves requieren atención seria. El riesgo de probar inmunoterapias por tu cuenta es demasiado grande. No lo hagas.

En conclusión

- La inmunoterapia puede desensibilizar a las personas a un alérgeno. En la mayoría de los casos se debe consumir diario una pequeña cantidad de alérgeno para mantener a raya la alergia.
- La inmunoterapia conlleva múltiples visitas de horas a una clínica por un periodo de meses a años.
- Las reacciones alérgicas durante el tratamiento son un efecto secundario común de la ITO.
- Mejorar la seguridad es una prioridad en las pruebas clínicas actuales y futuras.
- Busca en clinicaltrials.gov para encontrar estudios a los que te puedas unir.

Capítulo 9

El futuro (no tan lejano) del cuidado de las alergias alimentarias

Los nuevos medicamentos, dispositivos y tecnologías que están transformando el futuro de las alergias alimentarias

El tema subyacente de este libro es que estamos entrando en un nuevo momento para las alergias alimentarias. Los investigadores de todo el mundo han contribuido a una montaña creciente de evidencia detrás de un programa revolucionario llamado inmunoterapia para revertir la condición (comentado en los capítulos 7 y 8). Y sabemos más que nunca cómo prevenirla (comentado en el capítulo 6). Miles de personas ya han visto desaparecer su alergia a diversas proteínas alimentarias. Muchos de estos individuos pueden comer libremente ahora los alimentos que alguna vez tenían prohibidos. Muchos más han llegado a un punto en que una exposición accidental ya no representa una amenaza. Para un investigador de alergias, pocos momentos son más gratificantes que ver a los niños probar su primer snack lleno de nueces o su primera rebanada de pizza.

Pero el amanecer de este poderoso programa también ha iluminado un vasto paisaje de territorio inexplorado. Una creciente cantidad de investigadores académicos enfoca actualmente sus laboratorios y clínicas en la labor de iluminar los secretos ocultos del sistema inmunológico y usarlos para beneficio de los pacientes con alergias alimentarias de todo el mundo. Y más y más empresas se están dando cuenta de que la inmensa población diagnosticada con alergias alimentarias suma tanto una buena causa como un mercado tentador.

Lo que todo esto significa para las personas que viven con alergias alimentarias es que la gama de tratamientos, medicamentos, dispositivos y otras tecnologías está en transformación en este momento. Dentro de 5 o 10 años, este mundo seguramente se verá muy distinto de hoy. Alfred Schofield, el médico que trató con éxito a su paciente alérgico al huevo con huevo en 1908, estaría impactado de los avances tecnológicos de las últimas décadas. Pero muy pronto, el campo de las alergias alimentarias podría quedar irreconocible hasta para los pioneros actuales.

Este capítulo recorre el nuevo territorio. Veremos todos los dispositivos innovadores ahora en proceso y los medicamentos que se abren camino a través de investigaciones y líneas de desarrollo. También nos adentraremos en las últimas investigaciones de laboratorio para ver el cómo y el porqué de las alergias alimentarias, algunas dudas cruciales que podrían llevar a avances aún más significativos. Parte de este recorrido involucra ciencia técnica. Parte parece más ciencia ficción. Todo es real y de una importancia potencial. Como sucede con las incursiones al futuro, no hay garantías. Nosotras no tenemos lentes color rosa puestos, y tú tampoco deberías. El progreso toma tiempo y la historia ha demostrado una y otra vez que el camino de la duda científica hasta la respuesta beneficiosa rara vez es corto y directo. Aun así, estamos emocionadas y entusiasmadas por la variedad de proyectos en desarrollo, la dedicación de quienes están detrás y la relevancia que esta labor podría tener no solo para las personas que ya están diagnosticadas con una alergia alimentaria, sino para quienes ahora podrían vivir sin que los afecte jamás.

Romper la nuez

Muchos investigadores han hecho un esfuerzo extraordinario por detener la alergia al cacahuate. Pero ¿qué pasaría si, en primer lugar, pudiéramos evitar que el cacahuate cause una alergia? Esa es la idea detrás del esfuerzo por crear un cacahuate hipoalergénico. Quita las partes problemáticas de la leguminosa, dice ese pensamiento, y *voilà!*, no más alergia a los cacahuates.

Es un concepto tentador, y no uno novedoso. Los intrépidos investigadores han tratado de pulsar los cacahuates con luz ultravioleta, les han disparado rayos gamma y los han hervido durante medio día con la esperanza de volver menos alergénico este amado alimento. Un descubrimiento significativo se dio cuando los investigadores identificaron varias proteínas de cacahuate que disparan una reacción alérgica. Tales proteínas —Ara h1, Ara h2, Ara h3 y Ara h6— disparan procesos del sistema inmunológico que terminan en síntomas de alergia. Un intento, comentado hace varios años, usó enzimas para descomponer algunas de estas proteínas en el cacahuate. Investigadores de la Universidad Estatal de Agricultura y Tecnología de Carolina del Norte crearon una solución enzimática que usaron para eliminar la cáscara y la piel de los cacahuates rostizados, lo que redujo así su cantidad de Ara h1 hasta niveles indetectables y hasta 98% de la cantidad de Ara h2. Pruebas de punción cutánea realizadas con las leguminosas alteradas mostraron que eran menos alergénicas que sus contrapartes comunes (la tecnología se licenció comercialmente en 2014, pero no hay más información disponible). Un equipo en Alabama ha intentado eliminar el gen que codifica el Ara h2, el cual parece ser el alérgeno más fuerte en el genoma del cacahuate. El grupo creó una planta de cacahuate genéticamente modificada y demostró que los anticuerpos IgE dirigidos al cacahuate tenían más problemas para adherirse al objeto de su desafecto.

Un intento más reciente se enfoca en el CRISPR/Cas9, la tecnología de edición genómica que se ha arrastrado hasta los medios informativos en los últimos años. La tecnología permite a los científicos alterar los genes de forma barata y sencilla, una capacidad que ha puesto toda clase de posibilidades fantásticas al alcance, desde erradicar el cáncer hasta crear cosechas resistentes a las plagas. En el mundo de las alergias alimentarias, el CRISPR/Cas9 podría usarse para cambiar permanentemente los genes que codifican las proteínas alergénicas. Con su identidad así alterada, el sistema inmunológico ya no las atacará.

Por lo menos esa es la idea. Peggy Ozias-Akins, una genetista molecular de la Universidad de Georgia, no está segura de que sea posible crear un cacahuate hipoalergénico. "Yo nunca diría que es 'libre de alérgenos'", le dijo a *Scientific American* en 2016. Eliminar todos los genes responsables de las proteínas alérgicas (se han identificado por lo menos 17 hasta ahora) en el genoma del cacahuate es una empresa enorme y probablemente imposible. Y los genetistas no saben todo lo que codifican estos genes. Extraer las proteínas problemáticas también podría volver menos nutricional a la planta, quitarle sabor o su capacidad de combatir plagas.

La idea de un cacahuate hipoalergénico es riesgosa. No hemos establecido un límite claro de qué tanta reacción es aceptable, y dado que las reacciones alérgicas a los cacahuates pueden virar fácilmente hacia algo serio, no querríamos apoyar un cacahuate como si estuviera libre de alérgenos, a menos que tuviéramos esa seguridad; las consecuencias de equivocarnos serían demasiado grandes. Y como ha señalado Ozias-Akins, mantener la cosecha hipoalergénica separada de una cosecha regular no es tarea fácil. Los insectos polinizan las plantas, y estos vuelan. No hay manera de evitar que un polinizador viaje entre una planta de cacahuate silvestre y una planta hecha en laboratorio sin proteínas alergénicas. Y el margen de error entre los campos y el supermercado podría hacer que hasta el padre más relajado de alguien alérgico entre en pánico.

Todo este escepticismo no implica que un cacahuate alterado esté fuera del alcance. El genoma del cacahuate se secuenció por completo en 2019, un gran paso hacia el aislamiento de los genes relevantes para la alergia. Pero crear una planta que sea *menos* alergénica puede ser una meta más realista que crear una que sea por completo hipoalergénica. Hortense Dodo, de la Universidad de Alabama, patentó su proceso para eliminar las tres proteínas alergénicas más infames (Ara h1, Ara h2 y Ara h3). En 2018, describió su planta de cacahuate genéticamente modificada como "hipoalergénica directa de los campos". Ella vislumbra la posibilidad de que la industria alimentaria use su cacahuate modificado para que los encuentros accidentales se alejen más de un rango fatal. Científicos del Departamento de Agricultura de Estados Unidos y de la Universidad Estatal de Carolina del Norte han eliminado la proteína alergénica de las plantas de cacahuate por medio del cultivo. Una planta de cacahuate genéticamente modificada que provoca solo una leve reacción alérgica puede ser una añadidura bienvenida para muchos pacientes con alergia. Y con la ciencia sin precedentes del CRISPR/Cas9 es verdaderamente imposible saber qué va a pasar.

Nuevos genes

Otra posibilidad que surge del campo de la genética se enfoca en el otro lado de la ecuación de las alergias alimentarias: el sistema inmunológico humano. Investigadores de la Universidad de Queensland en Australia han estado intentado deshacer la programación inmunológica con terapia genética. Quieren hacer que el sistema inmunológico olvide que alguna vez reconoció una proteína alimentaria como enemiga. Esta noción está cimentada en la ciencia. Las células inmunológicas tienen una cierta clase de memoria, aunque es más parecida a la memoria muscular que un recuerdo nostálgico. Como los dedos que bailan encima de las teclas para encontrar las notas sin nuestra guía consciente, las células del sistema inmunológico recuerdan sus reacciones a diversas sustancias. Y similar a la gente misma, estas células son necias cuando se trata de cambiar de opinión.

Los investigadores australianos creen que es posible alterar su cableado introduciendo un nuevo gen. El método se enfoca en las células madre de la sangre. Después de extraerlas del cuerpo, los investigadores agregan un gen que regula cómo reacciona el cuerpo al alérgeno. Las células madre alteradas se devuelven entonces al cuerpo. Las nuevas células de sangre producidas por estas células tratadas apagan así la respuesta alérgica presente en células específicas del sistema inmunológico. Los investigadores, liderados por el inmunólogo Ray Steptoe, tuvieron éxito en apagar las reacciones alérgicas en animales. Él espera mejorar el método al grado de que una sola inyección pueda borrar por completo la memoria de un alérgeno del sistema inmunológico. En su opinión, la gente que vive con alérgenos alimentarios letales sería la población ideal para el tratamiento. Pero antes de que pueda suceder, estudios tendrán que demostrar que el método funciona igual de bien con personas como con animales.

En busca de una causa

Hemos recorrido una distancia increíble en las últimas décadas. Comprendemos la mecánica fundamental de la respuesta del sistema inmunológico a los alérgenos. Hemos acumulado conocimiento vital sobre los factores medioambientales que probablemente nos vuelven más vulnerables a las alergias alimentarias. Tenemos maneras de prevenir las alergias alimentarias y programas para revertirlas.

Pero todavía tenemos un largo camino que recorrer para desentrañar la secuencia precisa de eventos que lleva al sistema inmunológico a reaccionar contra una proteína alimentaria en primer lugar. Y todavía no comprendemos enteramente la razón de esa reacción. ¿Por qué el cuerpo humano desarrolla una alergia? ¿Por qué ha evolucionado esta característica? ¿Existe un propósito para esta respuesta? Responder estas preguntas no es solo un mero ejercicio de curiosidad. Podría ayudarnos a curar la enfermedad.

La tecnología CRISPR podría ser esencial para este propósito. Un grupo de investigadores que son parte de la Iniciativa Científica de Alergias Alimentarias en el Instituto Broad está usando esta herramienta para descubrir cuáles de nuestros genes hacen qué trabajo cuando el cuerpo cultiva una respuesta inmunológica. CoFAR y la Red de Tolerancia Inmunológica, ambos en los Institutos Nacionales de Salud, son un grupo de centros por todo Estados Unidos que colaboran para intentar responder muchas preguntas sobre la biología de las alergias alimentarias, por ejemplo:

- ¿Cómo siente el sistema inmunológico la presencia de un alérgeno?
- ¿Qué células inmunológicas están involucradas en la respuesta que aún no hemos identificado?
- ¿Qué no comprendemos aún sobre por qué ocurren las alergias alimentarias? ¿Qué busca el cuerpo con una reacción alérgica?
- ¿Qué células intestinales son parte del desarrollo de las alergias alimentarias y cuáles sus reacciones subsecuentes?
- ¿Cómo influye exactamente el microbioma intestinal en una alergia alimentaria?

De la mano

Es crucial que la ciencia de laboratorio incremente nuestra comprensión de las alergias alimentarias. Dar zancadas hacia la prevención y el tratamiento —incluso abordar la idea de una cura— depende de las contribuciones incrementales de la ciencia a partir de experimentos concienzudamente cuidados que se realizan por todo el mundo. No hay forma de eludir el hecho de que la ciencia toma tiempo. El progreso puede suceder de un salto, pero ese salto puede depender de un inicio que tome décadas.

Muchas personas tienen en mente encontrar formas más rápidas de mejorar la vida de personas que subsisten con alergias alimentarias. Este es el territorio de los dispositivos. Actualmente se está trabajando en sensores, brazaletes, escáneres y métodos innovadores para suministrar medicamentos. La plétora de productos emergentes muestra qué tan lejos han llegado las alergias alimentarias para recibir la atención de los emprendedores. Es cierto que no todo en la cartera de productos es confiable o siquiera viable. Pero parte de lo que se ofrece son joyas que podrían volver absolutamente más segura y más fácil la vida para quienes padecen alergias alimentarias y para sus familias.

Avances en epinefrina

Muchas familias luchan con la epinefrina. Cargar dos inyectores puede ser engorroso y caro. Los niños mayores se sienten expuestos por el objeto abultado y puede que sea menos probable poderlo cargar en un bolsillo por ello. Y luego está la inyección misma. La idea de enterrar una aguja en el cuerpo de alguien más no es algo con lo que todos se sientan cómodos desde el principio. Los cuidadores muchas veces necesitan entrenamiento. Los niños tienen que aprender a inyectarse a sí mismos en caso de emergencia. Nuestra empresa está creando una forma de epinefrina en atomizador nasal que podría esquivar algunas de estas cuestiones. Antes que nada, el atomizador nasal evita la necesidad de inyectar la droga cuando se da una reacción alérgica. El atomizador, actualmente llamado BRYN-NDS1C, está diseñado para ser portátil y fácil de usar. A principios de 2019, después de que los estudios piloto mostraron que una dosis baja de la nueva fórmula funcionaba tan bien como la epinefrina inyectable, la FDA le otorgó al producto una "designación de canal rápido", lo que quiere decir que la agencia reconoce que satisface una necesidad médica no cubierta y concuerda en revisar cualquier información de estudios rápido para que los pacientes se puedan beneficiar lo antes posible. El primer estudio en personas ya se terminó y los resultados debieron publicarse en 2020.

La anafilaxia es alarmante no solo por su gravedad, sino por su velocidad. Una reacción alérgica puede pasar de leve a severa en cuestión de minutos. Un niño pequeño que esté solo cuando los síntomas comiencen quizá no tenga la fuerza suficiente para usar un inyector de epinefrina de manera efectiva. O podría tomar demasiado tiempo antes de que un niño se dé cuenta de que necesita ayuda y busque asistencia. Dada la profusión de los dispositivos portátiles, era solo cuestión de tiempo antes de que alguien encontrara la manera de usar esa tecnología en alergias alimentarias.

Aibi es un brazalete que siente los cambios en los niveles de histamina y envía una señal a los cuidadores adultos de que un niño se encuentra en las primeras etapas de la anafilaxia. Los dispositivos portátiles envían una alerta a cualquier otro dispositivo vinculado —el teléfono de los padres, el teléfono de la enfermera de la escuela— de que hay una emergencia de alergia, y muestran un mapa entre el niño y la inyección de epinefrina más cercana, así como la locación del receptor. Si el dispositivo se vuelve una realidad, podría ayudar a aliviar parte de la carga y la preocupación que los niños alérgicos a un alimento tienden a soportar, y les dará a los padres un poco más de paz mental. El proyecto Abbie, un producto en desarrollo por el Instituto Wyss en la Universidad de Harvard, es similar en nombre y en propósito. Ingenieros, desarrolladores de software y médicos del Hospital Infantil de Boston están creando un dispositivo portátil que monitorea los cambios en el cuerpo asociados con las reacciones alérgicas. Si el dispositivo detecta síntomas de anafilaxia (como la liberación de histamina), alerta a quien lo usa y envía un mensaje al teléfono del cuidador. Un dispositivo anexo suministraría epinefrina de inmediato, sin requerir el piquete de una aguja. El producto, actualmente en desarrollo, obtuvo el nombre de Abbie Benford, quien murió de anafilaxia en 2013, días antes de cumplir 16 años. Sus padres empezaron un financiamiento para el proyecto en honor de su memoria, esperando ayudar a otras familias a evitar el mismo destino.

Sensores de ingredientes

Imagina tener un dispositivo que pueda escanear tu plato y alertarte de la presencia de tus alérgenos. Es una idea que algunas empresas emergentes han tenido, y la carrera es llevar un producto práctico, preciso y costeable al mercado.

Una invención llamada Nima es lo más lejos que se ha llegado en términos de disponibilidad. Este dispositivo con forma triangular es del tamaño de una cartera y viene en dos variedades: cacahuate y gluten (cada uno cuesta 229 dólares). Se inserta una muestra de comida en un pequeño cilindro, se muele y luego se mezcla con químicos que aíslan la proteína del resto del alimento. Los anticuerpos impregnados en una tira reactiva dentro de la cápsula se adhieren a la proteína si se encuentra presente en la muestra. Un sensor electrónico señala si los anticuerpos en la tira reaccionan con cualquier proteína. Aunque el sensor de gluten se creó principalmente para personas con enfermedad celiaca, una condición autoinmune, las personas con alergias al trigo, la cebada o el centeno también lo pueden usar porque dichos alimentos contienen gluten.

De acuerdo con las regulaciones de Estados Unidos, un alimento debe contener menos de 20 partes por millón (ppm) de gluten para que se considere libre de gluten, así que el sensor está diseñado para detectar 20 ppm o más. En un estudio publicado en marzo de 2019, investigadores analizaron la capacidad de Nima de detectar correctamente la presencia de gluten en muestras de aderezo para ensalada, yogurt, vinagre, chocolate, mantequilla, queso, tortitas de carne, helado, sopa, masa preparada, pasta, granola, varios tipos de harina, varios tipos de nueces, linaza, trigo sarraceno, una mezcla de especias, pan sin gluten, pan sin gluten con gluten añadido y varios otros elementos, con un total de 447 pruebas. El dispositivo fue 99% preciso al detectar gluten en una concentración de 20 ppm o más. Falló en detectar la proteína en tres pruebas; informó equívocamente la presencia de gluten en 10 pruebas donde no había, y dio un mensaje de error en 31 de las pruebas. En un estudio de 2018, al dispositivo le costó todavía más trabajo detectar el gluten a 20 ppm en un tipo de pasta, pero funcionó para 63 de las 72 muestras de alimentos. La precisión mejoró a 30 ppm y aún más a 40 ppm.

Estos hallazgos son impresionantes, pero también pueden ser engañosos. Como explicó el periodista Alex Shultz en una reseña exhaustiva de Nima en *The Verge*, en 2019, si el sensor detectara gluten a niveles menores del umbral básico de 20 ppm, entonces la prueba se consideraría como un resultado favorable. Pero si el sensor falla en detectar gluten por debajo de esa concentración, ese fallo es aceptable, ya que la concentración sería inferior al umbral estándar. Un consumidor que revisara la información no tendría manera de saber los detalles minúsculos como este sin una lectura muy cuidadosa del artículo publicado, algo que muy pocos consumidores probablemente harán. Los investigadores rastrearon algunas de las imprecisiones reportadas en la información del artículo hasta un tipo de pasta en particular con la cual tenía problemas el sensor. Pero como señaló correctamente el informe de *The Verge*, la gente que debe evitar el gluten necesita tener la seguridad de que el sensor funciona con todos los alimentos.

A diferencia del sensor de gluten, no hay información revisada por expertos disponible para el sensor de cacahuate. Sin un estudio revisado por pares, no tenemos forma de saber qué tan preciso es. Muchas veces un dispositivo como este recibe validación de un tercero independiente y no involucrado, alguien que no tenga intereses en su éxito o fracaso. Este acercamiento asegura que la parcialidad a favor del producto no influya en el resultado. Se realizaron dos pruebas externas del sensor de cacahuate —las cuales reportaron un índice de precisión de 99.2 y 98.7%—, pero un estudio se hizo en un laboratorio cuyas credenciales son dudosas y el otro usó muestras de comida preparadas por Nima, lo cual introduce la posibilidad de un sesgo. Con Nima, la extensión de las pruebas externas no es clara.

El margen de error también es problemático. Es impresionante que un dispositivo pueda decirnos en realidad si un alimento contiene una proteína en particular, pero si falla en detectar esa misma proteína en una de cada cinco muestras, entonces la gente con alergias alimentarias no puede depender realmente de él. Por otra parte, si el sensor confunde las proteínas en alimentos sin cacahuate ni gluten, tampoco cumple su promesa.

Las autoridades reguladoras no ayudan necesariamente aquí. Es importante saber que la FDA no tiene un proceso de aprobación para dispositivos como este, como sucede con nuevos medicamentos, así que están libres de una supervisión reguladora. Las empresas privadas pueden empezar a vender sus productos antes de que se publique un estudio riguroso y hasta sin que se haya realizado siquiera tal estudio.

Esto quiere decir que podríamos estar comprando un dispositivo —y lo más importante, confiando en él— sin información revisada por pares que apoyen su uso. La revisión de los pares implica que científicos con experiencia en el área en cuestión leen el estudio y lo determinan correcto (o piden clarificación y más información) antes de su publicación. Las revistas científicas dependen de las revisiones de expertos para verificar que un estudio se haya realizado bien, que cualquier análisis estadístico sea sólido y que las conclusiones tengan sentido. Saltarse este paso entre el laboratorio y el carrito del supermercado implica que no sabemos con certeza que un producto sea confiable.

Además, las autoridades médicas no han acordado una concentración aceptable de cacahuate que pueda contener un alimento antes de considerarlo peligroso para las personas alérgicas. No existe un estándar establecido para el cacahuate equivalente a las 20 ppm consideradas seguras para el gluten. Que incluso tenga que existir siquiera un margen menor como existe para el gluten es una cuestión pendiente y controversial en el mundo de las alergias alimentarias. Y un fallo en la detección del gluten o del cacahuate en cualquier muestra de una porción de comida no garantiza que todo el platillo esté libre del alérgeno.

Esto no quiere decir que Nima no tenga lugar en el cuidado de las alergias alimentarias. Existe información revisada por pares sobre el sensor de gluten y el sensor de cacahuate. La empresa ha hecho sus propias pruebas, lo que es mejor que no contar con prueba alguna. Actualmente este dispositivo puede usarse mejor como acompañamiento de otras medidas precautorias. Los clientes con alergias alimentarias en restaurantes siempre se deben asegurar de que el mesero esté completamente consciente de los alimentos que no deben tocar los suyos. En las alergias alimentarias, como en la vida, no hay sustitutos para asumir la responsabilidad de nuestras propias necesidades.

Otros sensores de alimentos

Ya están en camino más dispositivos capaces de detectar los alérgenos. Investigadores de la Universidad de Harvard crearon un dispositivo en la forma de llavero llamado iEAT, un acrónimo conveniente para prueba de antígenos exógenos integrados. El grupo informó el éxito inicial de su invención en la revista *ACS Nano* en 2017. El sistema portátil contiene un equipo de extracción del alérgeno, un analizador que usa imanes y electrodos para detectar la presencia de un alérgeno y una aplicación de smartphone que muestra los resultados. El grupo probó cinco alérgenos —leche, huevo, cacahuate, avellana y trigo— en concentraciones increíblemente pequeñas, incluso menos de 0.1 mg/kg de gluten, menos del umbral establecido por los reguladores. El informe también mencionó el costo de cada componente para sustentar su afirmación de que el dispositivo costaba solo $40 dólares. iEAT ya se encuentra en desarrollo en una empresa privada que espera llevarlo al mercado en cinco años. Hace algunos años, una estudiante universitaria de Reino Unido creó un medidor portátil de lactosa usando una tira que cambiaba de color, impregnada con la enzima lactasa, la cual reacciona con la proteína de la leche. El método es similar a una prueba de embarazo. Imogen Adams, la alumna que diseñó el dispositivo, el cual se llama Ally, planeó trabajar en tiras reactivas para otros alérgenos, así como uno para la carne que los vegetarianos pudieran usar. Este dispositivo aún no está disponible comercialmente.

Sin embargo, otro método usa una tecnología llamada polímeros de impresión molecular para detectar alérgenos. Un polímero es simplemente una sustancia hecha con cadenas de la misma molécula una y otra vez. Los polímeros abundan tanto en la naturaleza como en los materiales de laboratorio. La lana, el nylon y la celulosa que se usaba para hacer papel son algunos ejemplos, pero la lista es larga y vasta, e incluye muchas proteínas. Con esta tecnología se usan plantillas en la forma de moléculas específicas de proteína —es decir, alérgenos— para crear cavidades en un trozo muy delgado de cinta, la cual se adhiere a una placa de circuitos. Si un alérgeno está presente en una muestra de alimentos, la molécula de proteína se igualará con la cavidad en la forma del alérgeno. La placa de circuitos siente el cambio, el cual envía una señal electrónica. Esta señal se enciende como una alerta inmediata en el dispositivo del llavero. De acuerdo con la empresa Amulet, una prueba interna del dispositivo, llamado Allergy Amulet, reportó una lectura precisa ante la presencia o ausencia de un alérgeno en concentraciones de 10 ppm en 90 segundos, cuando se probó con 50 panquecitos. El dispositivo salió a la venta en 2020 y tiene un costo de entre 150 y 300 dólares.

Otra tecnología toma ventaja del espectro electromagnético, la longitud de onda de la energía emitida por las ondas de radio, la luz visible, las microondas y todo lo demás que vemos, oímos y tocamos. Un escáner parecido a un mouse, llamado TellSpec, dispara un rayo de luz a un alimento, el cual excita las moléculas en el interior, haciendo que vibren, más o menos de la misma manera en que nuestra piel se calienta cuando el sol la toca. Estas moléculas vibrando emiten de vuelta sus propios fotones. El escáner cuenta la cantidad de fotones por longitud de onda que viene de cada molécula vibrando y las separa en un espectro, de menos a más fotones por longitud de onda. Es como un arcoíris hecho no de color, sino de energía de distintas moléculas de comida. La lectura se envía a un smartphone, el cual la envía a la nube —esa gran bodega de información "en el cielo"—, donde cada franja del arcoíris se identifica. Todos los alimentos tienen una firma energética única, la cual hace que sea posible determinar los ingredientes de acuerdo con los fotones que emiten, de la misma forma que es posible identificar a las personas por sus huellas dactilares. En cuestión de segundos, la nube envía de vuelta una lista de nutrientes, alérgenos y todo lo demás que contenga el alimento. La pantalla del smartphone se convierte en la etiqueta del empate, señalando la presencia de gluten, huevo u otra información relevante (también lista la cantidad de carbohidratos, proteínas y grasas, y otras cifras pertinentes para la salud). Y la información del escáner se guarda en la nube para un uso futuro, permitiendo que el sistema se vuelva más efectivo para los usuarios con el tiempo. Dispara el rayo hacia una rebanada de pastel y unos segundos después sabrás si no contiene nueces, como indica el empaque.

Una de las desarrolladoras principales detrás de TellSpec, Isabel Hoffmann tiene la visión de crear un "mapa" global de lo que la gente come por todo el mundo, vinculándolo con información de salud. Eso podría ser útil para comprender el papel de una dieta diversa en la prevención de las alergias alimentarias. La precisión del dispositivo también podría hacer que los fabricantes de alimentos empacados se hicieran responsables, ya que el escáner revelaría cualquier ingrediente no mencionado en la etiqueta. Nada más que esta información tiene un precio. El escáner cuesta alrededor de 1 900 dólares. Usar la nube para guardar la información cuesta algunos cientos de dólares al año. Los precios quizá impliquen que este dispositivo en particular sería más aplicable a negocios que necesiten asegurarse de estar aportando información precisa a sus clientes. (El escáner también mide la frescura, la madurez y la dulzura, entre otras cualidades, lo que significa que se puede usar en los supermercados). Aun así, para las familias con alergias alimentarias y los medios para comprarlo, sería una ayuda muy útil para prevenir la exposición accidental. Un aparato similar, SCiO, es un minisensor que también usa luz para descubrir la estructura química de un alimento, pero este producto está diseñado más para los investigadores en el campo que para un niño alérgico a los cacahuates en un restaurante.

Fármacos

La cantidad de medicamentos en desarrollo es demasiado larga para cubrirla en este libro, y no todos lograrán atravesar las etapas más cruciales de las pruebas clínicas. Estos son algunos en proceso que representan la dirección hacia donde va el cuidado de las alergias alimentarias.

EL FIN DE LAS ALERGIAS ALIMENTARIAS

Vacunas

La palabra *vacuna* conjura varias impresiones. La mayoría de las personas asocia el término con las inoculaciones que confieren protección a largo plazo contra serias enfermedades que les dan a los niños a lo largo de sus años de primaria. Luego está la vacuna de la influenza, que también protege contra la enfermedad, pero se debe poner anualmente porque el patógeno cambia año con año.

En el mundo de las alergias alimentarias, una *vacuna* tiene un significado ligeramente distinto, más cercano al de las vacunas usadas para tratar el cáncer que las aplicadas para evitar la poliomielitis. Estos medicamentos van dirigidos a un sistema inmunológico que ya está orientado hacia atacar proteínas alimentarias, en lugar de evitar que se vuelvan antagonistas en primer lugar. ARA-LAMP-Vax es un agente de esta clase. Este medicamento trata la alergia al cacahuate usando una tecnología conocida como LAMP-Vax, la cual funciona inyectando ADN que codifica una proteína alimentaria en el paciente. Las células del cuerpo absorben el ADN nuevo, el cual se traduce entonces a su proteína correspondiente, la misma proteína que dispara una reacción alérgica. Esto lanza una cascada de eventos en el sistema inmunológico, interrumpiendo la respuesta anterior. En lugar de anticuerpos IgE que se lanzan contra la proteína alimentaria, el sistema inmunológico envía células que tratan a la sustancia como amiga. Esta reformulación podría lograrse en solo cuatro dosis de la vacuna y sin exponer al paciente directamente al alérgeno, lo que así evitaría el riesgo de anafilaxia como efecto secundario del tratamiento.

Los resultados de los estudios con ratones dieron a los investigadores razón para pensar que la ARA-LAMP-Vax podría ser efectiva en el tratamiento de la alergia al cacahuate, y el medicamento ahora está pasando por pruebas clínicas. Un estudio de fase 1, financiado con becas y por el fabricante, está probando la seguridad del medicamento tratando adultos alérgicos a los cacahuates con cuatro dosis del compuesto o cuatro dosis de un placebo. Un estudio para probar la efectividad de la vacuna seguirá si los resultados de la prueba de fase 1 muestran que el medicamento puede ser seguro y potencialmente beneficioso.

Otra vacuna, la PVX108, desarrollada por Robyn O'Hehir y sus colegas en Australia, usa fragmentos de la proteína alergénica especialmente diseñada para evitar que los mastocitos y los basófilos —las células inmunológicas que despliegan las reacciones alérgicas— desensibilicen al sistema inmunológico. La vacuna pasó con seguridad las pruebas, y la siguiente fase de estudios ya está en proceso.

Terapia genética

La suma del omalizumab a la inmunoterapia parece acelerar el proceso de desensibilización. El omalizumab es un anticuerpo monoclonal capaz de evitar que los anticuerpos IgE que provocan la alergia se adhieran a la proteína alimentaria contra la que están dirigidos. Pero el medicamento sí tiene limitantes. Entre ellas, se puede usar solo por unas cuentas semanas, es caro y se debe administrar en inyección. Investigadores de Weill Cornell Medicine se preguntaron si podían mejorar el proceso con terapia genética. Tomaron un segmento de la secuencia genética del anticuerpo monoclonal usado en el omalizumab y lo insertaron en un virus. Cuando inyectaron el virus a un ratón alérgico al cacahuate, el animal rápidamente quedó desensibilizado a los cacahuates. Como explica el especialista en medicina genética Ronald Crystal, la técnica usa el virus como "caballo de Troya". Estudios en animales solo son barómetros muy toscos de cómo un método podría funcionar en humanos, así que es muy pronto para decir si nuestro sistema inmunológico caería ante ese caballo de Troya en particular. Pero ciertamente vale la pena observar estas investigaciones.

Una plétora de otros métodos

La búsqueda para prevenir y tratar las alergias alimentarias, junto con avances impresionantes en nuestro entendimiento del sistema inmunológico, ha impulsado muchos métodos creativos de tratamiento. Un reto principal con la inmunoterapia es el hecho de que, por definición, promueve las reacciones alérgicas. Algunos grupos están intentando la inmunoterapia usando versiones modificadas de los alérgenos en la leche, los cacahuates y otros alimentos para ver si disminuye la cantidad de IgE en comparación con el alérgeno normal. Otros grupos están explorando el mismo tratamiento, pero con péptidos, los cuales son semejantes a las proteínas y menos propensos a provocar que los anticuerpos IgE entren en acción.

Otro intento de sosegar las reacciones alérgicas que ocurren como efecto secundario de la inmunoterapia es usar nanopartículas que contengan extracto de cacahuate en lugar de polvo de cacahuate puro. En un estudio preliminar, los ratones tratados con estas nanopartículas (que son simplemente moléculas minúsculas) exhiben reacciones alérgicas leves a los cacahuates, en comparación con los ratones tratados con el método estándar.

Las células dendríticas, partes del sistema inmunológico, pueden introducir antígenos —las estructuras extrañas que los anticuerpos están entrenados para reconocer como amigos o enemigos— a otras células inmunológicas como forma de protección. Estas células "hablan" a las células T, entregando el mensaje de que una proteína es segura. Y dado que las células dendríticas pueden sortear múltiples alérgenos a la vez, nuevos métodos que las involucran son particularmente atractivos para el tratamiento de personas alérgicas a más de un alimento. Pequeñas cantidades de las proteínas alimentarias relevantes pueden ser todo lo necesario para resolver las alergias.

Un nuevo anticuerpo llamado etokimab se dirige a una molécula inmunológica llamada interleucina-33 (IL-33), la cual desata una cascada de eventos cuando un alérgeno entra en el cuerpo. En un estudio reciente en Stanford, dividimos al azar a 20 adultos con una severa alergia a los cacahuates para recibir un anticuerpo que inhibe la IL-33 o un placebo. Dos semanas más tarde, 11 de las 15 personas en el grupo de tratamiento pudieron comer 275 miligramos de proteína de cacahuate (alrededor de un cacahuate), mientras que ninguno en el grupo placebo lo pudo hacer.

La investigación de este medicamento y otros similares sigue siendo muy prematura.

Hay otros medicamentos biológicos también bajo investigación. El dupilumab es similar al omalizumab y se está combinando con inmu-

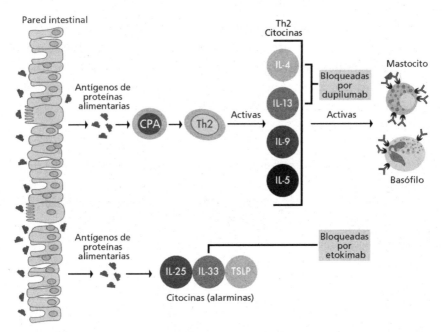

Nuevos medicamentos en desarrollo para el tratamiento de las alergias alimentarias abordan el sistema inmunológico de distintas maneras. El anticuerpo dupilumab detiene las interleucinas (IL)-4, -13, -9 y -5 de activar los mastocitos y los basófilos a los que se adhiere la IgE, lo cual, a su vez, evita que la IgE desencadene la liberación de histaminas y otros químicos que provocan síntomas. Otro anticuerpo, el etokimab, detiene la activación de IL-33, otro detonador de la activación de IgE.

noterapia de la misma manera. El medicamento ahora está en pruebas clínicas de fase 2 y 3. Una larga lista de fármacos experimentales, todos en la misma categoría, le sigue de cerca, incluyendo mepolizumab, reslizumab, benralizumab, lebrikizumab y tralokinumab. Cada uno de estos agentes biológicos funciona enfocándose en algún aspecto de la secuencia de respuesta inmunológica entre la proteína que entra en el cuerpo y la anafilaxia. Es posible que, en cierto momento, una inyección mensual del anticuerpo sea todo lo que necesitemos para evitar que el sistema inmunológico reaccione a un alérgeno. Los investigadores también están trabajando en una forma de ocultar las proteínas alergénicas cuando entran al cuerpo. Escondidas, las proteínas podrían escapar de la respuesta alérgica inicial y en cambio infiltrar el sistema inmunológico e inducir la tolerancia.

La proliferación de medicamentos biológicos implica que en 5 o 10 años, la cantidad de armas que tendremos en la clínica para combatir las alergias alimentarias probablemente eclipsará la que tenemos hoy. Pero, por ahora, la exposición real al antígeno mismo parece ser la única forma de resolver las alergias alimentarias de manera más permanente en algunos individuos.

Algunos nuevos tratamientos en el horizonte

Tipo de fármaco	Probado en alergias alimentarias	Fase de prueba clínica
INHIBIDOR BIOLÓGICO		
Anti-IL-4R	Sí	2
Anti-IL-4	Todavía no	
Anti-IL-13	Todavía no	
Anti-IL-33	Sí	2
VACUNA		
LAMP-Vax	Sí	2
Epítope del cacahuate	Sí	1
Aluminio de cacahuate	Sí	2
OTROS		
ITO con múltiples alergias	Sí	2
Microbioma	Sí	1
Nanopartículas	Todavía no	

Snacks para prevenir las alergias

La revelación de que una introducción temprana a los alérgenos comunes es mejor que esperar a que el niño tenga varios años ha llevado a algunos emprendedores a aprovechar esta oportunidad tan inevitable: las golosinas. Una cosa es recomendar que los bebés prueben el pescado para cuando cumplan el año de edad, y otra es que un padre ocupado se asegure de que suceda, sobre todo si el niño es quisquilloso para la comida. Prevenir las alergias a múltiples alimentos es mejor que prevenir solo una, así que una mezcla de proteínas es útil. Y siempre —siempre— existe la necesidad de un snack práctico y crujiente.

Aquí entra "el sistema de protección contra alergias". Alimentos empaquetados hechos con pequeñas cantidades de alérgenos comunes que pueden ser una forma confiable y sencilla de asegurarte de que tu hijo está expuesto a casi todos los alimentos a temprana edad. Un producto llamado Spoonful One viene en la forma de polvo que se puede mezclar con la papilla y también viene en forma de frituras que pueden agarrar deditos que estén practicando su destreza.* Los alimentos contienen proteínas de cacahuate, soya, almendra, nuez de la India, avellana, nuez pecana, pistache, nuez de Castilla, trigo, avena, leche, huevo, bacalao, camarón, ajonjolí y salmón, todos en el equivalente de una cucharadita de polvo. En pruebas realizadas por investigadores de la Escuela de Medicina Feinberg de la Universidad Northwestern, 705 infantes entre 5 y 11 meses de edad se dividieron al azar para recibir ya fuera una "mezcla de comida" de Before Brands o un placebo. Ninguno de los bebés que completó el grupo de mezcla del estudio tuvo ninguna reacción alérgica, lo que sugiere que es seguro exponer a los bebés a las proteínas cruciales de este producto. Es más, los que realizaron una prueba con alimentos no tuvieron reacciones. Darles muchas proteínas alimentarias juntas tenía un mejor efecto en el sistema inmunológico. Otras empresas también ofrecen alimentos para la prevención. Una fuente que aporte suficiente exposición durante los primeros meses de vida cuesta alrededor de 2 dólares al día.

Cualquier bebé puede empezar a consumir productos como este, ya sea que la familia tenga antecedentes de alergias alimentarias o no, o que el bebé tenga eczema o no. Sea cual sea el producto, asegúrate de que las proteínas se hayan analizado por su estabilidad y estén libres

* Transparencia: Kari es cofundadora de Before Brands, la empresa que hace Spoonful One.

de contaminantes, como bacterias y hongos. Los infantes no deberían comer estos alimentos si ya tienen un diagnóstico de alergia de parte de un especialista en esta condición certificado. La evidencia de los primeros estudios de introducción sugiere que comer productos con muchas proteínas alimentarias diario durante un año más o menos ayuda a alcanzar una protección óptima contra las alergias alimentarias.

Aplicaciones

Las aplicaciones para smartphones son terreno fértil para los desarrolladores que desean mejorar las vidas de personas con alergias alimentarias. Han surgido un par de ellas que son particularmente útiles. Rescufy deja un botón en la pantalla de inicio que puedes tocar si surge una emergencia. Esta herramienta implica que la persona no tiene que desbloquear su teléfono durante una reacción alérgica, y tocar el botón envía un mensaje a los paramédicos y los contactos personales de emergencia con la alergia del usuario y su localización GPS, además de información médica y de seguros. Allerpal está diseñada para ayudar a los padres o cuidadores a alertar a otro sobre las alergias de un niño. La aplicación permite al usuario subir información sobre la alergia del niño, incluyendo cómo atender una reacción y su información de contacto en caso de emergencia. El usuario puede entonces enviar una alerta a alguien más con Allerpal: un entrenador, los papás de un amigo, una niñera o un maestro. Obviamente la aplicación es efectiva solo si los demás adultos en la vida del niño también la usan, pero si se pasa la voz, podría ser una herramienta en extremo útil para los niños con alergias alimentarias.

Este capítulo no pretende ser exhaustivo. Siempre están apareciendo nuevos productos, ya sea de una empresa farmacéutica, una empresa emergente de snacks o un desarrollador de software. Los analistas financieros predicen que, para 2025, el mercado de tratamientos para las alergias equivaldrá a 40 000 millones de dólares. Las alergias alimentarias representan solo una porción de este mercado, pero sus predicciones de crecimiento son las más rápidas, a un índice de 8.3% al año. Un informe de finales de 2018 anticipó que el mercado global de la alergia al cacahuate crecería 90% de 2019 a 2023. Y por supuesto, la alergia al cacahuate está lejos de ser la única alergia alimentaria que necesita atenderse.

Todos podemos decidir por nosotros mismos qué pensar de esta explosión. Algunos pueden encontrar que el vínculo entre una epidemia y las ganancias son un poco impactantes. Otros se pueden sentir inspirados de ver a médicos en instituciones académicas y negocios movilizándose para mejorar las herramientas que las familias con alergias alimentarias tienen a su disposición. Nosotras vemos ambos lados. Aunque animamos a las familias a acercarse a los nuevos productos con precaución, también nos sentimos agradecidas de ver cómo se expande la gama de tratamientos y otros medios para ayudar con esta condición tan seria. Las personas elegirán los avances que sean correctos para sí mismas o para sus hijos... porque el futuro de las alergias alimentarias estará lleno de opciones.

En conclusión

- Los investigadores están intentando crear alimentos que sean menos alergénicos al eliminar las proteínas más reactivas, o manipulando genéticamente los alimentos con técnicas como CRISPR/Cas9.
- Las innovaciones para alergias alimentarias en el horizonte incluyen:

  - Dispositivos de epinefrina más pequeños y más fáciles de usar.
  - Dispositivos portátiles que pueden detectar la aparición de reacciones alérgicas.
  - Sensores de ingrediente que detectan alérgenos en alimentos.
  - Vacunas y medicamentos biológicos.
  - Snacks con proteínas alimentarias que los bebés puedan comer como parte de una introducción temprana.

Tercera parte

Perspectivas personales y globales

Capítulo 10

El costo emocional de las alergias alimentarias

Consideraciones y herramientas para acabar con el miedo, la ansiedad, la confusión y la frustración

La enfermera practicante Jamie Saxena tenía una sospecha. Estaba bastante segura de que el niño de 11 años sentado en el consultorio no era alérgico a los cacahuates, aunque los había evitado toda su vida. La única manera de estar seguros sería haciendo una prueba oral con alimentos, dándole pequeñas pero cada vez mayores cantidades de cacahuates para ver si su cuerpo reaccionaba.

La mayoría de las dosis habían sido tan pequeñas que tuvo que usar harina de cacahuate, la cual mezcló con un budín. No aparecieron síntomas de alergia. Eventualmente la dosis llegó a un punto donde estaba listo para probar el alimento real. Saxena le dio un M&M's de cacahuate. Pero, en lugar de comerlo, como había estado haciendo, el niño se congeló. "No podía llevarse el alimento a la boca", dice Saxena, que forma parte de nuestro equipo en Stanford. Ella se quedó junto a él mientras lo intentaba. Una y otra vez abría la boca. Acercaba la mano y se quedaba paralizado de miedo. Lloró histéricamente. "Estaba petrificado pensando que lo que le pedíamos fuera a matarlo", dice.

El equipo de médicos a su alrededor hizo lo mejor posible por darle ánimos y calmarlo. Saxena le aseguró que ella estaba entrenada profesionalmente para tratar reacciones alérgicas, que confiaba en los medicamentos e incluso si tenía una reacción alérgica, eso no quería decir que iba a morir.

El niño eventualmente se comió el M&M's y no tuvo reacción. No era alérgico. Un médico había interpretado un análisis de sangre años atrás como indicador de alergia, pero el niño nunca había tratado de comer un cacahuate. Había vivido los primeros 11 años de su vida creyendo que tenía una alergia, cuando de hecho no era así. Pero aun si el recuerdo sigue vívido en la memoria de Saxena, no resultaría ser tan inusual. Ese espasmo paralizante de miedo es algo que encontraría en repetidas ocasiones mientras acompañaba a pacientes a través de pruebas y tratamientos para alergias alimentarias.

Las alergias alimentarias son estresantes, por señalar lo obvio. Desde la primera vez que los labios de un niño se hinchan o la piel se llena de ronchas, el miedo a las reacciones alérgicas sondea por encima de la superficie de la vida cotidiana. Surge cuando llega una invitación a un cumpleaños y cuando se organizan salidas escolares. Interrumpe reuniones de juegos, salidas al cine siendo adolescentes y los primeros besos. Vuelve a los padres sobreprotectores y a veces hace que los niños entren en pánico. Crecer con una alergia alimentaria muchas veces implica moverse a través de muchas fases psicológicas, desde la paranoia paralizante hasta la imprudencia rebelde.

Para dificultar las cosas, muchas familias con alergias alimentarias no tienen idea de qué tan lejos están de encontrarse solas. En algún punto durante los años de primaria, la hija mayor de Nikki Godwin, quien es alérgica a varios alimentos, empezó a tener ataques de pánico. Esa extensión de tiempo fue mucho más difícil por el hecho de que Nikki (a quien conocimos en el capítulo 5) no tenía idea de lo común que era esta clase de respuesta entre niños con alergias alimentarias. Eventualmente se dio cuenta de qué tan seguido tenían otros niños experiencias similares. "Me impresionó que nunca lo hubiera escuchado", dice.

Ninguna familia con alergias alimentarias debería sentirse sola en su lucha por sobrellevar la situación. En años recientes, los alergólogos y pediatras se han vuelto mucho más conscientes de esta cuota emocional. De hecho, los terapeutas han empezado a especializarse en los problemas únicos que enfrentan las familias con alergias alimentarias. Este cambio surge en parte por la cantidad de evidencia de cómo las alergias alimentarias influyen en las decisiones, el pronóstico y las experiencias de una persona diagnosticada con la condición y de la gente que más se preocupa por ella.

Una cosa es decir que una alergia alimentaria frena la vida familiar, pero ¿qué cambia exactamente? Un grupo de alergólogos pediatras y psicólogos de la Universidad de Maryland preguntaron a 87 cuidadores sobre cómo la alergia alimentaria de su hijo afectaba comidas, actividades sociales, escuela, actividades extracurriculares y otros aspectos de criar a una familia. La mayoría de los participantes dijo que las alergias alimentarias afectaban la preparación de las comidas, incluyendo la lista de alimentos que compraban y los snacks que podían tomar a la carrera. Casi 80% dijo que afectaba a qué restaurantes iban —16% de quienes respondieron el cuestionario dijeron que ni siquiera salían a comer a causa de la alergia alimentaria— y casi 60% dijo que afectaba sus decisiones de permitir que su hijo jugara en casa de algún amigo. Aunque no todos estos cambios se traducen en sentirse estresado, entre más alergias alimentarias tuviera el niño, más estrés reportaban los padres.

Un grupo de investigadores de Reino Unido quería escuchar a los niños alérgicos directamente. Les pidieron a 20 niños con alergia al cacahuate y a 20 niños con diabetes (todos entre las edades de 7 y 12 años) que llenaran un cuestionario sobre sus miedos y preocupaciones. Los investigadores también les dieron a los niños una cámara desechable para tomar fotos que ilustraran cómo su condición afectaba su fin de semana. El cuestionario reveló que los niños con alergia al cacahuate temían una exposición accidental más que los niños con diabetes temían un ataque hipoglucémico. Algunos de los niños alérgicos al cacahuate se sentían bastante asustados ante esta posibilidad. La mayoría dijo que siempre tenían que tener cuidado de evitar los cacahuates, pero solo la mitad del grupo de diabetes dijo que necesitaba observar constantemente su propia dieta. A los niños alérgicos a los cacahuates les provocaban más ansiedad las vacaciones, cumpleaños y tomar el transporte público.

Las fotografías aportaron una ventana interesante, aunque limitada, ya que el ejercicio se hizo solo en un marco de 24 horas. Los niños con alergia al cacahuate tomaron muchas fotos de restaurantes, mientras que los niños con diabetes mencionaron los restaurantes dos veces y de forma neutral. Todos tomaron fotos de comida: los niños alérgicos a los cacahuates porque estaban asustados y los niños con diabetes porque estaban frustrados por sus dietas restrictivas. Cuando los niños alérgicos al cacahuate tomaron fotografías de actividades físicas, muchas veces mostraban sentirse limitados por lo que se les permitía hacer. Todos fotografiaron personas y dijeron que se sentían consolados por otros con la misma condición porque podían entonces simpatizar con ellos. Pero el grupo con alergia al cacahuate también tuvo algunos sentimientos negativos sobre otras personas. "Mi abuela nos compra dulces a mi hermano y a mí, pero se le olvida mi alergia y compra cosas que no puedo comer —señaló un niño—. Es muy molesto".

Y se preocupan cuando van a lugares donde hay cacahuates, como los supermercados. El estudio llevó a los investigadores a ver a través de los ojos de un niño con alergia al cacahuate. "Tareas sencillas, como ir de compras o comer en un restaurante, pueden ser escalofriantes —escribieron— e incluso se perciben como potencialmente mortales".

Un estudio encontró que los niños con alergias al cacahuate en realidad eran mejores para lidiar con el estrés de su condición que los adultos recién diagnosticados. Los adultos en el estudio fueron más laxos sobre llevar epinefrina con ellos y se sintieron con menos control como resultado. Puede ser que lo repentino de la condición les dé a los adultos recién diagnosticados menos tiempo para aprender a lidiar con ello, mientras que los niños que crecen alérgicos a un alimento u otro están acostumbrados a manejarlo. Los adultos, descubrieron los investigadores, eran mejores para manejar las alergias de sus hijos que las propias.

Los adolescentes experimentan un rasgo único de retos, distintos de los de un niño más joven bajo la constante supervisión de sus padres u otros adultos. Comer fuera de casa se encuentra en el centro de muchas circunstancias sociales para los adolescentes. Si los adultos jóvenes con alergias alimentarias se sienten apenados por preguntar a los meseros en los restaurantes sobre alérgenos en el platillo que están pidiendo cuando están con sus amigos, podrían no hacerlo. Un estudio de hace muchos años encontró que la mayoría de los adolescentes que morían de anafilaxia no estaban en casa cuando comieron algo que contenía su alérgeno.

Investigadores de Nueva Zelanda cuestionaron a un grupo de adultos jóvenes que estaba a punto de irse de casa rumbo a la universidad sobre sus percepciones y lo conscientes que estaban de sus alergias alimentarias. Unos dijeron que la condición afectaba su vida menos de lo que la gente creía. Este hallazgo sugería que la gente joven con una alergia alimentaria está consciente de la gravedad, pero no siempre se toma en serio el riesgo de una exposición. Este patrón podría parecer familiar a muchos padres de adolescentes: reconocer el riesgo y el estrés que provoca, pero preferir tomar ese riesgo en lugar de molestarse con los simples pasos para eliminarlo. Es un patrón resumido en una frase demasiado familiar: "Estaré bien, mamá, no te preocupes". Curiosamente, fueron los adolescentes quienes no se sentían totalmente equipados para manejar su alergia los que reportaron los niveles más altos de ansiedad. Los que se sentían más competentes informaron el mismo nivel que los adolescentes sin alergias alimentarias.

Para este momento, se ha acumulado suficiente información para señalar los efectos psicosociales de las alergias alimentarias. Ajustarse a las alergias alimentarias inmediatamente después de un diagnóstico produce cierta ansiedad, pero es más bien el miedo de una exposición accidental el responsable de casi todo el estrés cotidiano. Puede ser complicado, escribió un grupo de pediatras en 2016, sopesar la necesidad de vigilancia contra la necesidad de asegurar que el niño no se asuste irracionalmente. Notaron que una prueba oral con alimentos puede ser beneficiosa porque resuelve cualquier duda pendiente sobre si existe o no una alergia, algo que otras formas de análisis no pueden hacer realmente. Estos pediatras también identificaron lo que vieron como los problemas psicológicos específicos que enfrentan los niños más chicos, frente a los de los niños más grandes.

Infancia temprana

Sobrellevar una alergia alimentaria durante los primeros años de vida de un niño es en gran medida cuestión de equilibrio. Los padres se sienten comprensiblemente ansiosos con los juegos en grupo, las salidas al parque y otras actividades fuera de casa. Muchos padres renuncian a ciertos eventos por completo porque les parece demasiado estresante prepararse para ellos. Evitan los restaurantes; no viajan. Algunos padres deciden reducir sus horas de trabajo como consecuencia de la alergia alimentaria de su hijo.

Pero la anatomía es un elemento clave en el desarrollo de la infancia. Los niños deben sentirse poco a poco cómodos sin sus padres alrededor, y deben ser más capaces de hacer cosas por su cuenta, un pequeño paso a la vez. Los padres de niños con alergias alimentarias quizá tengan problemas con eso. "En realidad es la mentalidad opuesta de quién quieres ser como padre", dice Melanie Thernstrom.

La mayoría de los padres de niños pequeños tienen la alegría de enseñarles el mundo y animarlos a explorarlo. "En cambio, el viaje de un padre con un niño alérgico es que aprendes a ser más y más controlador y paranoico, y una y otra vez aprendes la lección de que no hay nadie a quien le puedas confiar el cuidado de tu hijo", dice Melanie.

La ansiedad, considera, también puede afectar al niño. Melanie y su esposo eventualmente pusieron un letrero en la puerta de entrada que decía que no se permitían huevos ni nueces en el interior, después de que sus visitas los traían. (Ahora se ríe al recordar cómo eso evitó que las niñas scouts del vecindario quisieran venderles galletas). Los padres de niños alérgicos suelen quedarse en fiestas de cumpleaños por más tiempo que el resto de los padres. Se pueden quedar en la escuela o en otros lugares donde los padres no suelen estar después de dejar a sus hijos. Este comportamiento parental puede provocar en los niños, temporalmente, más ansiedad por separación. En general, los padres deben enseñar a sus hijos pequeños cómo estar seguros en el mundo y necesitan tener la confianza de que el niño en verdad asimiló la información.

Los años de primaria

En la revisión de sus datos, los investigadores descubrieron que la dinámica cambia conforme el niño avanza a través de sus edades de un solo dígito. Para cuando cumplen ocho o nueve años, los niños están mucho más conscientes de la realidad de su alergia alimentaria.

Pueden tener más miedo de morir que cuando eran más chicos. Las situaciones sociales se vuelven más difíciles. El bullying es un gran problema para un niño con alergias alimentarias. Kim Yates, cuya hija, Tessa, se trató con inmunoterapia para múltiples alergias alimentarias, recuerda una ocasión en que un compañero de clase pretendió tropezarse con su charola del almuerzo, dejando a Tessa temerosa de que le hubiera caído leche, un hecho que la llevó a la sala de emergencias cuando tenía menos de dos años. Los alumnos en ocasiones la molestaban diciendo que acababan de comer crema de cacahuate y que se cuidara. "Esa clase de bromas me asustaban —dice Tessa—. No culpo a nadie por no comprender, pero me molestaban mucho".

En 2017, un adolescente británico alérgico a los lácteos murió después de que un compañero le aventó de broma un trozo de queso.

En un estudio de investigadores sobre alergias de la Escuela de Medicina Mount Sinai, 80 de 251 niños encuestados dijeron que los habían molestado por lo menos una vez debido a su alergia alimentaria. Un año más tarde, una encuesta de seguimiento realizada por el mismo grupo descubrió que tres cuartas partes de los niños que habían sido víctimas de bullying el año anterior seguían siendo molestados. Un tercio dijo que tales interacciones sucedían más de dos veces al mes. Los niños con alergias alimentarias pueden ser excluidos por otros compañeros y ser víctimas de maltratos o burlas, como Tessa. Muchos padres han escuchado historias de compañeros que agitan alimentos peligrosos en frente de sus hijos. Esta clase de experiencias puede dejar a los niños profundamente alterados.

Adolescentes

Como señaló un estudio mencionado antes, las pruebas y tribulaciones de las alergias alimentarias cambian de nueva cuenta al llegar la adolescencia. En este momento de sus vidas, los niños empiezan a volverse responsables de manejar sus alergias alimentarias, y los padres tienen que encontrar formas de permitir que esa transición suceda. Es todavía más difícil por el hecho de que padres y adolescentes ya luchan en torno a la independencia y la responsabilidad. El riesgo de una reacción alérgica aumenta durante este tiempo porque los adolescentes olvidan su epinefrina, toman el riesgo de comer alimentos empaquetados sin tener la certeza de su contenido o salen a comer con sus amigos.

En otro estudio, dos terceras partes de 174 adolescentes con alergias alimentarias dijeron que habían tenido una reacción alérgica en los últimos cinco años. La mayoría dijo llevar epinefrina al viajar, pero menos de la mitad dijo llevarla en actividades deportivas. Usar ropa ceñida también los disuade de cargar el medicamento. Los investigadores también observaron una renuencia a llevar consigo la epinefrina cuando iban a las casas de sus amigos o en otras actividades sociales. Predeciblemente, los niños que tomaron los riesgos más grandes también tuvieron las reacciones más recientes. La mayoría de los adolescentes pensaba que la vida sería más fácil si sus amigos comprendieran más sobre lo que implicaba tener una alergia alimentaria. A los adolescentes les sigue provocando ansiedad una exposición accidental; los que creen que pueden morir por comer su alérgeno alimentario informan los niveles más altos de estrés.

Un estudio de la Universidad McMaster ilustra perfectamente el dilema de los adolescentes con alergias alimentarias: las mamás, descubrió el estudio, dicen que sus hijos adolescentes tienen problemas emocionales y de comportamiento más seguido que los demás adolescentes. Investigadores de Canadá usaron la información de un estudio amplio de Australia que incluyó a 1 300 niños para evaluar qué tan comunes son los problemas emocionales y de comportamiento entre adolescentes alérgicos a un alimento y para ver la diferencia entre lo que las madres dicen y lo que los adolescentes dicen sobre sí mismos en este tema. También querían ver cómo estas dificultades evolucionan conforme los adolescentes pasan a la edad adulta. De acuerdo con su informe de 2016, una tercera parte de los niños de 14 años con alergias alimentarias dijeron tener problemas emocionales y conductuales. Pero entre sus madres, casi la mitad dijo que sus hijos lidiaban con tales problemas, entre ellos depresión, ansiedad y trastorno por déficit de atención e hiperactividad. Los investigadores no podían asegurar si los adolescentes estaban minimizando sus comentarios o las mamás estaban exagerando los suyos. Pero siete años después, 44% del grupo original con alergias alimentarias dijo tener problemas emocionales y de comportamiento, casi el doble que el grupo no alérgico. Las cifras dejaron claro que es más probable que los problemas emocionales vinculados con las alergias alimentarias, a diferencia de otras emociones descontroladas en la adolescencia, persistan hasta la edad adulta. "Estos problemas no son solo una fase", como Mark Ferro, líder del estudio, indicó en ese entonces en su reporte. También muestran la manera tan distinta como nos ven otros, en comparación con cómo nos vemos nosotros mismos... y en ocasiones los demás están en lo correcto.

La personalidad y las alergias alimentarias

Como ya quedó claro en este capítulo, la gente maneja el estrés de formas diferentes. Los niños pequeños son distintos de los niños mayores. Los padres son distintos de los adolescentes. La personalidad presenta otra capa más de la cebolla. Nuestro temperamento influye enormemente en cómo vemos el mundo y cómo respondemos a lo que se nos presenta... incluyendo las alergias alimentarias.

Los psicólogos han identificado diversas características de personalidad, a veces llamadas "las cinco grandes": neuroticismo, extroversión, apertura, afabilidad y conciencia. Una gran cantidad de estudios ha encontrado vínculos entre el tipo de personalidad y cómo lidiamos con la enfermedad. Por ejemplo, las investigaciones sugieren que la gente con personalidades neuróticas, que suele tener muchas emociones negativas, puede presentar problemas para adaptarse a las enfermedades. También puede presentar síntomas más severos.

Un grupo de psicólogos de Nueva Zelanda quería ver si estos vínculos se extendían hasta las experiencias diarias de las alergias alimentarias. ¿Los extrovertidos son más hábiles para expresarse y por tanto los restaurantes les parecen menos estresantes? ¿El tipo de personalidad consciente toma menos riesgos o se siente más ansioso frente a peligros desconocidos? Para descubrirlo, les pidieron a 108 personas (de 18 años o más, con un promedio de edad de 40 años) con una o más alergias alimentarias comunes que llenaran por lo menos cinco cuestionarios diariamente en un periodo de dos semanas. La encuesta recabó información sobre su estado de ánimo y sus niveles de estrés, y sobre cualquier problema relacionado con las alergias alimentarias.

Aunque el tamaño de la muestra fue relativamente pequeño, la encuesta encontró algunas conexiones curiosas. Los participantes con el tipo de personalidad abierta también tuvieron una cantidad más elevada de alergias alimentarias. Este vínculo no necesariamente tiene alguna implicación —solo porque dos medidas sean iguales no quiere decir que estén conectadas (en términos de investigación científica, la correlación no implica causa)—, pero el hallazgo es interesante. No hubo conexiones entre el tipo de personalidad y la cantidad de problemas por alergias alimentarias, es decir, que la gente que se inclinaba del lado neurótico no se quejaba más que cualquier otro de las reacciones alérgicas. En cambio, eran las personas abiertas quienes mencionaban más sus problemas. Hablaban de tener que pasar hambre porque no había alimentos seguros disponibles, sobre experiencias frustrantes en el supermercado y sobre el costo (económico y social) de las alergias alimentarias. Los extrovertidos —las personas sociables— lamentaban la crueldad que a veces exhibían las personas por sus alergias, pero se sentían menos estresados por los problemas de alergias alimentarias. Las personas amables informaron sentirse estresadas por eventos sociales que involucraban comida. Cuando sucedían reacciones alérgicas, las personas conscientes quedaban más afectadas emocionalmente. Nada de esto es evidencia irrefutable sobre cómo una persona en particular pueda responder a las alergias alimentarias. Pero estudios como este nos muestran qué tan importante es hacer espacio para las distintas formas de lidiar con los estragos de las alergias alimentarias. Siempre se están manejando de alguna manera las alergias alimentarias cuando una persona se enfrenta a un evento social que implica la presencia de comida, en la cafetería de la escuela o en un viaje al supermercado. La cuestión es asegurarse de que la forma de enfrentarlo sea productiva en lugar de destructiva.

Ansiedad por alergias alimentarias

La presión psicológica por las alergias alimentarias se expresa en una multitud de formas. La doctora Jeanne Herzog, una psicóloga de Wisconsin que trabaja seguido con familias con alergias alimentarias, considera que no toda ansiedad es mala. Una poca puede mantenernos alerta ante el peligro o volvernos conscientes de que algo no está bien, ya sea interna o externamente. Cuando se trata de alergias alimentarias, la ansiedad puede ayudar a una persona a adherirse a las reglas para evitar una exposición. Pero es bueno conocer las señales de una sobrecarga de ansiedad. Los niños pueden desarrollar síntomas psicosomáticos de alergia, por ejemplo. Pueden llorar o sentirse inexplicablemente cansados. Se pueden volver retraídos o quisquillosos. Quizá empiecen a buscar pleitos —menciona Herzog— o intenten llamar la atención de formas que no parezcan tan sanas.

Por supuesto, el comportamiento cambia con la edad. A los seis años, los niños muchas veces imitan las emociones de sus padres, dice Herzog, y comienzan a descubrir sus propios sentimientos independientes a partir de los siete años, que es también cuando el mundo fuera de su familia comienza a cobrar importancia. De adolescentes, los niños muchas veces son más capaces de expresar sus emociones con cierto grado de madurez, aunque toma tiempo y sucede a velocidades distintas para cada uno. Herzog también recomienda que los padres miren a través de distintos lentes —emocional, social y cognitivo— para comprender a sus hijos, ya que cada uno de estos sigue su propio camino de desarrollo.

Marté Matthews, una asesora terapeuta en la Universidad de Stanford, se reúne seguido con familias con alergias alimentarias que participan en estudios de inmunoterapia y que acuden a su consultorio privado. Ella advierte que los niños con alergias alimentarias a veces pueden desarrollar hábitos alimenticios problemáticos y complicados. Hace la distinción entre trastornos alimenticios y trastornos de ingesta. La primera categoría incluye problemas familiares, como anorexia y bulimia, que muchas veces se caracterizan por una mala interpretación de cómo se ve el cuerpo. Los trastornos de ingesta no tienen nada que ver con el físico. En cambio, dice Matthews, "es la percepción errónea de que un alimento es peligroso o asqueroso". Las ansiedades por alergias alimentarias se pueden manifestar como trastornos de ingesta, un vínculo que Matthews ha visto en múltiples ocasiones. Restringir los alimentos más allá de lo necesario es la situación más común que percibe. El comportamiento también puede hacer comprensiblemente que los padres se impacienten, dice Matthews, ya que "lo sienten exagerado o desproporcionado". Esta dinámica entre padres e hijos se vuelve entonces una situación estresante en sí misma.

MONITOREAR LA ANSIEDAD EN PERSONAS CON ALERGIAS ALIMENTARIAS: ¿QUÉ BUSCAR?

- Una alimentación excesivamente restringida.
- Se rehúsa a participar en actividades sociales.
- Se ve retraído, temeroso, dependiente o triste.
- Tiene falta de interés en pasatiempos o amigos.
- Está enojado, hace berrinches, se comporta agresivo y se porta mal.
- Tiene problemas de sueño: duerme demasiado o no lo suficiente, se despierta a mitad de la noche o tiene pesadillas con frecuencia.

Las familias que lidian con una alergia alimentaria necesitan estar al pendiente, ser fuertes y estar bien informadas. La condición presenta su buena dosis de retos, los cuales crean una población valiente y heroica. Y prevalecer por encima de las dificultades, sean cuales sean, les facilita el camino a los que vienen detrás.

La inmunoterapia y la ansiedad

Terminar con la amenaza que representan las alergias alimentarias es beneficioso de muchas maneras. "Me ha cambiado la vida por completo", dice Andy Hartman, de 18 años, recién entrado a la Universidad de Northwestern, quien realizó una inmunoterapia en Stanford cuando estaba en octavo grado.

Ahora disfruta las vacaciones familiares que ya no giran en torno a mantenerlo a salvo, ya no tiene que preguntar por los ingredientes en los restaurantes y puede vivir en un dormitorio sin miedo. Pero el proceso incluyó algunos obstáculos inesperados.

Uno de los retos emocionales más inesperados se encuentra en la identidad. Para los niños que crecen con una alergia alimentaria, la condición muchas veces se vuelve parte de quienes son. Y entre más severas sean las alergias, más centrales serán para la identidad de una persona. Las familias que buscan la inmunoterapia suelen tener que luchar con este rasgo de personalidad. La mamá de Andy, Kim, recuerda hablar de este asunto cuando su hijo empezó el tratamiento: "Hablamos sobre los niños que al perder sus alergias pierden su identidad", dice. Colaborar con una terapeuta lo ayudó a resistir esa trampa. Tessa, por su parte, recuerda no querer admitir ante sus padres que parte de su reticencia a probar la inmunoterapia era su apego a la etiqueta. "Las alergias alimentarias me definían —dice Tessa, quien quedó desensibilizada alrededor de los 10 años—. Si me deshacía de ellas, no iba a tener nada que me volviera única o me distinguiera de todos los demás".

Matthews dice que la identidad de ser un niño con alergias alimentarias puede quedar reemplazada por otras identidades: uno de los niños que entrena soccer, por ejemplo, o incluso el niño que venció las alergias alimentarias. "No es un proceso rápido —advierte—. Es un proceso incremental en el que uno trabaja a lo largo de mucho tiempo". A Tessa superar las alergias la ayudó a formar una nueva identidad. "La inmunoterapia ha definido esencialmente mi vida", dice.

La confianza, la libertad y la sensación de seguridad que ahora tiene son cualidades que rastrea directamente al hecho de superar las múltiples alergias alimentarias que alguna vez la tuvieron aislada y temerosa.

Tratar una alergia con inmunoterapia puede desenterrar otras ansiedades también. Cuando a los niños se les ha dicho toda su vida que eviten un alimento, no es fácil que de pronto prueben incluso la cantidad más pequeña que se les da al inicio del tratamiento. "Cuando te dicen que es algo que puede matarte y luego te dicen que te lo tienes que comer diario por quién sabe cuánto tiempo —dice Andy—, es aterrador". Andy describe su consumo diario de minúsculas dosis como una de las cosas más difíciles que ha tenido que hacer: "No era algo con lo que nadie me pudiera ayudar", dice.

Sus padres lo apoyaban como podían y su familia toleraba el drama que él insistía en hacer cada vez que finalmente lograba juntar el valor para comerse el puré de manzana o el budín, u otro alimento con que hubieran mezclado el polvo de nuez ese día. "Me siento mal de haber llamado tanto la atención", dice. Pero al final, nadie podía ayudarlo a comer el alimento. "Era un acto individual", concluye Andy.

En Stanford intentamos calmar la ansiedad explicando el proceso. Cuando Matthews se encuentra con pacientes que empiezan una inmunoterapia, les dice que el tratamiento no es para nada lo mismo que comer cacahuate por accidente en un restaurante o que te salpiquen de leche. Esas exposiciones nocivas involucran cantidades más grandes de un alimento y no ocurren en un hospital o en el consultorio de un médico con epinefrina y un desfibrilador cerca. Ella sabe que la idea de comer un alimento del que se deben alejar según les han dicho —uno que quizá ni siquiera han probado— puede ser en extremo difícil para niños y adolescentes.

La hija de Sloan, Violet, luchó inmensamente con la inmunoterapia. Ella creció alérgica a todas las nueces y, cuando estaba en quinto grado, se inscribió en nuestro primer estudio de alergias múltiples. Su tratamiento empezó con inyecciones de omalizumab, seguido de un año más o menos de dosis incrementales de distintas nueces. Para Violet, el tiempo entre consumir su dosis y tener una reacción alérgica era la parte más difícil. "Eran una o dos horas de saber que acababa de comerme una nuez", dijo.

Ella sabía que en algún momento iba a vomitar, pero todo lo que podía hacer era esperar. La expectativa, mezclada con la reacción alérgica que tenía su cuerpo con las nueces —dolor abdominal severo, comezón, ronchas, hinchazón, estrechez de la garganta— era, dice, demasiado para que su yo de 10 años lo manejara. Tomar sus dosis en casa era igual de difícil. Comía sus nueces a las 5:00 p. m. todos los días. "Y todos los días a las cinco, lloraba —dice—. Estaba muy asustada".

Sin embargo, perseveró. "No había forma de salir de ello más que acabar el proceso", dice Violet, ahora en su último año de preparatoria.

El tratamiento funcionó. Ahora no tiene la necesidad de preocuparse más por una reacción que ponga en peligro su vida por una exposición accidental a las nueces durante sus viajes frecuentes los fines de semana por deporte. Ella sabe que, cuando se vaya a la universidad, no morirá si se come una nuez. Ha llegado a sentirse agradecida por el proceso que alguna vez temió. "Tuve que crecer un poco —dice— para darme cuenta de lo increíble que era".

Las familias con luchas internas pueden sentir que este tiempo es en particular tenso, dice Matthews. Que un padre lleve a su hijo a inmunoterapia puede resultar en una situación complicada para todos los involucrados. Como cualquier momento decisivo en la vida, el inicio del tratamiento puede desenterrar emociones que ya existían dentro de la familia, pero estaban cocinándose bajo la superficie. "El tratamiento médico de las alergias alimentarias o una serie de visitas a la sala de emergencias por una exposición accidental van a sacar y subir el volumen de cualesquiera que sean esas dinámicas", dice Matthews.

¿Cómo ayudar a alguien con ansiedad por una alergia alimentaria?

Mejorar nuestra comprensión de la ansiedad ha llevado a avances paralelos en cómo lidiamos con ella. Tenemos mejores mecanismos para sobrellevarla y se los enseñamos a otros, incluyendo los niños en edad escolar. Las técnicas de *mindfulness*, de respiración y otros métodos para calmar la ansiedad se suelen enseñar en las escuelas para ayudar a los alumnos a monitorear y manejar mejor sus emociones. Como lo dice Jeanne Herzog, "saber cómo se siente en nuestro cuerpo y saber cuál es nuestro proceso cognitivo cuando nos sentimos ansiosos o deprimidos" son tipos de conciencia que los maestros y los profesionales de la salud mental que trabajan con niños ahora estimulan.

Pero la carga emocional de las alergias alimentarias requiere herramientas más específicas. Como describimos antes, los niños pequeños pueden enfrentar la exclusión social o el estigma de tener que sentarse en la mesa libre de nueces. Los niños mayores se vuelven conscientes de la probabilidad de morir como resultado de una exposición accidental. Todas las personas con alergias alimentarias viven con la sensación de no tener el control absoluto de su seguridad. Como explica Herzog, el bullying, el sentimiento de exclusión, la vulnerabilidad y todos los demás problemas específicos de las alergias alimentarias tienen ramificaciones. Muchas veces, dice Herzog, el resultado es que los niños con alergias alimentarias crecen más rápido. "Tienen que aprender a sobrellevarlo. De lo contrario, se enconchan y no son capaces de funcionar".

Herzog ha colaborado con las familias para crear lo que ella llama planes de seguridad emocional. Estos incluyen mecanismos de superación similares a los que se recomiendan comúnmente para la ansiedad, como métodos de mente y cuerpo, y terapia cognitivo-conductual, personalizados a las variedades de alergias alimentarias. Herzog trabaja con familias que aceptan el reto de la condición con valentía para empoderar a los niños con conocimiento, para buscar apoyo y encontrar el equilibrio. Su plan de seguridad para niños pequeños y adolescentes incluye diversas recomendaciones, entre ellas:

- Aprende y sigue tu plan de cuidado de emergencia.
- Diles a otros qué significa para ti tu alergia alimentaria.
- Sé consciente de tus emociones para que te protejan, en lugar de perjudicarte.
- Calma tus pensamientos.
- Calma tu cuerpo con estrategias.
- Aprende todo lo que puedas de ti mismo. Tu alergia es solo una cosa de ti.

Para los adultos con alergias alimentarias, sus recomendaciones son similares y añade:

- Crea tu estilo de vida normal.
- Encuentra a tu gente.
- Busca apoyo cuando sea necesario.

Las típicas recomendaciones para aplacar la ansiedad pueden parecer simplistas, pero funcionan. Y son fáciles de enseñar a los niños para que puedan hacer uso de estas herramientas por su cuenta. Herzog cree que los niños con alergias alimentarias deberían aprender a calmarse a sí mismos y tiene varias sugerencias para que lo hagan:

- Toma un poco de agua.
- Sal a tomar aire fresco.
- Escucha música.
- ¡Juega!
- Acaricia un gato o un perro (si tienen alguno).
- Pide que alguien de confianza te abrace.

Los padres pueden ayudar a calmar a sus hijos usando un tacto suave. Respirar desde el abdomen —una forma de respiración profunda que contrae el diafragma, el cual se localiza entre la cavidad torácica y la cavidad abdominal— también puede ayudar. Esta técnica, llamada además respiración diafragmática, puede desacelerar el ritmo cardiaco y disminuir la presión sanguínea.

Herzog sugiere otras ideas prácticas:

- Tener presentes los logros escribiéndolos.
- Crear un plan de incentivos para ayudar a que los niños prueben nuevos alimentos cuando se sientan temerosos o se resistan.
- Tener una lista de seguridad que los niños puedan revisar antes de elegir un alimento que los ayude a sentirse seguros durante sus comidas fuera de casa.
- Para ayudar a aliviar la ansiedad, pueden transformar la relajación en una actividad familiar.

LISTA DE SEGURIDAD PARA QUE LOS PACIENTES CON ALERGIAS ALIMENTARIAS PUEDAN COMER EN RESTAURANTES

- ¿El mesero me puede asegurar que mis alérgenos no están en la comida que ordené?
- ¿Hay ingredientes que provengan de alimentos empaquetados en este platillo?
- ¿Ya lo comí antes?
- ¿Ya comí en este restaurante antes?
- ¿Los adultos con quienes estoy están conscientes de mis alergias alimentarias?

- ¿Tengo epinefrina conmigo, y hay alguien que sepa cómo inyectarla en caso de emergencia?
- ¿El restaurante está interesado en asegurar que los alérgenos alimentarios estén etiquetados correctamente en el menú?

Saber cuál es tu equipo de apoyo también puede hacer una inmensa diferencia para los niños. Con tantas incógnitas, puede ser útil estar seguro de en quién puedes confiar para que tome sus alergias alimentarias en serio. Algunos estudios han descubierto que los niños tienen más miedo de la gente a la que no le importan sus alergias que de los propios alérgenos, observa Herzog. La ansiedad se exacerba porque el riesgo de una exposición parece mayor cuando la gente a tu alrededor parece indiferente o ignorante. La familia del mejor amigo de Andy Hartman cuando estaba creciendo decidió mantener un hogar libre de nueces porque él pasaba mucho tiempo ahí. "Me rodeé de personas que estaban dispuestas a ayudar", dice.

Él tuvo que lidiar con el sentimiento de ser una carga para la gente, quienes se volteaban de cabeza para mantenerlo a salvo, pero también sabe la diferencia que ese esfuerzo hizo en su niñez. Herzog sugiere que los niños les digan a sus compañeros no solo que tienen una alergia alimentaria, sino cómo se siente vivir con una. Y aunque ella comenta que encontrar a otros con alergias alimentarias en tu comunidad puede aportar una enorme sensación de apoyo, enfatiza también la importancia de crear conciencia fuera de la comunidad de alergias alimentarias. "Vuélvete un promotor de ti mismo —dice— para que otros estén conscientes y les importe".

Inculcar una visión a largo plazo también es una buena idea. Para Matthew Friend, ahora de 21 años, las alergias alimentarias siguen siendo parte de su vida, aun cuando ya quedó desensibilizado por medio de inmunoterapia. Como comediante en ciernes, incorpora su experiencia de la infancia con la alergia al trigo en su rutina. Recuerda que de niño no le gustaba el queso, y disfruta bromear con su público de que siempre que quería un alimento que no era seguro para él, su madre solo le decía que tenía queso. Y tener que pedirle a una niña que se lavara los dientes antes de besarlo, dice, "es la forma perfecta de asegurar un aliento increíble".

Ariella Nelson, de 17 años de edad, quien se trató en la clínica de Kari por una alergia al cacahuate, dice que lidiar con la alergia alimentaria la enseñó a expresar su opinión. Cuando pasó un verano lejos de casa por un taller de música, sabía que tenía que estar alrededor de otras personas como medida de seguridad cuando tomaba su dosis diaria de nuez. Esto implicaba pedirles a nuevos amigos que pasaran el rato en su cuarto, una pequeña petición que requería mucho valor. "Yo me considero una persona bastante asertiva —dice—, y me di cuenta de eso al lidiar con mi alergia a las nueces".

Cualquiera que haya crecido con una alergia alimentaria quedará formado por la experiencia de cierta manera. El truco es encontrar el modo de que esa formación sea la que elijamos, no la que se nos imponga.

¿Cuándo buscar la ayuda de un profesional?

Como dijimos antes, los retos de las alergias alimentarias pueden llevar a veces a un comportamiento extremo. Los niños pueden restringir su alimentación por miedo a una exposición accidental hasta el grado de arriesgarse a una desnutrición, una condición conocida como ingesta restrictiva o excluyente del consumo de alimentos. Tessa recuerda tener tanto miedo de poner cualquier cosa en su boca durante un fin de semana que pasaron en la casa de unos familiares, poco después de una grave reacción alérgica, que no comió otra cosa más que arroz blanco todo el fin de semana. Las experiencias cuando peligra la vida pueden generar trastorno de estrés postraumático, una condición grave en sí misma. A veces ninguna cantidad de respiración abdominal y escritura puede hacer mella en la montaña de estrés inducido por las alergias alimentarias.

Aquí es donde tienen cabida los profesionales de la salud mental. Un terapeuta puede empezar a vincularse y conectar con los pacientes, al comprender los problemas con los que luchan lo más posible y al validar el sentimiento de que estas cuestiones son difíciles. Aprender y practicar las herramientas para afrontarlas son el otro componente clave. Los terapeutas enseñan muchas de las mismas estrategias que Herzog recomienda —calmar la mente, retar el pensamiento negativo, empoderarse más—, pero a veces es distinto cuando un profesional te guía.

El trastorno de ingesta restrictiva o evitativa también requiere cuidados de otros especialistas. Se debe consultar con un nutriólogo y un psicólogo ocupacional junto con el terapeuta, dice Marté Matthews. Esta condición es un problema grave que requiere a un equipo de personas para atenderlo juntos.

Matthews muchas veces ayuda a las familias a señalar huecos en la rutina de una persona que podrían contribuir a sentimientos de vulnerabilidad o miedo. Si los niños son lo suficientemente grandes para cargar su propia epinefrina, ¿lo están haciendo? Si no, ¿cuál es el obstáculo? ¿Cómo se pueden desmantelar esos obstáculos? ¿Los niños hablan sobre sus necesidades? ¿Se puede confiar en que harán preguntas o rechazarán un alimento que no saben si es seguro? ¿O es probable que acepten alimentos quizá inseguros porque piensan que es grosero decir que no? Son algunas de las preguntas que Matthews aborda con regularidad entre familias con alergias alimentarias.

La lucha de poder entre los padres y los adolescentes con alergias alimentarias puede también atenderse mejor empleando ayuda profesional. Y cuando lidiar con las alergias alimentarias destapa otros asuntos dentro de la familia, un psicólogo puede facilitar que se desentrañen esas trabas para que las necesidades fundamentales del cuidado de la alergia alimentaria permanezcan despejadas de emociones exacerbadas, resentimientos y enojo.

La terapia también puede ayudar a los padres a calmarse. Ver que sus hijos luchan puede muchas veces hacer que los adultos en sus vidas quieran resolver el problema. Eso no siempre funciona, dice Matthews. La fiesta de cumpleaños a la que no los invitaron ya pasó. Mamá y papá no pueden evitar que los molesten mañana en la cafetería, o la siguiente semana, o el próximo año. "Ayudo a que los padres aprendan cómo escuchar activa y reflexivamente a sus hijos", dice Matthews sobre su colaboración con familias con alergias alimentarias.

Ella aconseja a los padres que sufren porque sus hijos son excluidos, para que se resistan a reaccionar cuando esas emociones están tan a flor de piel: "Sí, defiende a tu hijo —dice—, pero mejor espera para enviar ese correo electrónico hasta que no estés tan molesto".

Matthews también ayuda a las familias a desarrollar listas de habilidades para sobrellevar la situación que funcionan dentro de su propia dinámica. Jugar un poco de basquetbol en el parque, salir a caminar, echarte agua fría en el rostro, todas son simples medidas que puedes probar. La visualización y respiración profunda guiada también puede ser útil. "Las distracciones y las técnicas de relajación son dos aspectos de las herramientas que todos necesitamos", dice.

La terapia cognitivo-conductual nos ayuda a dar un paso atrás para poder ver cuáles son los patrones personales de pensamiento que brotan automáticamente y que tal vez queramos dejar atrás.

Un terapeuta familiar también puede ayudar a arreglar dinámicas complicadas entre hermanos. Muchos padres se sienten culpables cuando el niño con alergias alimentarias requiere tanta atención que los demás no se sienten atendidos de la misma manera. Varios hermanos son protectores de su hermano o hermana con alergias alimentarias, lo que implica que terminan cargando responsabilidades que otros niños de su edad no manejan. El resentimiento se puede acumular por el hecho de que los restaurantes, las vacaciones y otras salidas familiares se tengan que amoldar a mantener a salvo al hijo o la hija con alergias alimentarias. Con el tiempo, estas dinámicas pueden pudrirse hasta volver tóxicas las relaciones si no se resuelven. Muchos hermanos serán capaces de hacerlo por su cuenta conforme maduran, pero trabajar con un profesional puede ayudar a atender ciertas cuestiones a tiempo y asegurar que las necesidades estén totalmente cubiertas.

Ansiedad por la inmunoterapia

Como mencionamos antes, el prospecto de la inmunoterapia puede traer su propia carga de ansiedad porque involucra comer un alimento que el cuerpo considera venenoso. Matthews enfatiza que el proceso de la inmunoterapia es muy distinto. El profesional médico no le pide al paciente alérgico a los cacahuates que se coma una barra de chocolate de pronto.

"La experiencia de una prueba con alimentos cuidadosa y diseñada con rigor es muy distinta a la de una exposición accidental", comenta Matthews, quien trabaja con las familias antes, durante y después del tratamiento de inmunoterapia. En esta, un paciente consume quizá una centésima parte de un cacahuate. La enfermera o el médico están ahí. El tratamiento se realiza en una institución médica. Simplemente explicarle todo esto a alguien a quien le provoca ansiedad probar la inmunoterapia puede hacer mucho por aliviar su miedo.

Aquí, el personal médico es muchas veces determinante. La mamá de Andy, Kim, agradeció que Kari y sus colegas encaminaran a su hijo durante su prueba de inmunoterapia. Cuando empezaba a quejarse, la doctora estaba ahí para animarlo. "Tú puedes", recuerda Kim que la doctora le dijo a su hijo. No lo presionó para hacer algo que Andy no quería hacer, pero lo ayudó a encontrar la fuerza para seguir adelante cuando estaba asustado. Los padres no siempre pueden representar ese papel para sus hijos. Ya que había un médico ahí, sosteniendo su mano y rehusándose a soltarla, Andy pudo entrar a una vida muy distinta de la que hubiera tenido sin la inmunoterapia.

Recientemente, Alia Crum y nuestro equipo realizaron un estudio en Stanford para saber si fomentar una mentalidad optimista sobre la inmunoterapia podría mejorar la experiencia. Junto con sus padres, les dijimos a 50 niños, de edades entre los 7 y 17 años, que estaban haciendo una inmunoterapia de cacahuate, que los síntomas de la ITO que no ponían en peligro su vida eran efectos secundarios desafortunados del tratamiento (24 familias) o que estos síntomas indicaban que la desensibilización estaba funcionando (26 familias). Las familias en el segundo grupo estaban menos ansiosas, eran menos propensas a preguntarle al personal por los síntomas y evitaban más brincarse las dosis. Curiosamente, los niños en este grupo tuvieron menos síntomas leves conforme aumentaba la dosis de ITO, y su sangre mostraba niveles más elevados de IgG4, las células inmunológicas que señalan una respuesta saludable a la proteína alimentaria.

Creemos que los niños con alergias alimentarias no solo son héroes, sino también sus familias. Una de las consecuencias de tener antecedentes de esta condición ha sido no reconocer adecuadamente por cuánto pasan las familias. Vivir con una alergia alimentaria es como vivir con la amenaza constante de que tu hogar estalle en llamas o un león te persiga por la planicie. Encima del miedo hay muchas formas de dolor emocional que se acumulan con los años.

Nosotras recomendamos que las familias busquen ayuda, ya sea de grupos de apoyo, de amigos y, sobre todo, entre ellos. Denise Bunning, la codirectora de MOCHA (acrónimo en inglés para Madres de Niños con Alergias), una organización defensora de los pacientes, enfatiza lo mucho que el mundo de las alergias alimentarias ha cambiado desde mediados de la década de 1990, cuando ella estaba criando a sus hijos con esta condición. "Hay más conciencia ahora y más opciones para hacer ajustes". También ve el valor de ser capaz de aportar la propia sabiduría ganada a pulso. "Ser capaz de compartir qué funciona, además de soluciones positivas y creativas con otras familias es extremadamente importante", dice Bunning, cuyo esposo, David, es codirector de FARE.

En otras palabras, la sensación de aislamiento que a veces puede traer una alergia alimentaria también es uno de los retos más fáciles de superar. Y atender este aspecto es muchas veces como sacar la mascada del mago, donde jalar una punta atrae una abundancia de salud. El apéndice incluye recursos para encontrar redes locales y en línea. Pero cuando se trata de crear una red de apoyo, también recomendamos la lista de contactos de tu teléfono.

En conclusión

- Las alergias alimentarias pueden provocar estrés y ansiedad para la persona diagnosticada y sus familiares.
- La gente con alergias alimentarias debería informarse a sí misma y buscar grupos y redes de apoyo.
- Como sucede con muchas situaciones difíciles, la inmunoterapia puede agitar el estrés oculto dentro de una familia o en el interior de un individuo. Trabajar con un terapeuta durante este momento puede ayudar.

Elegir tu camino

La vida cambia cuando una persona desarrolla una alergia alimentaria, ya sea que suceda poco después de nacer, como adulto o en cualquier momento intermedio. El diagnóstico cambia tu cocina, tu estilo de vida y los retos que estás destinado a enfrentar. Escribimos este libro para que las personas que entran al mundo de las alergias alimentarias por primera vez —y quienes ya están atrincherados en él— tengan toda la información que necesitan para determinar su propia dirección. Desde dietas infantiles hasta etiquetas alimentarias, desde prevención hasta tratamiento, desde epinefrina hasta anticuerpos, las ideas y los estudios descritos en estas páginas deberían darte todo lo que necesitas saber no solo para mantenerlos a salvo a tu familia y a ti, sino para que prosperen. Por encima de todo, creemos que las cifras contundentes relacionadas con la inmunoterapia y las instrucciones sobre cómo se hace este tratamiento son información a la que todos deberían tener acceso. Es nuestro deseo que, en esta nueva era, todas las personas con alergias alimentarias puedan vivir libres del miedo y los sacrificios.

Tessa Grosso ya no vive con las múltiples alergias graves que plagaron su infancia y la enviaron a la sala de emergencias en varias ocasiones. La inmunoterapia reentrenó su sistema inmunológico para dar la bienvenida a esos antiguos adversarios. Ahora come todo lo que quiere. Pero como ella misma explica, la inmunoterapia no se trata de cómo sabe la pizza. "Cualquiera que haya pasado por una inmunoterapia dirá que comer comida es nada más que un plus muy agradable —dice—. El verdadero beneficio es no tenerte que preocupar".

Pero llegar al otro lado de una alergia alimentaria transformó la vida de Tessa de maneras muy profundas. Ahora, como adolescente, está hablando públicamente sobre su experiencia para animar a otros a tomar las riendas de su vida. "La única razón de que tenga la vida que tengo hoy es porque mi mamá no aceptó lo que el doctor le dijo y ya", dice. No está promoviendo que la gente con alergias alimentarias no escuche a sus médicos. Lo que quiere es que la gente sepa que tiene el control: "Puede haber algo más allá para ti, así que siempre tienes que buscar".

Tessa encontró ese algo más en la inmunoterapia. Ella encontró su camino hacia una vida donde no tiene que existir con el miedo y la ansiedad que provoca una alergia alimentaria. Ahora Tessa quiere asimismo ayudar a otros a encontrar su camino hasta ahí.

Nosotras también. Y esperamos estarlo haciendo.

Capítulo 11

El futuro del fin de las alergias alimentarias

Como ha dejado claro este libro, creemos que estamos en el inicio de un futuro muy brillante para las alergias alimentarias. La inmunoterapia ofrece opciones de tratamiento poderosas capaces de liberar a la gente del miedo de las reacciones alérgicas que ponen en peligro su vida. Y nuestro conocimiento sobre cómo se desarrollan las alergias nos enseña cómo prevenir, en primer lugar, que empiece la condición. Por eso titulamos este libro *El fin de las alergias alimentarias*: este es el final de una era cimentada en la creencia equívoca de que nada se puede hacer, y también, esperamos, el principio del fin de las alergias alimentarias, punto.

Sin embargo, los avances médicos no son la única consideración mientras abrimos los ojos al futuro. Debemos considerar el aumento en los índices de alergias alimentarias por todo el mundo. Países donde las alergias alimentarias no habían sido un problema histórico ahora están luchando con esta nueva población de pacientes. A escala global, también enfrentamos la incertidumbre de un medioambiente que sufre cambios desconcertantes rápidamente. Que empeoren las alergias alimentarias es solo una pequeña consecuencia del daño que le hemos hecho al planeta.

Se puede hacer mucho para contrarrestar estas visiones perturbadoras del futuro de las alergias alimentarias. Quizá sea un cliché decir que los pequeños cambios pueden hacer una gran diferencia, pero también es cierto. Con ese fin, incluimos algunos de esos pequeños pasos aquí. Creemos que las personas que actualmente enfrentan alergias alimentarias bien podrían ser las personas que moldeen su futuro.

El futuro de la población con alergias alimentarias

Cualquier imagen del futuro para las alergias alimentarias debe tomar en cuenta el hecho de que se trata de una epidemia global... y cada vez mayor. Aunque la condición se ha considerado por mucho un fenómeno del mundo occidental, este escenario está cambiando rápidamente. El auge de las alergias alimentarias en Asia y África ha llevado a los investigadores a teorizar que adoptar un estilo de vida "occidentalizado" puede estar contribuyendo a diagnósticos de alergias alimentarias fuera de Norteamérica y Europa. No tenemos todavía grandes cantidades de pruebas para sustentar la idea, aunque los investigadores han observado picos en los índices de alergias alimentarias entre inmigrantes de países no occidentales que se mudan a Estados Unidos, lo que apunta al papel de la dieta y la preparación de la comida.

La falta de datos hace que sea difícil conseguir estimados precisos. Una prueba oral con alimentos es el método estándar y de referencia para diagnosticar la condición, pero es una prueba demasiado costosa para muchos sistemas de salud en el mundo. Un estudio sobre la prevalencia de las alergias alimentarias en 89 países descubrió que solo nueve tenían información sobre pruebas orales con alimentos y 51 no contaban con ninguna clase de información relevante. Para 23 países, la conciencia de las tasas de alergias alimentarias dependía principalmente del informe de los padres sobre diagnósticos o síntomas, una fuente que muchas veces lleva a un sobreestimado. Centro y Sudamérica, África, Europa del Este y el Medio Oriente están particularmente poco representados en la ciencia hasta hoy. Pero las cifras que sí tenemos revelan una clara verdad: las alergias alimentarias son una enfermedad global.

Europa

Conscientes del aumento en los índices de alergias alimentarias, investigadores de toda Europa buscaron medir la extensión de la condición a lo largo del continente. A partir de registros locales de salud en ocho países (Suiza, España, Países Bajos, Polonia, Bulgaria, Grecia, Islandia y Lituania), encuestaron a 240 personas entre las edades de 20 y 54 años que habían reportado síntomas de alergias alimentarias. Alrededor de 4.4% de las personas incluidas en la encuesta tenían un diagnóstico médico para una alergia alimentaria, lo que oscila entre 1% en Vilnius, Lituania, a 7.5% en Zúrich, Suiza. Casi 19% de la gente en Madrid, España, dijo que habían reaccionado a por lo menos uno de los alimentos incluidos en el cuestionario, aunque no todos tenían un diagnóstico de alergia alimentaria.

Los alérgenos potenciales sobre los que preguntaron los investigadores incluían los culpables bien conocidos en Estados Unidos, junto con varias frutas, verduras y semillas, además de lentejas, mostaza y trigo sarraceno. Después de estas primeras respuestas, los investigadores tomaron muestras de sangre de participantes voluntarios y también analizaron sus hogares en busca de ácaros, polen y otros alérgenos aeróbicos. Los investigadores encontraron anticuerpos IgE destinados contra uno o más alérgenos alimentarios en 24% de los participantes de Zúrich (el índice más alto) y 7% en los de Reikiavik (el índice más bajo). El ajonjolí, los camarones y las avellanas estaban entre los alérgenos más comunes; el huevo, la leche y el pescado eran los más raros. Aunque los autores hicieron énfasis en que tener IgE específicos para un alérgeno no necesariamente implica que la persona es alérgica como tal, el estudio contribuye al panorama de las tasas de alergias alimentarias por toda Europa.

Estudios basados en informes de padres y niños en Eslovenia, Estonia, Suiza, Grecia y Bélgica han informado índices de alergias alimentarias inferiores a 5%. Otros han descubierto índices más altos, como uno de Italia que reportó alergias alimentarias en casi 10% de los niños. Un estudio en Suecia basado en cuestionarios sobre los niveles de IgE y antecedentes de reacciones alérgicas encontró que alrededor de 3% de los niños de un año de edad y más de 7% de los niños de ocho años tenían alergias alimentarias. En Alemania, pruebas orales con alimentos revelaron alergias alimentarias en 26 de los 739 niños hasta la edad de 17 años, aunque los índices en niños más grandes eran menores que entre los niños más pequeños. Aunque los alérgenos alimentarios más habituales en Estados Unidos también son los más problemáticos en Europa, las alergias a manzanas y kiwi también son comunes.

África

Estudios en Ghana y Sudáfrica han reportado que alrededor de 5% de la población que atraviesa sus años de adolescencia tiene alergias alimentarias, aunque esa cifra se basa en los niveles de IgE, lo cual, de nueva cuenta, no siempre significa que haya una alergia alimentaria, y en pruebas de punción cutánea, que pueden fallar. Cuando 400 casas en Tanzania informaron su experiencia con alergias alimentarias, los investigadores encontraron índices de hasta 17% (68 casas). En un estudio de 2005 en Mozambique, 97 de 509 personas dijeron que habían tenido alguna clase de alergia alimentaria hasta cierto punto en su vida, y muchos reportaron una alergia a la carne de res.

Asia

China ha estado poniendo atención a las alergias alimentarias, ya que sus índices van en aumento. Desde 2009, estudios basados en pruebas orales con alimentos encontraron índices de prevalencia en la región suroccidental del país entre 3.8% y 7.7%, a la par de muchos países en Europa.

En Japón, Hong Kong y Corea, estudios basados en informes de padres e hijos dejaron la prevalencia de alergias alimentarias en alrededor de 5%. Una encuesta basada en cuestionarios que se entregaron a más de 30 000 personas en Taiwán descubrió que más de 3% de los niños de menos de 3 años y casi 8% de los niños entre 4 y 18 años, y más de 6% de los adultos tenían alergias alimentarias. Las alergias a los productos del mar eran las más comunes reportadas en ese estudio.

Un estudio en el sur de India buscó separar las sensibilidades alimentarias de las alergias alimentarias. Entre 10 904 adultos, por lo menos 189 personas indicaron alguna clase de reacción a un alérgeno común (ronchas, comezón, vómito y otros síntomas de alergia alimentaria). En una segunda parte de la investigación, que incluía una encuesta más detallada y muestras de sangre, los investigadores encontraron que alrededor de 1.2% de los 588 participantes (siete personas) probablemente tenían una alergia alimentaria verdadera. Muchas más personas —26.5%— dijeron que eran sensibles a por lo menos uno de los 24 alimentos que mencionó el cuestionario, aunque, como hemos enfatizado a lo largo del libro, la sensibilidad alimentaria no es lo mismo que una alergia.

Sudamérica

No tenemos mucha información sobre los índices de alergias alimentarias en Sudamérica. En una encuesta de 3 099 niños en Colombia, 10% de los niños de hasta 8 años y 12% entre las edades de 9 a 16 años dijeron ser alérgicos a por lo menos un alimento; aunque estos índices están basados en autoinformes, los cuales tienden a estar exagerados. Las alergias a frutas y verduras son comunes en Colombia, lo mismo que a la carne.

Australia

Los índices de alergias alimentarias en Australia han escalado dramáticamente en años recientes. Un estudio de 2011 encontró que 280 de 2 848 bebés de 12 meses de edad tenían una genuina alergia alimentaria, confirmada con una prueba oral con alimentos: un índice de 10%. Este estudio emblemático ha llevado a algunos expertos a referirse a Australia como "la capital mundial de las alergias alimentarias".

Medio Oriente

Medio Oriente es otra región sin mucha información. Un estudio de 2012 les preguntó a adolescentes judíos y árabes en Israel si tenían antecedentes de alergias alimentarias. Entre los 11 171 cuestionarios que llenaron, los investigadores encontraron un índice de prevalencia de 3.6% (402 personas). Las alergias al cacahuate, el huevo y el ajonjolí estaban entre las más comunes para niños árabes, y la alergia a la leche era la más común entre los niños judíos. En apoyo de la teoría de la marcha atópica —el paso de eczema a asma a alergia que vemos en muchos niños—, las tasas de alergias alimentarias eran más altas entre niños con asma en este estudio.

Resumen

El estudio de los 89 países que mencionamos al inicio de esta sección aporta evidencia persuasiva de que la alergia alimentaria está aumentando rápidamente en las regiones en desarrollo. La noción de que los países asiáticos tienen índices menores de alergias alimentarias que los países europeos ya no es válida. Aunque necesitamos más información rigurosa para varias regiones del mundo, estas cifras ya señalan una nueva población de pacientes con necesidad de tratamientos basados en las investigaciones más recientes. Y hacen que sea todavía más urgente continuar la cruzada por comprender las causas raíz de las alergias alimentarias.

El futuro del medioambiente

En vista de lo que augura el cambio climático —elevación del nivel del mar, sequías que aniquilan las cosechas, tormentas lo suficientemente fuertes para derrumbar pueblos enteros, cambios de temperatura que alteran los ecosistemas que han existido por milenios y mucho mucho más—, su conexión con las alergias alimentarias puede parecer algo insignificante. Pero se trata de un vínculo muy poco reconocido que podría afectar a una gran parte de la población global. Y considerando que las alergias alimentarias ya cuestan un estimado de 25 000 millones de dólares al año solo en Estados Unidos, la posibilidad de que el calentamiento global pueda empeorar la epidemia hace que valga la pena ponerle atención.

Es probable que el daño continuo al medioambiente global incremente los índices de alergias alimentarias en todo el mundo. "El cambio climático está afectando una gran cantidad de enfermedades", dice la doctora Marie Prunicki, quien estudia el vínculo entre las alergias alimentarias y el medioambiente. "Todo el espectro alérgeno-asmático se ve afectado".

Cambios en los alimentos alergénicos

En las plantas, el incremento de la temperatura fomenta la adaptación. Árboles, pasto, flores y el resto de la vegetación tienen que poder soportar un calor al que no están acostumbrados. Para muchas especies, esto implica jugar a la defensiva. Las plantas necesitan formas de protegerse a sí mismas contra el calor. Así como nos abrigamos en invierno y nos untamos bloqueador solar en verano, las plantas se tienen que adaptar, pero solo usando el equipo que vive dentro de sus células. Y resulta que algunas de las proteínas que permitirán a las plantas adaptarse al cambio climático son las mismas proteínas que disparan las alergias alimentarias. Investigaciones de la Escuela de Medicina Icahn en Mount Sinai ya han mostrado que la cantidad de proteínas alergénicas puede variar mucho entre las especies: un cacahuate cultivado en Alabama enfrenta distinto estrés medioambiental que un cacahuate cultivado en Nuevo México, lo que podría llevar a varias cantidades de diferentes proteínas. De hecho, cuando científicos del Departamento de Agricultura de Estados Unidos cultivaron plantas de cacahuate Virginia jumbo en un ambiente con altos niveles de dióxido de carbono, produjeron una concentración mucho mayor de Ara h1, una proteína fuertemente vinculada con la alergia al cacahuate, que la variedad Georgia Green cultivada en las mismas condiciones. Y la teoría es que entre más Ara h1 tenga un cacahuate, más alta será la probabilidad de que el sistema inmunológico reproduzca anticuerpos IgE en su contra.

En uno de los primeros artículos que graficó los posibles nexos entre el cambio climático y los alérgenos alimentarios, científicos medioambientales de Australia también observaron que el dióxido de carbono y el aumento de temperatura pueden alterar las plantas. Estas absorben el gas como parte de la fotosíntesis, su proceso para convertir la luz del sol en alimento. Los niveles incrementales de dióxido de carbono en la atmósfera pueden repercutir en que las plantas no necesiten invertir tanta energía en la fotosíntesis. Esta energía sobrante se puede utilizar en reproducción o reserva, consideran los investigadores. Muchas de las proteínas que ayudarían a proteger las semillas en el interior de una planta también son alérgenos alimentarios. De nueva cuenta, estos cambios pueden promover los niveles de proteínas alergénicas, haciendo que las alergias sean más probables.

Cambios en el polen

El polen es otra trabe del puente entre el cambio climático y las alergias alimentarias. El incremento en la temperatura está extendiendo la temporada de polen. Los registros de polen de 17 locaciones diferentes en 12 países muestran aumentos en años recientes, que se remontan a un promedio de 26 años atrás. El clima más cálido ha estado vinculado con una temporada más larga y más intensa de polen.

Y el polen tiene una conexión más fuerte con las alergias alimentarias. En una condición conocida como síndrome de alergia oral, los alérgenos encontrados en el polen pueden disparar una reacción inmunológica contra frutas y verduras crudas, y algunas nueces. Esta forma particular de alergia tiende a aparecer en niños más grandes. El tipo de alergia al polen determina el tipo de alergia alimentaria: el polen de abedul está ligado con alergias a manzanas y zanahorias (entre otras), mientras que el polen de la ambrosía está ligado a alergias al plátano y al pepino (entre otras). Cocinar el alimento elimina la respuesta alérgica porque altera la proteína. Puedes ver a dónde va todo esto: incrementar el conteo de polen significa aumentar la cantidad de proteínas alergénicas, lo que a su vez eleva la cantidad de alergias alimentarias. La sensibilidad al polen puede variar alrededor del mundo, así que en el futuro podríamos ver diferencias regionales en alergias alimentarias provocadas por un síndrome de alergia oral.

Conexiones entre el polen y la comida en el síndrome de alergia oral

Este tipo de polen...	Puede provocar alergias a...
Abedul	Manzana, chabacano, cereza, durazno, pera, ciruela, kiwi, zanahoria, apio, perejil, cacahuate, soya, almendra, avellana.
Ambrosía	Melón cantalupo, melón verde, sandía, calabacita, pepino, plátano, papa.
Hierba timotea y pasto ovillo	Durazno, sandía, naranja, jitomate, papa.
Artemisa	Pimiento morrón, brócoli, col, coliflor, acelgas, ajo, cebolla, perejil, anís, alcaravea, cilantro, hinojo, pimienta negra.

El incremento en la temperatura no es el único reto medioambiental que enfrentamos. Los pesticidas, la deforestación, la falta de diversidad en las cosechas, la falta de rotación de cultivos, la contaminación... todo esto y más puede afectar la salud de los suelos, el aire, los alimentos que consumimos y nuestro sistema inmunológico. Puede además hacer que las plantas sean más alergénicas. Aunado a ello, los estilos de vida modernos suelen limitar la cantidad de tiempo que pasamos en la naturaleza, lo que reduce la cantidad de microbios a los que estamos expuestos y a su vez debilita la inmunidad. Los químicos de nuestros productos de limpieza y el hecho de desinfectar en exceso los hogares (como mencionamos en el capítulo 2) pueden hacer lo mismo.

El futuro de vivir con alergias alimentarias

A lo largo de este libro, en nuestra clínica en Stanford y en todas las conversaciones que tenemos con familias que tienen alergias alimentarias intentamos impartir el mismo mensaje: tú puedes tomar el control. Las alergias alimentarias muchas veces pueden dejar a una persona sintiéndose desamparada. Sin importar qué tan preparado estés, un alérgeno puede colarse en una comida cuando menos lo esperas. La severidad de una reacción puede ser igualmente impredecible. La inmunoterapia es, por supuesto, una forma de darle la vuelta a una alergia alimentaria. Pero no es la única manera. Simples cambios de estilo de vida pueden ayudar a reducir el riesgo de desarrollar alergias alimentarias. Y hay formas de tomar acción que pueden ayudar al mundo a volverse un lugar más seguro para las personas que ya viven con la condición.

Los seis principales cambios

Existe un beneficio dual en hacer cambios en el estilo de vida que favorecen opciones amigables con el medioambiente. Tales medidas reducen nuestro impacto en el medioambiente y, como subproducto, también pueden reducir el riesgo de alergias alimentarias. Proteger al planeta es la prioridad, y si hacerlo también vuelve menos probables las alergias alimentarias, entonces es mucho mejor. Apuntando hacia ese fin, recomiendo aplicar seis medidas principales:

1. **Detergente:** Muchos detergentes de lavandería contienen enzimas llamadas proteasas, las cuales se descomponen en moléculas de proteínas. Esto hace que esas moléculas sean efectivas para quitar manchas, pero también las vuelve potencialmente no saludables. Las proteasas pueden irritar la piel. Los informes han vinculado las proteasas con la piel reseca y el eczema, aunque la evidencia detrás de esta conexión es sobre todo de estudios con animales, los cuales no son barómetros confiables para lo que podría suceder con humanos. Investigadores en Suiza, liderados por el grupo Akdis, con Stanford han encontrado

que, incluso en 1 parte por billón (una cantidad muy pequeña), los detergentes pueden hacer que las células de la piel se desprendan. Hay investigaciones en proceso para comprender mejor cómo los detergentes afectan la piel y si contribuyen al desarrollo de alergias.

Los detergentes fuertes también son malos para el medioambiente. Crean brotes de algas en aguas dulces que acaban con el oxígeno del exosistema, lo cual daña plantas y peces. También contienen químicos que pueden erosionar las capas mucosas de la piel de peces que los protegen de parásitos, y altera además su sistema endocrino, lo que provoca problemas reproductivos.

2. **Perros:** Si bien, de nueva cuenta, las investigaciones aún no concluyen, muchos científicos sospechan que nuestra exposición reducida a un amplio espectro de microbios inherentemente presentes en la naturaleza puede comprometer nuestro sistema inmunológico. Un perro de mascota es la forma perfecta de combatir esta merma. Los perros son un vehículo para llevar la naturaleza al interior de tu hogar. La tierra que pisan después de un paseo y la miniecología que vive en su pelo probablemente contienen bacterias saludables a las que no estarías expuesto de otra manera.

3. **Diversidad:** "Come comida. No demasiada. Sobre todo, come plantas", así comienza el famoso libro del periodista y activista Michael Pollan, *En defensa de la comida*. Existen muchas razones por las que estas palabras son sabias; una es por el beneficio de exponernos a una gran variedad de regalos comestibles que la naturaleza puede ofrecer. Entre más proteínas y bacterias beneficiosas entren en contacto con nuestro cuerpo, más vigoroso será nuestro sistema inmunológico. Como la doctora Sharon Chinthrajah, directora de la unidad de investigación clínica de Stanford, muchas veces les dice a pacientes y familiares, llevar una dieta diversa es una forma efectiva de mejorar la inmunidad y cultivar un microbioma saludable, lo cual tiene una multitud de virtudes.

4. **Vitamina D:** Aunque los estudios han llegado a hallazgos contradictorios, sí tenemos evidencia de un vínculo entre la falta de vitamina D y las alergias alimentarias (comentado en el capítulo 2). Este nexo es una explicación más para el hecho de que los estilos de vida modernos, que se dan sobre todo en interiores, puedan ser responsables, por lo menos en parte, del auge de las alergias alimentarias. El sol activa la producción de vitamina D en nuestra piel, y cuando pasamos todo nuestro tiempo en interiores, esto no puede suceder. Sal. Deja que el sol brille sobre tu piel. Te hará feliz y quizá reduzca tu riesgo de alergia alimentaria.

5. **Resequedad:** La piel reseca incrementa la probabilidad de desarrollar eczema, el cual, como ya comentamos antes, aumenta el riesgo de alergias alimentarias. Nosotras recomendamos usar humectantes en la piel reseca para ayudar a prevenir esta situación. Helen Brough en Reino Unido y otros están trabajando para identificar qué humectantes son los mejores, ya que no todos son iguales. Hemos descubierto que los productos a base de cera y petrolato no son tan efectivos como los productos a base de lípidos para tratar la resequedad y reducir el riesgo de alergia. Las cremas con esteroides que disminuyen la inflamación son seguras para el eczema persistente y pueden ayudar a prevenir alergias. Los bebés y niños que mantienen la protección de su barrera dérmica usando cremas a base de ceramidas parecen desarrollar menos alergias alimentarias.

6. **Tierra:** En consonancia con muchos de los puntos anteriores, pasar menos tiempo en exteriores y no ensuciarnos puede comprometer nuestro sistema inmunológico. Es el pensamiento detrás de la hipótesis de la higiene y la hipótesis de los viejos amigos, como discutimos en el capítulo 2. De nueva cuenta, la evidencia oscila. No tenemos pruebas sólidas de que la cantidad de tiempo reducida que pasamos en la naturaleza sea responsable del aumento de alergias alimentarias. Y sabemos que las buenas prácticas de higiene salvan vidas y deben acatarse (¡lávate las

manos!). Pero tenemos suficiente información para saber que el rango de microbios que encontramos cuando pasamos tiempo en exteriores sobrepasa los que encontramos en nuestras casas. Y sabemos que el microbioma intestinal está ligado a la inmunidad.

Estos cambios personales son relativamente sencillos. Y aun si la evidencia no es todavía determinante a favor de ellos, tampoco hacen daño. En casos como este, nos adherimos a la máxima *No hace daño y podría ayudar*. Pero el esfuerzo de contrarrestar las alergias alimentarias no se acaba en casa. En cambio, nuestro hogar es nada más el principio.

Políticas sobre alergias alimentarias

Por último, debemos llevar nuestra atención a las políticas y prácticas que moldean nuestro sistema alimentario. La presencia de desiertos alimentarios —áreas urbanas donde el acceso a comida fresca es en extremo limitado— contribuye a problemas de salud entre la gente en desventaja económica. Las leyes de etiquetado fallan en hacer responsables a los fabricantes de alimentos empacados. Los restaurantes tampoco se hacen siempre responsables por la presencia de alérgenos potencialmente fatales, incluso cuando un cliente haya preguntado por los ingredientes. Volverte activo en políticas locales y estatales puede ser una poderosa manera de efectuar cambios que vuelvan al mundo más seguro para quienes viven con alergias alimentarias.

Varios lugares de Estados Unidos ya tienen leyes relacionadas con la conciencia de las alergias alimentarias. En Illinois, los restaurantes deben tener en turno a un gerente entrenado en seguridad de alergias alimentarias. El Departamento de Salud Pública de Massachusetts ahora tiene un programa de entrenamiento sobre concientización de alérgenos que al final entrega un certificado para que los restaurantes puedan mostrarlo. El esfuerzo de cientos de personas por dos años llevó a que una ley en Míchigan exigiera que los gerentes de seguridad alimentaria recibieran entrenamiento de concientización de alergias alimentarias. En Virginia, una niña de 14 años con alergias alimentarias, llamada Claire Troy, presentó su idea para una regulación de alergias alimentarias a la casa de delegados del estado, lo que llevó a una legislación que exige que la junta de salud atienda las alergias alimentarias entre sus estándares de entrenamiento. Estos cambios empiezan con los individuos que se ven más afectados por las alergias alimentarias.

Otros esfuerzos se han enfocado en asegurar que haya epinefrina disponible en lugares públicos. Muchos estados ahora tienen leyes que permiten que parques recreativos, instalaciones deportivas y otros espacios tengan autoinyectores de epinefrina a la mano en caso de emergencia. Casi todos los estados permiten que las escuelas guarden epinefrina sin asignar, y esta idea ya está llegando a los campus universitarios.

Los activistas de alergias alimentarias también están peleando por mejores leyes de etiquetado. Después de las horas que Kim y Dave Friedman pasaron intentando comprender si el alimento en su carrito del supermercado estaba libre del riesgo de contaminación por nueces (una odisea que comentamos en el capítulo 4), Kim empezó a promover regulaciones más estrictas. "Es la pasión de mi vida ahora —dice—. Puede ser cuestión de vida o muerte para tu hijo".

En pocas palabras, hay incontables formas para que la gente con alergias alimentarias se involucre en alejar las invasivas y rastreras plantas trepadoras que contribuyen al problema y ayude la gente a crear mejores prácticas, mejores leyes y más conciencia. La atención que se presta a las alergias alimentarias está a años luz de lo que antes era. Algunos parientes quizá nunca la tomen en serio. Quizá siempre continúen sacando mezclas de nueces en las fiestas. Y es posible que los padres más vigilantes nunca puedan garantizar que su hijo no tenga un encuentro accidental con los lácteos o el trigo o el huevo. Pero hay mucho que las familias pueden hacer ahora, ya sea hablando sobre alergias alimentarias con un amigo o llevando la lucha a sus autoridades locales.

La nueva era de las alergias alimentarias es sobre empoderamiento. Ya no hay motivo para vivir con miedo y aislado. *El fin de las alergias alimentarias* es en verdad solo el principio.

Agradecimientos

De parte de Kari

A mis mentores, gracias por creer en mí, por enseñarme y tomarse el tiempo de mostrarme lo que necesitaba ver. A todos los que han participado en estudios de inmunoterapia, gracias por su dedicación y compromiso. A todos los pacientes que valientemente han llevado la carga de las alergias alimentarias, gracias por mantenernos motivados a encontrar mejores soluciones. Al personal del Centro Sean N. Parker para la Investigación sobre Alergias y Asma, gracias por el cuidado y la atención tan increíbles que aportan... y por compartir nuestra visión. A Sean Parker y otros filántropos, gracias por su increíble apoyo.

A los Institutos Nacionales de Salud, la FDA, las organizaciones sin fines de lucro, al Hospital Infantil Lucile Packard de Stanford, a la Fundación Lucile Packard para la Salud Infantil, a las instituciones de investigación, a las asociaciones médicas, a las agencias reguladoras y las distintas empresas involucradas en la investigación de alergias alimentarias, la seguridad y el desarrollo de productos, gracias por aportar las innovaciones que pueden tratar y prevenir las alergias alimentarias.

Por mucho que la investigación sobre alergias alimentarias deba su progreso a todas estas organizaciones, le debe lo mismo a los primeros creyentes. Muchas familias que empezaron con una visión de una vida sin alergias para sus propios hijos pronto adoptaron una mirada más amplia para ayudar a asegurar que todos los niños tuvieran acceso a las mismas ventajas. Los pioneros son muchos. Gracias.

A mi familia y amigos, gracias por apoyarme en cada paso del camino. No existe un "mis" antes de "logros"; son todos suyos.

De parte de Sloan

Un profundo agradecimiento a Mary y Mark Weiser, quienes me comentaron por primera vez en una boda, hace años, de esta impresionante doctora que estaba a unas calles de mí, llamada Kari Nadeau, la cual llevó a mi familia por un camino hacia un mayor conocimiento y más salud. Gracias a Shannon Welch y J. R. Moehringer, quienes guiaron y defendieron este proyecto en sus primeras etapas. Un agradecimiento enorme a mis tres hijos, en especial a los dos que soportaron las pruebas clínicas para sus alergias alimentarias. En su momento nos preocupó que fueran conejillos de Indias; ¡ahora sabemos que eran pioneros! Y, por supuesto, un millón de gracias a mi esposo, Roger, que me compartió esos primeros miedos y las dudas angustiantes sobre las alergias alimentarias. Su valor y su paciencia y su sabio consejo han sido invaluables en el transcurso de mi vida, así como en la realización de este libro.

De parte de las dos

Gracias a nuestra magnífica colaboradora, la aclamada periodista Jessica Wapner, por su bella redacción, su habilidad para entrevistar y por su investigación; Caroline Sutton, extraordinaria editora de Penguin Random House, más su increíble equipo: Hannah Steigmeyer, Janice Kurzius, Linda Rosenberg y la correctora Nancy Inglis; el fantástico grupo de publicidad y marketing de Penguin Random House: Casey Maloney, Anne Kosmoski, Lindsay Gordon y Farin Schlussel; los visionarios agentes John Maas y Celeste Fine, de Park & Fine Literary and Media; nuestra brillante abogada, Kim Schefler; Melanie Thernstrom, por sus consideradas opiniones y por las notas de sus entrevistas, y a los estelares doctores Vanitha Sampath y Christopher Dant, por su meticulosa revisión de datos y su invaluable contribución a las tablas y gráficas.

Las regalías de este libro se donarán a organizaciones sin fines de lucro, no académicas, enfocadas en la investigación de las alergias alimentarias.

Apéndice 1

Recursos para las alergias alimentarias

Defensa y apoyo para los pacientes

Red de Alergia y Asma para Pacientes, Familias y Profesionales de la Salud
www.aanma.org

AllergyHome
Organización dedicada a la conciencia y el manejo de alergias
alimentarias.
www.allergyhome.org

Allergy Ready
Cursos en línea para familias, educadores y cualquiera involucrado en el
cuidado de las alergias alimentarias.
www.allergyready.com

Fundación de América para el Asma y la Alergia
Una organización para personas que viven con asma y alergia, y para sus
familias.
www.aafa.org

Equipo de Conexión de Alergias Alimentarias y Anafilaxia (FAACT, por
sus siglas en inglés)

Recursos integrales para la educación y la promoción; hace campamentos de una semana en tres localidades de Estados Unidos.
www.foodallergyawareness.org

Niños con Alergias Alimentarias
Página web y organización destinada a servir a niños que viven con alergias alimentarias.
www.kidswithfoodallergies.org

Madres de Niños con Alergias (MOCHA)
Organización sin fines de lucro establecida en Chicago que ayuda a familias con miembros que padecen alergias alimentarias potencialmente fatales.
www.mochallergies.org

SupportGroups.com: Alergias Alimentarias
Foro en línea de apoyo a los pacientes de alergias alimentarias.
https://food-allergy.supportgroups.com

Agencias básicas del gobierno de Estados Unidos

Centros para el Control y la Prevención de Enfermedades (CDC)
www.cdc.gov

ClinicalTrials.gov
Base de datos de estudios clínicos financiados por el gobierno federal de Estados Unidos.
www.clinicaltrials.gov

Red de Tolerancia Inmunológica (ITN)
Colectivo de investigación enfocado en el desarrollo de terapias de tolerancia inmunológica y financiado por los Institutos Nacionales de Salud.
www.immunetolerance.org

Instituto Nacional de Alergia y Enfermedades Infecciosas (NIAID)
www.niaid.nih.gov/diseases-conditions/food-allergy

Administración de Alimentos y Medicamentos de Estados Unidos (FDA)
www.fda.gov

Comer con seguridad

Gluten Free Passport
Una página web que ofrece traducciones de frases, listas para viajes y
otros tips para viajar.
https://glutenfreepassport.com

Organización Mundial de la Salud/Sindicato Internacional de Sociedades
Inmunológicas (OMS/SISI)
Nomenclatura de alérgenos.
Provee listas de terminología científica relacionada con varios alérgenos.
www.allergen.org

Organizaciones no gubernamentales

Terminemos Juntos con las Alergias (EAT)
Financia investigaciones en diversas instituciones académicas de Estados
Unidos y organiza caminatas y otros eventos.
www.endallergiestogether.com

Investigación y Educación sobre Alergias Alimentarias (FARE)
Grupo en apoyo de los pacientes que financia investigaciones y provee
recursos para vivir con alergias alimentarias.
www.foodallergy.org

Organizaciones médicas profesionales

Academia Americana de Alergias, Asma e Inmunología (AAAAI)
www.aaaai.org

Academia Americana de Pediatría (AAP)
www.aap.org

Colegio Americano de Alergias, Asma e Inmunología (ACAAI)
https://acaai.org

Academia Europea de Alergias e Inmunología Clínica (EAACI)
www.eaaci.org

Organización Mundial de la Alergia (WAO)
www.worldallergy.org

Revistas y libros para niños

Allergic Living, www.allergicliving.com
Johansen, Alison Grace, *HumFree the Bee Has a Food Allergy*, Mascot
    Books, 2015.
Nelson, Ariella, *What's in this Cookie?*, Hedgehog Graphics, 2019.
Recob, Amy, *The Bugabees: Friends with Food Allergies*, 2.ª edición,
    Beaver's Pond Press, 2009.
Roderick, Christina, *No Peanuts for Pete*, Archway Publishing, 2016.
Santomero, Angela C., *Daniel Has an Allergy* (parte de la serie Daniel
    Tiger's Neighborhood), Simon Spotlight, 2017.
Skinner, Juniper, *Food Allergies and Me: A Children's Book*, CreateSpace
    Independent Publishing Platform, 2010.

Productos para niños con alergias alimentarias

Algunos de los productos potencialmente útiles que hay disponibles
en línea:

AllerMates
Dijes médicos, bolsos médicos, estuches para cargar la epinefrina y otros
productos para niños con alergias alimentarias.
https://allermates.com

FlatBox
Loncheras que se transforman en manteles individuales.
www.flatbox.com

Safety Tat
Calcomanías de alerta de alergias.
https://new.safetytat.com/product-category/medical-and-allergy/

StickyJ Medical
Brazaletes de alerta médica (tamaño infantil).
https://www.stickyj.com/category/medical-alert-id-bracelets-for-kids

Organizaciones fuera de Estados Unidos

Instituto Suizo de Investigación sobre Alergia y Asma (SIAF)
www.siaf.uzh.ch

Alergia y Anafilaxia Australia
Organización sin fines de lucro en apoyo ante alergias.
www.allergyfacts.org.au

Alergia Nueva Zelanda
Organización nacional de beneficencia que ofrece educación, apoyo e
información a las familias con niños que tienen alergias.
www.allergy.org.nz

Alergias Alimentarias Canadá
Recursos para familias canadienses que viven con alergias alimentarias.
www.foodallergycanada.ca

Alergia Reino Unido
Grupo de apoyo en Reino Unido para personas que viven con
enfermedades alérgicas.
www.allergyuk.org

Campaña de Anafilaxia
Organización de Reino Unido que ofrece grupos de apoyo, educación, noticias y entrenamiento específicamente relacionados con alergias severas.
www.anaphylaxis.org.uk

Fundación S.O.S. Alergia
Grupo en apoyo a pacientes en Argentina.
www.sosalergia.org

Cuidado de Alergias India
Organización sin fines de lucro con membresía, conformada por pacientes adultos y niños con alergias alimentarias y sus familias.
www.allergycareindia.org

Epinefrina

Educación para pacientes: el uso de un autoinyector de epinefrina (más allá de lo básico)
www.uptodate.com/contents/use-of-an-epinephrine-autoinjector-beyond-the-basics

Asistencia económica
www.epipen.com/paying-for-epipen-and-generic

Servicio de entrega a domicilio de AUVI-Q
www.auvi-q.com/pdf/Direct-Delivery-Service-Enrollment-Form.pdf

Otro

Centro Sean N. Parker para la Investigación sobre Alergias y Asma de la Universidad de Stanford
Doctora Kari Nadeau, directora
www.med.stanford.edu/allergyandasthma/about-us.html

Apéndice 2

Acabar con los mitos comunes

Mito: es inseguro vacunarse para la influenza si eres alérgico al huevo.
Realidad: la vacuna de la influenza es segura para personas con alergia al huevo; no activa una respuesta inmunológica a la proteína del huevo.

Mito: la enfermedad celiaca es una alergia al trigo.
Realidad: la enfermedad celiaca no es una alergia. Es una enfermedad inmune crónica, pero no involucra anticuerpos IgE, el sello de las alergias alimentarias.

Mito: la gente sensible al gluten es alérgica al trigo.
Realidad: la sensibilidad al gluten no es una alergia alimentaria. Tampoco es lo mismo que enfermedad celiaca. Hay pruebas de diagnóstico disponibles que pueden diferenciar entre estas tres condiciones.

Mito: todas las pruebas de alergias son iguales.
Realidad: algunas pruebas de alergias son más efectivas —en ocasiones mucho más— que otras. Ten cuidado con las pruebas que no cubra tu seguro y debas pagar enteramente de tu bolsillo.

Mito: las clínicas privadas de inmunoterapia para alergias ofrecen tratamientos seguros.

REALIDAD: no todas estas clínicas son iguales. Ten cuidado y haz preguntas cruciales antes de empezar (consulta el capítulo 8 para una lista de preguntas sugeridas).

MITO: es mejor esperar para introducir cacahuates y otros alérgenos comunes en la dieta de un bebé.

REALIDAD: la introducción retardada no previene las alergias alimentarias y, de hecho, puede aumentar el riesgo de estas.

MITO: tu alergia nunca cambiará.

REALIDAD: las reacciones alérgicas pueden cambiar por completo con el tiempo. Una reacción leve en una ocasión no predice una reacción leve en la siguiente. Las reacciones se pueden transformar de leves a severas, lo que implica que la gente con alergias alimentarias siempre debería cargar su epinefrina.

Apéndice 3

Declaraciones de conflictos de interés

La comunidad de alergias alimentarias es muy unida. La meta compartida de encontrar algo mejor que ofrecerles a los pacientes ha reunido investigadores dispuestos a hacer el trabajo y a familias deseosas de ayudar de cualquier forma posible. Los investigadores muchas veces también tienen vínculos con empresas farmacéuticas y de otros rubros dispuestas a darle una oportunidad al desarrollo de nuevos tratamientos. También trabajan con grupos de apoyo. Por vitales que consideremos estos vínculos, sentimos que es igualmente vital ser transparentes al respecto. Con tal fin, hemos incluido la siguiente lista de declaraciones de conflicto de interés para que los lectores cuenten con la información.

Kari Nadeau. Kari ha recibido becas del Instituto Nacional de Alergias y Enfermedades Infecciosas (NIAID), de Investigación y Educación sobre Alergias Alimentarias (FARE), Terminemos Juntos con las Alergias (EAT), AllerGenis, Ukko Pharma, el Instituto Nacional de Ciencias de la Salud Medioambientales (NIEHS), el Instituto Nacional de Corazón, Pulmón y Sangre (NHLBI) y la Agencia de Protección Medioambiental (EPA). Está involucrada en pruebas clínicas financiadas en parte o en su totalidad por Regeneron, Genentech, Aimmune Therapeutics, DBV Technologies, AnaptysBio, Adare Pharmaceuticals y Stallergenes Greer. Recibe fondos para su investigación de Novartis, Sanofi, Astellas

Pharma y Nestlé. Es miembro de la Junta de Monitoreo de Información y Seguridad de Novartis y NHLBI. Es cofundadora de Before Brands (la marca del snack multiproteínico para niños mencionada en el capítulo 9), Alladapt, Latitude (una clínica privada de alergias) e IgGenix. Es oficial intelectual en jefe de FARE y directora del Centro de Excelencia de la Organización Mundial de Alergias (WAO) en Stanford. Ha recibido honorarios de Regeneron, AstraZeneca, ImmuneWorks y COUR Pharmaceuticals. Es consultora miembro del consejo asesor de Ukko Pharma, Before Brands, Alladapt, IgGenix, Probio, Vedanta, Centocor, Seed, Novartis, NHLBI, EPA, el Comité Científico Nacional de ITN y los Programas NIH. Tiene varias patentes en Estados Unidos relacionadas con alergias alimentarias (números de patentes 62/647,389; 62/119,014; 12/610,940; 12/686,121; 10/064,936; 62/767,444; números de solicitud S10-392).

Sloan Barnett. Junta directiva del Centro Pacific Medical de California. El esposo de Sloan, Roger Barnett, es director y miembro de la junta directiva de Shaklee Corporation, una empresa líder de salud y bienestar.

Kim Yates. Directora de Latitude y enlace con los pacientes en FARE.

Kim y Alan Hartman. Codirectores del consejo de pacientes de FARE, miembro de la junta directiva de Latitude.

David y Denise Bunning. David Bunning es codirector de FARE. Denise Bunning es codirectora de MOCHA, organización de apoyo a los pacientes.

Glosario

Adrenalina: también conocida como epinefrina.

Albúmina: la albúmina es una proteína. Quienes tienen alergia al huevo deberían evitar los productos con albúmina, ya que la clara de huevo la contiene.

Alergia alfa gal: esta alergia está dirigida hacia un carbohidrato (galactosa-alfa-1, 3-galactosa) encontrado en las carnes. Las personas con alergia alfa gal son alérgicas a ciertas clases de carne.

Anafilaxia: la anafilaxia es una reacción alérgica grave y potencialmente fatal que puede ocurrir en cuestión de segundos o minutos tras la exposición a un alérgeno. En la anafilaxia, varios órganos se pueden ver afectados al mismo tiempo.

Anticuerpo: un anticuerpo es una proteína producida por las células como defensa contra sustancias extrañas. En una alergia, ciertos alimentos se confunden como dañinos y el cuerpo produce un anticuerpo llamado IgE para combatir a los invasores.

Antígenos: en las alergias alimentarias, un antígeno es una sustancia alimentaria (comúnmente la proteína de los alimentos) que provoca la reacción alérgica.

Antihistamínicos: un medicamento que bloquea las acciones inflamatorias de la histamina.

Atopia: la predisposición a producir IgE ante la exposición a un alérgeno.

Basófilo: los basófilos son células inmunológicas que guardan una cantidad de químicos distintos, como histamina, la cual se libera ante la interacción con un alérgeno e IgE, y provocan reacciones alérgicas inflamatorias inmediatas.

Biológico: algo biológico es fabricado por un sistema viviente, como un microorganismo o una célula vegetal o animal. Muchas veces se producen usando tecnología de recombinación de ADN.

Caseína y caseinatos: estas proteínas se encuentran en la leche de los mamíferos. Quienes tienen una alergia a la leche deberían evitar productos con caseína y caseinatos.

Células dendríticas: las células dendríticas se encuentran en abundancia en barreras superficiales como la piel, y actúan como centinelas inmunológicos. Son las primeras en reconocer los alérgenos e inducir las respuestas inmunológicas adecuadas.

Células T reguladoras (Treg): son un subtipo importante de células T. Están involucradas en suprimir reacciones alérgicas inmunológicas.

Citocinas: las citocinas son producto de muchos tipos de células inmunológicas. Actúan por medio de los receptores celulares y tienen papeles importantes en las respuestas inmunológicas a las alergias. También pueden regular la maduración, el crecimiento y la respuesta a poblaciones celulares en particular. Pueden incrementar o disminuir las reacciones alérgicas en formas complejas.

Dermatitis atópica: otro término para eczema.

Desensibilización: se dice que las intervenciones que incrementan la cantidad de un alérgico que una persona es capaz de ingerir sin tener una reacción alérgica desensibilizan al individuo a ese alérgeno. En la actualidad se cree que la desensibilización después del tratamiento se pierde después de cierto tiempo a menos que el alérgeno se ingiera con regularidad (diario o un día sí y uno no).

Endotoxina: la endotoxina es un componente de la célula exterior de la pared de ciertas bacterias, como la E. coli.

Estudio de doble ciego, controlado por placebo, con alimentos: una prueba con alimentos es la forma más definitiva de diagnosticar una alergia alimentaria. En esta, ni el médico ni el paciente saben si el paciente está ingiriendo un alérgeno o un placebo, lo que elimina la predisposición durante la ingesta del alérgeno y el registro de los síntomas.

Esofagitis eosinofílica (EoE): en la EoE, las células inmunológicas llamadas eosinófilos se encuentran en el esófago, haciendo que este se estreche. Es una clase de alergia alimentaria, pero no se puede detectar con el conteo de IgE. Muchas veces se resuelve eliminando los alimentos alergénicos.

Epinefrina: la epinefrina actúa rápidamente para revertir los efectos de una reacción alérgica severa al mejorar la respiración, aumentar la presión sanguínea y reducir la inflamación.

Falta de respuesta sostenida: es una medida de qué tanto tiempo se mantiene la desensibilización (sin un consumo regular de alimentos alergénicos) después de una terapia exitosa de desensibilización. Idealmente, será el resto de la vida natural, y entonces se denominaría *tolerancia*. Sin embargo, ya que los seguimientos son difíciles de realizar a largo plazo, los investigadores miden la falta de respuesta sostenida, la cual indica cuánto tiempo se mantiene la desensibilización sin consumir seguido el alimento.

Filagrina (FLG): una proteína encontrada en las células de la piel, la cual tiene un papel crucial en el mantenimiento de una barrera sana y en la prevención de la exposición del cuerpo a alérgenos a través de la piel.

Gluten: el gluten es una mezcla de proteínas que se encuentra en el trigo, la cebada, el centeno y otros granos.

Hipótesis de la higiene: la hipótesis de la higiene indica que una exposición mayor a microorganismos, sobre todo en la temprana infancia, contribuye al desarrollo del sistema inmunológico, lo que lleva a una disminución de enfermedades autoinmunes y alérgicas.

Histamina: la histamina es un compuesto liberado por las células inmunológicas (mastocitos y basófilos) y es responsable de algunos de los síntomas en las reacciones alérgicas.

Intolerancia alimentaria: una intolerancia alimentaria no es una reacción alérgica y no está mediada por el sistema inmunológico. No provoca reacciones inmediatas que ponen en peligro la vida. Se puede deber a toxinas en los alimentos, deficiencias enzimáticas, etcétera.

Inmunoglobulina E (IgE): es un anticuerpo encontrado en altas concentraciones en quienes tienen alergias. Media las reacciones alérgicas.

Inmunoglobulina G4 (IgG4): se incrementa durante la inmunoterapia de alergias alimentarias. Se cree que bloquea las acciones de la IgE y ayuda en la desensibilización.

Inmunoterapia: la inmunoterapia es un tratamiento novedoso para aquellos con alergias alimentarias. La desensibilización al alérgeno al que la persona es alérgica se logra dando dosis cada vez mayores de este. Actualmente no existen protocolos estandarizados y el tratamiento se realiza sobre todo en centros de investigación o centros especializados en alergias. La inmunoterapia para las alergias alimentarias puede ser vía oral, sublingual o epicutánea (a través de la piel).

Lactosa: la lactosa es una molécula de azúcar que se encuentra en la leche. Algunas personas carecen de la enzima llamada lactasa, la cual es necesaria para digerir el azúcar. Los que no tienen la enzima son intolerantes a la lactosa. Los síntomas de la intolerancia a la lactosa incluyen dolor estomacal e inflamación. No es una alergia alimentaria.

Marcha alérgica: suele haber una tendencia de progresión en las enfermedades alérgicas que empieza temprano en la vida. Los infantes suelen (aunque no siempre) recibir un diagnóstico de eczema, luego alergia alimentaria, seguido de rinitis alérgica y asma. Esta progresión natural de las enfermedades alérgicas se llama *marcha alérgica*.

Marcha atópica: ve *marcha alérgica*.

Mastocitos: los mastocitos son células inmunológicas que guardan una cantidad de químicos distintos, como histamina, los cuales se liberan ante la interacción con un alérgeno y la IgE, y provocan reacciones alérgicas inflamatorias inmediatas.

Metaanálisis: los metaanálisis evalúan la información de una cantidad de estudios diferentes y, por ende, aumentan el poder estadístico, con lo cual las conclusiones resultan más sólidas que las obtenidas a partir de un solo estudio.

Microbioma humano: las comunidades de bacterias, virus y hongos que cohabitan sobre y en el interior del cuerpo humano constituyen el microbioma humano.

Nueces: las alergias a las nueces son comunes. Las nueces incluyen nuez de Castilla, almendras, avellanas, nueces de la India, pistaches y nueces de Brasil. No incluyen alimentos alergénicos, como cacahuates (una leguminosa) y semillas (girasol, ajonjolí).

Polimorfismos de un solo nucleótido (SNP): un SNP representa diferencias en un solo componente de ADN (un nucleótido).

Prebióticos: los prebióticos son alimentos (ante todo alimentos altos en fibra) que alimentan a las bacterias beneficiosas en el intestino y aumentan la salud intestinal.

Rinoconjuntivitis alérgica: otro término para rinitis alérgica.

Revisiones Cochrane: son análisis sistemáticos y se reconocen internacionalmente como el estándar más alto del cuidado de la salud basado en evidencia.

Ronchas: las ronchas son erupciones con protuberancias rojas en la piel provocadas por un alérgeno en las personas alérgicas.

Sensibilidad alimentaria: algunas personas pueden tener niveles elevados de IgE (indicador de una reacción inmunológica), pero no reaccionar adversamente al momento de comer los alimentos. A esto se le considera *sensibilidad alimentaria*.

Síndrome de alergia oral (SAO): es ocasionado por una reacción cruzada a proteínas en alimentos y polen, y por tanto suele ser leve en general. Las proteínas que disparan una reacción al polen también promueven una reacción a ciertas frutas y verduras crudas.

Síndrome de enterocolitis inducida por proteínas alimentarias: un tipo de alergia alimentaria en infantes y niños pequeños. Sin embargo, no se puede detectar midiendo las cifras de IgE. Los alimentos alergénicos pueden provocar vómito, diarrea y deshidratación. En general se resuelve alrededor de los cinco años.

Sistema inmunológico: el sistema inmunológico involucra muchos tipos de células, órganos, proteínas y tejidos, los cuales se extienden a lo largo del cuerpo. Protegen al cuerpo de gérmenes y otros invasores extraños. En las alergias alimentarias, el sistema inmunológico confunde las proteínas de algunos alimentos como invasores extraños y las ataca.

Suero de leche: el suero de leche es una proteína encontrada en la leche. Quienes tienen alergia a este alimento deberían evitar productos con suero.

T helper 1 (Th1): es un subtipo importante de células T. Las células Th1 están involucradas en la supresión de reacciones alérgicas inmunológicas.

T helper 2 (Th2): es un subtipo importante de células T. Las células Th2 incrementan las reacciones alérgicas inflamatorias.

Teoría de la exposición dual a los alérgenos: esta teoría sugiere que la exposición a alérgenos alimentarios a través de la piel puede provocar alergia, mientras que consumir tales alimentos a temprana edad en realidad resulta en una tolerancia.

Tolerancia: la tolerancia es una falta de reactividad a alimentos comunes. La mayoría de nosotros somos naturalmente tolerantes a casi todos los alimentos a lo largo de nuestra vida. Ser tolerante también indica que uno no tiene que consumir los alimentos con regularidad para que continúe la falta de reacción a los alimentos.

Notas

Capítulo 1. Introducción a El fin de las alergias alimentarias

23. **Más de 10% de los adultos en Estados Unidos:** R. S. Gupta, C. M. Warren, B. M. Smith *et al.*, "Prevalence and Severity of Food Allergies Among US Adults", JAMA *Network Open*, vol. 2, núm. 1, 2019, p. e185630.

Capítulo 2. La epidemia de alergias alimentarias: ¿qué está pasando y por qué?

28. **un índice elevado de falsos positivos:** J. H. Dunlop y C. A. Keet, "Epidemiology of Food Allergy", *Immunology and Allergy Clinics of North America*, vol. 38, núm. 1, 2018, pp. 13-25.

28. **El índice de alergia al huevo:** G. Lack, "Update on Risk Factors for Food Allergy", *Journal of Allergy and Clinical Immunology*, vol. 129, núm. 5, 2012, pp. 1187-1197.

29. **De acuerdo con la encuesta** NHANES **más reciente:** E. C. McGowan y C. A. Keen, "Prevalence of Self-Reported Food Allergy in the National Health and Nutrition Examination Survey (NHANES) 2007–2010", *Journal of Allergy and Clinical Immunology*, vol. 132, núm 5, 2013, pp. 1216-1219.e1215.

29. **Un estudio más reciente realizado por investigadores de la Universidad de Northwestern:** R. S. Gupta, C. M. Warren, B. M. Smith *et al.*, "The Public Health Impact of Parent-Reported Childhood Food Allergies in the United States", *Pediatrics*, vol. 142, núm. 6, 2018.

29. un estimado de 2014 deja la prevalencia entre la población adulta de Estados Unidos: S. H. Sicherer y H. A. Sampson, "Food Allergy: Epidemiology, Pathogenesis, Diagnosis, and Treatment", *Journal of Allergy and Clinical Immunology*, vol. 133, núm. 2, 2014, pp. 291-307, cuestionario 308.

29. Una encuesta de 2019 que realizamos con investigadores de Northwestern: R. S. Gupta, C. M. Warren, B. M. Smith *et al.*, *op. cit.*, p. e185630.

31. En 2013, un grupo internacional de investigadores, dirigido por la Organización Mundial de las Alergias: S. L. Prescott, R. Pawankar, K. J. Allen *et al.*, "A Global Survey of Changing Patterns of Food Allergy Burden in Children", *World Allergy Organization Journal*, vol. 6, núm. 1, 2013, p. 21.

31. El cambio se ha documentado ampliamente desde finales de la década de 1990: G. Lack, *op. cit.*, pp. 1187-1197.

31. Entre 2009 y 2011, aumentó otro 5.1%: Centros para el Control y la Prevención de Enfermedades, *Trends in Allergic Conditions Among Children: United States, 1997-2011.* Consultado en <https://www.cdc.gov/nchs/products/data briefs/db121.htm>.

31. Las visitas al hospital por alergias alimentarias se triplicaron: G. Lack, *op. cit.*, pp. 1187-1197.

31. En China, por ejemplo, las alergias alimentarias entre los infantes: S. H. Sicherer y H. A. Sampson, "Food Allergy: A Review and Update on Epidemiology, Pathogenesis, Diagnosis, Prevention, and Management", *Journal of Allergy and Clinical Immunology*, vol. 141, núm. 1, 2018, pp. 41-58.

31. 107 por cada millón: G. Lack, *op. cit.*, pp. 1187-1197.

31. En 1997, menos de 0.5% de los niños en Estados Unidos: S. H. Sicherer, A. Muñoz Furlong, J. H. Godbold y H. A. Sampson, "US Prevalence of Self-Reported Peanut, Tree Nut, and Sesame Allergy: 11-Year Follow-Up", *Journal of Allergy and Clinical Immunology*, vol. 125, núm. 6, 2010, pp. 1322-1326.

31. En los siguientes siete años, la prevalencia casi se duplicó: R. S. Gupta, C. M. Warren, B. M. Smith *et al.*, *op. cit.*

31. En una encuesta de 2007, 17% de los participantes: R. J. Rona, T. Keil, C. Summers *et al.*, "The Prevalence of Food Allergy: A Meta-Analysis", *Journal of Allergy and Clinical Immunology*, vol. 120, núm. 3, 2007, pp. 638-646.

32-33. Niños afroamericanos también estaban en un mayor riesgo de presentar alergias: M. Mahdavinia, S. R. Fox, B. M. Smith *et al.*, "Racial Differences in Food Allergy Phenotype and Health Care Utilization Among US Children", *Journal of Allergy and Clinical Immunology: In Practice*, vol. 5, núm. 2, 2017, pp. 352-357.e351.

33. niños negros no hispanos: Centros para el Control y la Prevención de Enfermedades, *Trends in Allergic Conditions Among Children: United States 1997–2011*, *op. cit.*

33. incremento más significativo entre los niños hispanos: G. Lack, *op. cit.*, pp. 1187-1197.

33. "Tener ancestros africanos era un factor de riesgo notable: *Idem*.

33. Los mecanismos inmunológicos exactos detrás de una alergia alimentaria: *Idem*.

35. nuestro sistema inmunológico permanece débil: Administración de Alimentos y Medicamentos de Estados Unidos, "Asthma: The Hygiene Hypothesis". Consultado en <https://www.fda.gov/vaccines-blood-biologics/consumers-biologics/asthma-hygiene-hypothesis>.

35. El uso de cloro, jabón antibacteriano y otros productos de limpieza: M. Scudellari, "News Feature: Cleaning up the Hygiene Hypothesis", *Proceedings of the National Academy of Sciences USA*, vol. 114, núm. 7, 2017, pp. 1433-1436.

35. Entre más hermanos, menor era la incidencia: W. Karmaus y C. Botezan, "Does a Higher Number of Siblings Protect Against the Development of Allergy and Asthma? A Review", *Journal of Epidemiology and Community Health*, vol. 56, núm. 3, 2002, pp. 209-217.

35. el tamaño de la familia y el orden de nacimiento estaban más vinculados en la rinitis alérgica: D. P. Strachan, "Hay Fever, Hygiene, and Household Size", *BMJ*, vol. 299, núm. 6710, 1989, pp. 1259-1260.

36. Niños que van a la guardería durante los primeros seis meses de vida: T. M. Ball, J. A. Castro Rodríguez, K. A. Griffith *et al.*, "Siblings, Day-Care Attendance, and the Risk of Asthma and Wheezing during Childhood", *New England Journal of Medicine*, vol. 343, núm. 8, 2000, pp. 538-543.

36. Los 17 estudios que atendían la incidencia de rinitis alérgica: W. Karmaus y C. Botezan, *op. cit.*, pp. 209-217.

36. algunas infecciones activan un tipo de célula inmunológica llamada T helper 1: P. M. Matricardi y S. Bonini, "High Microbial Turnover Rate Preventing Atopy: A Solution to Inconsistencies Impinging on the Hygiene Hypothesis?", *Clinical & Experimental Allergy*, vol. 30, núm. 11, 2000, pp. 1506-1510.

36. una abundancia de la actividad de Th2 resulta: M. Scudellari, "News Feature: Cleaning up the Hygiene Hypothesis", *Proceedings of the National Academy of Sciences USA*, vol. 114, núm. 7, 2017, pp. 1433-1436.

37. el aire rural era todavía relativamente más limpio que el de zonas urbanas, como Múnich: M. Wjst, "Another Explanation for the Low Allergy Rate in the Rural Alpine Foothills", *Clinical and Molecular Allergy*, vol. 3, 2005, p. 7; M. Wjst, P. Reitmeir, S. Dold *et al.*, "Road Traffic and Adverse Effects on Respiratory Health in Children", *BMJ*, vol. 307, núm. 6904, 1993, pp. 596-600.

37. la endotoxina enciende un interruptor esencial: Administración de Alimentos y Medicamentos de Estados Unidos, "Asthma: The Hygiene Hypothesis". Consultado en <https://www.fda.gov/vaccines-blood-biologics/consumers-biologics/asthma-hygiene-hypothesis>.

37. la molécula es abundante en el ambiente natural: L. K. Williams, D. R. Ownby, M. J. Maliarik y C. C. Johnson, "The Role of Endotoxin and its

Receptors in Allergic Disease", *Annals of Allergy, Asthma & Immunology*, vol. 94, núm. 3, 2005, pp. 323-332; Administración de Alimentos y Medicamentos de Estados Unidos, "Asthma: The Hygiene Hypothesis", *op. cit.*

37. **contacto con el ganado:** J. Riedler, W. Eder, G. Oberfeld y M. Schreuer, "Austrian Children Living on a Farm Have Less Hay Fever, Asthma and Allergic Sensitization", *Clinical & Experimental Allergy*, vol. 30, núm. 2, 2000, pp. 194-200.

37. **los colchones de los niños en las granjas tenían más endotoxina:** E. von Mutius, C. Braun-Fahrlander, R. Schierl *et al.*, "Exposure to Endotoxin or Other Bacterial Components Might Protect Against the Development of Atopy", *Clinical & Experimental Allergy*, vol. 30, núm. 9, 2000, pp. 1230-1234.

38 **"La exposición temprana a la endotoxina en interiores puede proteger:** J. E. Gereda, D. Y. Leung, A. Thatayatikom *et al.*, "Relation Between House-Dust Endotoxin Exposure, Type 1 T-Cell Development, and Allergen Sensitisation in Infants at High Risk of Asthma", *Lancet*, vol. 355, núm. 9216, 2000, pp. 1680-1683.

38. **alergias en Gabón:** A. H. van den Biggelaar, R. van Ree, L. C. Rodrígues, *et al.*, "Decreased Atopy in Children Infected with Schistosoma Haematobium: A Role for Parasite-Induced Interleukin-10", *Lancet*, vol. 356, núm. 9243, 2000, pp. 1723-1727.

38. **virus respiratorios [...] no protegen:** S. Jolien, "Hello Microbe My Old Friend: How a Diverse Microbiome Trains the Immune System Against Allergies". Consultado en <https://thedishonscience.stanford.edu/posts/microbe-old-friends-allergies/>.

38. **el vínculo entre la endotoxina y las alergias:** L. K. Williams, D. R. Ownby, M. J. Maliarik y C. C. Johnson, *op. cit.*, pp. 323-332.

39-40. **Esta colección de "flora" influye:** M. H. Mohajeri, R. J. M. Brummer, R. A. Rastall *et al.*, "The Role of the Microbiome for Human Health: From Basic Science to Clinical Applications", *European Journal of Nutrition*, vol. 57, suplemento 1, 2018, pp. 1-14.

40. **La teoría de los "viejos amigos":** G. A. Rook, R. Martinelli y L. R. Brunet, "Innate Immune Responses to Mycobacteria and the Downregulation of Atopic Responses", *Current Opinion in Allergy and Clinical Immunology*, vol. 3, núm. 5, 2003, pp. 337-342.

40. **Menos microbios implican una educación inmunológica incompleta:** S. Jolien, *op. cit.*

40. **un vínculo entre un microbioma diverso:** *Idem.*

40. **una poderosa conexión entre una dieta diversa y menor presencia de asma:** A. J. Tsuang y A. H. Nowak-Wegrzyn, "Increased Food Diversity in the First Year of Life Is Inversely Associated with Allergic Diseases", *Pediatrics*, vol. 134, 2014, pp. S139-S140.

41. **la falta de exposición a animales:** S. Jolien, *op. cit.*

41. Cathy Nagler, investigadora de alergias alimentarias de la Universidad de Chicago: T. Feehley, C. H. Plunkett, R. Bao *et al.*, "Healthy Infants Harbor Intestinal Bacteria That Protect against Food Allergy", *Nature Medicine*, vol. 25, núm. 3, 2019, pp. 448-453.

41. Talal Chatila en el Hospital Infantil de Boston: A. Abdel-Gadir, E. Stephen Victor, G. K. Gerber *et al.*, "Microbiota Therapy Acts Via a Regulatory T Cell MyD88/RORgammat Pathway to Suppress Food Allergy", *Nature Medicine*, vol. 25, núm. 7, 2019, pp. 1164-1174.

41. una forma muy efectiva de estudiar la hipótesis de la higiene: DIABIMMU-NE, "Welcome to the DIABIMMUNE Microbiome Project". Consultado en <https://pubs.broadinstitute.org/diabimmune>.

41-42. una mala higiene ha provocado, y sigue provocando, sufrimientos indecibles: S. F. Bloomfield, G. A. Rook, E. A. Scott *et al.*, "Time to Abandon the Hygiene Hypothesis: New Perspectives on Allergic Disease, the Human Microbiome, Infectious Disease Prevention and the Role of Targeted Hygiene", *Perspectives in Public Health*, vol. 136, núm. 4, 2016, pp. 213-224.

43. de piel enrojecida y con comezón: Clínica Mayo, "Atopic Dermatitis (Eczema)". Consultado en <https://www.mayoclinic.org/diseases-conditions/atopic-dermatitis-eczema/symptoms-causes/syc-20353273>.

44. investigadores de alergias en Reino Unido notaron que la hipótesis de la exposición dual: G. Lack, *op. cit.*, pp. 1187-1197.

44. ratones con piel lesionada tenían mastocitos [...] expandidos y activados: J. M. Leyva Castillo, C. Galand, C. Kam *et al.*, "Mechanical Skin Injury Promotes Food Anaphylaxis by Driving Intestinal Mast Cell Expansion", *Immunity*, vol. 50, núm. 5, 2019, pp. 1262-1275.e1264.

45. investigadores neerlandeses descubrieron células inmunológicas: F. C. van Reijsen, A. Felius, E. A. Wauters *et al.*, "T-Cell Reactivity for a Peanut-Derived Epitope in the Skin of a Young Infant with Atopic Dermatitis", *Journal of Allergy and Clinical Immunology*, vol. 101, núm. 2, parte 1, 1998, pp. 207-209.

45. niños cuya piel había sido expuesta a un poco de aceite de cacahuate: G. Lack, D. Fox, K. Northstone y J. Golding, "Factors Associated with the Development of Peanut Allergy in Childhood", *New England Journal of Medicine*, vol. 348, núm. 11, 2003, pp. 977-985.

45. 32% de los niños que habían usado una crema corporal: P. Boussault, C. Leaute-Labreze, E. Saubusse *et al.*, "Oat Sensitization in Children with Atopic Dermatitis: Prevalence, Risks and Associated Factors", *Allergy*, vol. 62, núm. 11, 2007, pp. 1251-1256.

45. una conexión directa entre la exposición medioambiental y la alergia a los cacahuates: A. T. Fox, P. Sasieni, G. du Toit *et al.*, "Household Peanut Consumption as a Risk Factor for the Development of Peanut Allergy", *Journal of Allergy and Clinical Immunology*, vol. 123, núm. 2, 2009, pp. 417-423.

46. Las zonas con más prescripciones de epinefrina: C. A. Camargo, Jr., S. Clark, M. S. Kaplan *et al.*, "Regional Differences in EpiPen Prescriptions in the United States: The Potential Role of Vitamin D", *Journal of Allergy and Clinical Immunology*, vol. 120, núm. 1, 2007, pp. 131-136; A. Poole, Y. Song, H. Brown *et al.*, "Cellular and Molecular Mechanisms of Vitamin D in Food Allergy", *Journal of Cellular and Molecular Medicine*, vol. 22, núm. 7, 2018, pp. 3270-3277.

46. 55% menor para los que nacían en el verano, en comparación con las demás estaciones: *Idem.*

46. los niños nacidos en otoño e invierno tenían índices más elevados de alergias alimentarias: R. J. Mullins, S. Clark, C. Katelaris *et al.*, "Season of Birth and Childhood Food Allergy in Australia", *Pediatric Allergy and Immunology*, vol. 22, núm. 6, 2011, pp. 583-589.

46. Un estudio australiano encontró una marcada diferencia entre los infantes con bajos niveles de vitamina D: K. J. Allen, J. J. Koplin, A. L. Ponsonby *et al.*, "Vitamin D Insufficiency Is Associated with Challenge-Proven Food Allergy in Infants", *Journal of Allergy and Clinical Immunology*, vol. 131, núm. 4, pp. 1109-1116, 1116.e1101-1106.

46. 2.39 veces más presente entre personas con poca vitamina D: A. Poole, Y. Song, H. Brown *et al.*, *op. cit.*, pp. 3270-3277.

47. madres que toman vitamina D durante el embarazo: B. I. Nwaru, S. Ahonen, M. Kaila *et al.*, "Maternal Diet During Pregnancy and Allergic Sensitization in the Offspring by 5 Yrs of Age: A Prospective Cohort Study", *Pediatric Allergy and Immunology*, vol. 21, núm. 1, parte 1, 2010, pp. 29-37.

47. A veces se les da un suplemento de vitamina D a los infantes: Centros para el Control y la Prevención de Enfermedades, "Vitamin D". Consultado en <https://www.cdc.gov/breastfeedingbreastfeeding-special-circumstances/diet-and-micronutrients/vitamin-d.html>.

47. para los 31 años, la gente que tomó suplementos de vitamina D desde la infancia: A. Poole, Y. Song, H. Brown *et al.*, *op. cit.*, pp. 3270-3277.

47. En 2016, un grupo de investigadores alemanes: K. M. Junge, T. Bauer, S. Geissler *et al.*, "Increased Vitamin D Levels at Birth and in Early Infancy Increase Offspring Allergy Risk—Evidence for Involvement of Epigenetic Mechanisms", *Journal of Allergy and Clinical Immunology*, vol. 137, núm. 2, 2016, pp. 610-613.

47. madres con cifras altas de vitamina D en el parto: K. Weisse, S. Winkler, F. Hirche *et al.*, "Maternal and Newborn Vitamin D Status and Its Impact on Food Allergy Development in the German LINA Cohort Study", *Allergy*, vol. 68, núm. 2, 2013, pp. 220-228.

47. La vitamina D podría cambiar la composición de nuestro microbioma intestinal: A. Poole, Y. Song, H. Brown *et al.*, *op. cit.*, pp. 3270-3277.

48. los anticuerpos IgE se descubrieron a mediados de la década de 1960: Organización Mundial de las Alergias, "IgE in Clinical Allergy and Allergy Diag-

nosis". Consultado en <https://www.worldallergy.org/education-and-pro
grams/education/allergic-disease-resource-center/professionals/ige-in-clini
cal-allergy-and-allergy-diagnosis>.

48. los esposos inmunólogos Kimishige y Teruko Ishizaka encontraron un anticuerpo no identificado: D. Ribatti, "The Discovery of Immunoglobulin E",
Immunology Letters, vol. 171, 2016, pp. 1-4.

49. Los Ishizaka continuaron estudiando la IgE: T. A. Platts-Mills, P. W. Hey-
mann, S. P. Commins y J. A. Woodfolk, "The Discovery of IgE 50 Years La-
ter", *Annals of Allergy, Asthma & Immunology*, vol. 116, núm. 3, 2016, pp.
179-182.

49. Ese encuentro coacciona a las células a liberar histamina: S. J. Galli y
M. Tsai, "IgE and Mast Cells in Allergic Disease", *Nature Medicine*, vol. 18,
núm. 5, 2012, pp. 693-704; Sociedad Británica para la Inmunología, "Mast
Cells", consultado en <https://www.immunology.org/public-information/bite-
sized-immunology/cells/mast-cells>.

50. las proteínas suelen compartir ciertas características: C. J. Janeway, P. Tra-
vers y M. Walport, *The Production of IgE*, New York Garland Science, 2001.

50. Las enzimas, un tipo de proteína, parecen particularmente adeptas para
provocar la Th2: *Idem.*

50. Una gran gama de alérgenos medioambientales provoca respuestas de IgE:
Academia Americana de Alergia, Asma e Inmunología, "Allergy Statistics". Consultado en <https://www.aaaai.org/about-aaaai/newsroom/allergy-statistics>.

50. unos cuantos posibles genes que quizá son factores de riesgo para alergias
alimentarias: X. Hong, H. J. Tsai y X. Wang, "Genetics of Food Allergy", *Current Opinion in Pediatrics*, vol. 21, núm. 6, 2009, pp. 770-776.

54. aproximadamente 100 toneladas de comida en una vida: S. E. Crowe y M. H.
Perdue, "Gastrointestinal Food Hypersensitivity: Basic Mechanisms of Patho-
physiology", *Gastroenterology*, vol. 103, núm. 3, 1992, pp. 1075-1095.

55. Hasta 20% de los estadounidenses: Y. Zopf, H. W. Baenkler, A. Silbermann *et
al.*, "The Differential Diagnosis of Food Intolerance", *Deutsches Ärzteblatt International*, vol. 106, núm. 21, 2009, pp. 359-369.

55. enfermedad inflamatoria intestinal o enfermedad de Crohn: S. E. Crowe y
M. H. Perdue, *op. cit.*, pp. 1075-1095.

55. Algunos análisis son más profundos: Y. Zopf, H. W. Baenkler, A. Silbermann
et al., *op. cit.*, pp. 359-369, cuestionario 369-370.

Capítulo 3. ¿Fue mi error? Escapar del juego de la culpa

59. 10% de los niños con alergias alimentarias no tenían antecedentes familiares: J. J. Koplin, K. J. Allen, L. C. Gurrin *et al.*, "The Impact of Family History
of Allergy on Risk of Food Allergy: A Population-Based Study of Infants",

International Journal of Environmental Research and Public Health, vol. 10, núm. 11, 2013, pp. 5364-5377.

59. **832 niños alérgicos:** R. S. Gupta, A. M. Singh, M. Walkner *et al.*, "Hygiene Factors Associated with Childhood Food Allergy and Asthma", *Allergy & Asthma Proceedings*, vol. 37, núm. 6, 2016, pp. e140-e146.

59. **La influencia genética, concluyeron los investigadores:** S. H. Sicherer, T. J. Furlong, H. H. Maes *et al.*, "Genetics of Peanut Allergy: A Twin Study", *Journal of Allergy and Clinical Immunology*, vol. 106, núm. 1, parte 1, 2000, pp. 53-56.

59. **"El asma y las enfermedades alérgicas de la infancia son altamente hereditarias":** V. Ullemar, P. K. Magnusson, C. Lundholm *et al.*, "Heritability and Confirmation of Genetic Association Studies for Childhood Asthma in Twins", *Allergy*, vol. 71, núm. 2, 2016, pp. 230-238.

59. **un padre o un hermano con una alergia alimentaria:** J. J. Koplin, K. J. Allen, L. C. Gurrin *et al.*, *op. cit.*, pp. 5364-5377.

60. **historia familiar de eczema y alergia al huevo:** S. M. Tariq, M. Stevens, S. Matthews *et al.*, "Cohort Study of Peanut and Tree Nut Sensitisation by Age of 4 Years", *BMJ*, vol. 313, núm. 7056, 1996, pp. 514-517.

60. **Que la madre o el padre con alergia alimentaria:** H. J. Tsai, R. Kumar, J. Pongracic *et al.*, "Familial Aggregation of Food Allergy and Sensitization to Food Allergens: A Family-Based Study", *Clinical & Experimental Allergy*, vol. 39, núm. 1, 2009, pp. 101-109.

60. **Un segundo estudio de gemelos, esta vez con 826 pares en la China rural:** X. Liu, S. Zhang, H. J. Tsai *et al.*, "Genetic and Environmental Contributions to Allergen Sensitization in a Chinese Twin Study", *Clinical & Experimental Allergy*, vol. 39, núm. 7, 2009, pp. 991-998.

61. **padres nacidos al este de Asia:** C. A. Carter y P. A. Frischmeyer-Guerrerio, "The Genetics of Food Allergy", *Current Allergy and Asthma Reports*, vol. 18, núm. 1, 2018, p. 2.

61. **El índice no es mucho mayor:** R. S. Gupta, M. M. Walkner, M. Greenhawt *et al.*, "Food Allergy Sensitization and Presentation in Siblings of Food Allergic Children", *Journal of Allergy and Clinical Immunology: In Practice*, vol. 4, núm. 5, 2016, pp. 956-962.

61. **Las mutaciones en un gen llamado filagrina:** S. J. Brown, Y. Asai, H. J. Cordell *et al.*, "Loss-of-Function Variants in the Filaggrin Gene Are a Significant Risk Factor for Peanut Allergy", *Journal of Allergy and Clinical Immunology*, vol. 127, núm. 3, 2011, pp. 661-667.

61. **Los cambios en un grupo de genes conocido como el sistema de antígenos leucocitarios humanos (HLA):** W. M. Howell, S. J. Turner, J. O. Hourihane *et al.*, "HLA Class II DRB1, DQB1 and DPB1 Genotypic Associations with Peanut Allergy: Evidence from a Family-Based and Case-Control Study", *Clinical & Experimental Allergy*, vol. 28, núm. 2, 1998, pp. 156-162.

62. **Otro estudio de casi 2 800 padres e hijos en Estados Unidos:** ScienceDaily, "Genetic Causes of Children's Food Allergies", consultado en <https://www.sciencedaily.com/releases/2017/10/171024110707.htm>; I. Marenholz, S. Grosche, B. Kalb *et al.*, "Genome-Wide Association Study Identifies the SER-PINB Gene Cluster as a Susceptibility Locus for Food Allergy", *Nature Communications*, vol. 8, núm. 1, 2017, p. 1056.

62. **1 500 niños en ambos países:** I. Marenholz, S. Grosche, B. Kalb *et al.*, *op. cit.*, p. 1056.

64. **una publicación enfocada en la fórmula de los infantes y la lactancia:** Academia Americana de Pediatría, Comité de Nutrición, "Hypoallergenic Infant Formulas", *Pediatrics*, vol. 106, núm. 2, parte 1, 2000, pp. 346-349.

65. **alergias [...] eran igualmente comunes en ambos grupos:** K. Falth-Magnusson y N. I. Kjellman, "Development of Atopic Disease in Babies Whose Mothers Were Receiving Exclusion Diet During Pregnancy—A Randomized Study", *Journal of Allergy and Clinical Immunology*, vol. 80, núm. 6, 1987, pp. 868-875.

65. **los niveles del anticuerpo IgE en la sangre del cordón umbilical después del parto:** *Idem.*

65. **Cinco años más tarde, los investigadores retomaron el primer estudio:** *Idem.*

65. **En 1999, un pequeño estudio de Sudáfrica:** L. Frank, A. Marian, M. Visser *et al.*, "Exposure to Peanuts in Utero and in Infancy and the Development of Sensitization to Peanut Allergens in Young Children", *Pediatric Allergy and Immunology*, vol. 10, núm. 1, 1999, pp. 27-32.

65. **Comer cacahuates durante el embarazo:** J. O. Hourihane, T. P. Dean y J. O. Warner, "Peanut Allergy in Relation to Heredity, Maternal Diet, and Other Atopic Diseases: Results of a Questionnaire Survey, Skin Prick Testing, and Food Challenges", BMJ, vol. 313, núm. 7056, 1996, pp. 518-521.

66. **un grupo de investigadores británicos recurrió a un banco inmenso de datos:** G. Lack, D. Fox, K. Northstone y J. Golding, *op. cit.*, pp. 977-985.

66. **no existe evidencia decisiva a favor de eliminar los alérgenos potenciales de la dieta prenatal:** F. R. Greer, S. H. Sicherer y A. W. Burks/Academia Americana de Pediatría, Comité de Nutrición/Academia Americana de Pediatría, Sección sobre Alergias e Inmunología, "Effects of Early Nutritional Interventions on the Development of Atopic Disease in Infants and Children: The Role of Maternal Dietary Restriction, Breastfeeding, Timing of Introduction of Complementary Foods, and Hydrolyzed Formulas", *Pediatrics*, vol. 121, núm. 1, 2008, pp. 183-191.

66. **Entre 140 infantes con anticuerpos IgE para cacahuates:** S. H. Sicherer, R. A. Wood, D. Stablein *et al.*, "Maternal Consumption of Peanut During Pregnancy Is Associated with Peanut Sensitization in Atopic Infants", *Journal of Allergy and Clinical Immunology*, vol. 126, núm. 6, 2010, pp. 1191-1197.

67. **cinco estudios, con un total de 952 participantes:** M. S. Kramer y R. Kakuma, "Maternal Dietary Antigen Avoidance During Pregnancy or Lactation, or

Both, for Preventing or Treating Atopic Disease in the Child", *Cochrane Database of Systematic Reviews*, vol. 9, 2012, Cd000133.

67. La Organización Mundial de la Salud (OMS) recomienda la lactancia exclusiva: Organización Mundial de la Salud. Consultado en <https://www.who.int/topics/breastfeeding/en/>.

68. amamantar por lo menos cuatro meses: F. R. Greer, S. H. Sicherer y A. W. Burks, "The Effects of Early Nutritional Interventions on the Development of Atopic Disease in Infants and Children: The Role of Maternal Dietary Restriction, Breastfeeding, Hydrolyzed Formulas, and Timing of Introduction of Allergenic Complementary Foods", *Pediatrics*, vol. 143, núm. 4, 2019.

68. Evitar algunos alérgenos alimentarios puede ayudar a prevenir el eczema en niños: A. Muraro, S. Dreborg, S. Halken *et al.*, "Dietary Prevention of Allergic Diseases in Infants and Small Children. Part III: Critical Review of Published Peer-Reviewed Observational and Interventional Studies and Final Recommendations", *Pediatric Allergy and Immunology*, vol. 15, núm. 4, 2004, pp. 291-307.

69. dos estudios con un total de 523 participantes: M. S. Kramer y R. Kakuma, *op. cit.*, Cd000133.

69. recomendaciones sobre lactancia y alergias que aconsejaba no hacer tales cambios en la dieta: F. R. Greer, S. H. Sicherer y A. W. Burks, *op. cit.*

69. La Academia Europea de Alergias e Inmunología Clínica (EAACI): *Idem.*

69. la Sociedad de Inmunología Clínica y Alergias de Australasia (ASCIA): Sociedad de Inmunología Clínica y Alergias de Australasia, "Infant Feeding and Allergy Prevention Guidelines". Consultado en <https://www.allergy.org.au/images/pcc/ASCIA_Guidelines_infant_feeding_and_allergy_prevention.pdf>.

69. Para los padres que alimentan a sus recién nacidos con fórmula, la recomendación más reciente: F. R. Greer, S. H. Sicherer y A. W. Burks, *op. cit.*

69. Un estudio de 2008 de Australia encontró: J. Koplin, S. C. Dharmage, L. Gurrin *et al.*, "Soy Consumption Is Not a Risk Factor for Peanut Sensitization", *Journal of Allergy and Clinical Immunology*, vol. 121, núm. 6, 2008, pp. 1455-1459.

69. Otro gran estudio australiano, este de 2016: A. J. Goldsmith, J. J. Koplin, A. J. Lowe *et al.*, "Formula and Breast Feeding in Infant Food Allergy: A Population-Based Study", *Journal of Paediatrics and Child Health*, vol. 52, núm. 4, 2016, pp. 377-384.

70. investigadores de la Universidad de Memphis: Academia Americana de Alergia, Asma e Inmunología, "New Study Examines Effects of Breast Feeding, Pumping and Formula Food on Early Childhood Food Allergy". Consultado en <https://www.aaaai.org/about-aaaai/newsroom/news-releases/breast-feeding-food-allergy>.

70. La cantidad de bebés nacidos por cesárea: T. Boerma, C. Ronsmans, D. Y. Melesse *et al.*, "Global Epidemiology of Use of and Disparities in Caesarean Sections", *Lancet*, vol. 392, núm. 10155, 2018, pp. 1341-1348.

71. las alergias alimentarias eran un problema menor: H. Renz-Polster, M. R. David, A. S. Buist *et al.*, "Caesarean Section Delivery and the Risk of Allergic Disorders in Childhood", *Clinical & Experimental Allergy*, vol. 35, núm. 11, 2005, pp. 1466-1472.

71. el vínculo entre el asma infantil, un factor de riesgo para alergias alimentarias, y las cesáreas: S. Thavagnana, J. Fleming, A. Bromley *et al.*, "A Meta-Analysis of the Association between Caesarean Section and Childhood Asthma", *Clinical & Experimental Allergy*, vol. 38, núm. 4, 2008, pp. 629-633.

71. Otro metaanálisis se enfocó en las alergias alimentarias: P. Bager, J. Wohlfahrt, T. Westergaard, "Caesarean Delivery and Risk of Atopy and Allergic Disease: Meta-Analyses", *Clinical & Experimental Allergy*, vol. 38, núm. 4, 2008, pp. 634-642.

72. una incidencia mayor entre niños nacidos por cesárea: J. Koplin, K. Allen, L. Gurrin *et al.*, "Is Caesarean Delivery Associated with Sensitization to Food Allergens and IgE-Mediated Food Allergy: A Systematic Review", *Pediatric Allergy and Immunology*, vol. 19, núm. 8, 2008, pp. 682-687.

72. 512 niños desde el nacimiento hasta los dos años de edad: B. Kvenshagen, R. Halvorsen y M. Jacobsen, "Is There an Increased Frequency of Food Allergy in Children Delivered by Cesarean Section Compared to Those Delivered Vaginally?", *Acta Paediatrica*, vol. 98, núm. 2, 2009, pp. 324-327.

73. cuando ciertas bacterias colonizan el microbioma intestinal, aumenta el riesgo de alergias alimentarias: B. Bjorksten, E. Sepp, K. Julge *et al.*, "Allergy Development and the Intestinal Microflora During the First Year of Life", *Journal of Allergy and Clinical Immunology*, vol. 108, núm. 4, 2001, pp. 516-520.

73 los índices de alergia eran bajos en Estonia: E. Sepp, K. Julge, M. Vasar *et al.*, "Intestinal Microflora of Estonian and Swedish Infants", *Acta Paediatrica*, vol. 86, núm. 9, 1997, pp. 956-961.

73. más elevadas de una cepa bacteriana llamada *Staphylococcus aureus*: B. Bjorksten, P. Naaber, E. Sepp y M. Mikelsaar, "The Intestinal Microflora in Allergic Estonian and Swedish 2-Year-Old Children", *Clinical & Experimental Allergy*, vol. 29, núm. 3, 1999, pp. 342-346.

73. las bacterias *Clostridium difficile* existían en cantidades más altas: M. F. Bottcher, E. K. Nordin, A. Sandin *et al.*, "Microflora-Associated Characteristics in Faeces from Allergic and Nonallergic Infants", *Clinical & Experimental Allergy*, vol. 30, núm. 11, 2000, pp. 1590-1596.

73. un estudio finlandés indagó todavía más profundo: M. Kalliomaki, P. Kirjavainen, E. Eerola *et al.*, "Distinct Patterns of Neonatal Gut Microflora in Infants in Whom Atopy Was and Was Not Developing", *Journal of Allergy and Clinical Immunology*, vol. 107, núm. 1, 2001, pp. 129-134.

74. Un importante estudio neerlandés de 2007 que observó a 957 infantes: J. Penders, C. Thijs, P. A. van den Brandt *et al.*, "Gut Microbiota Composition

and Development of Atopic Manifestations in Infancy: The KOALA Birth Cohort Study", *Gut*, vol. 56, núm. 5, 2007, pp. 661-667.

74. **Los mecanismos exactos que dirigen la colonización del intestino de un recién nacido:** L. F. Stinson, M. S. Payne y J. A. Keelan, "A Critical Review of the Bacterial Baptism Hypothesis and the Impact of Cesarean Delivery on the Infant Microbiome", *Med (Lausanne)*, vol. 5, 2018, p. 135.

75. **cuatro tipos específicos de bacterias que diferían en el meconio de los infantes:** A. N. Ardissone, D. M. de la Cruz, A. G. Davis-Richardson *et al.*, "Meconium Microbiome Analysis Identifies Bacteria Correlated with Premature Birth", *PLOS One*, vol. 9, núm. 3, 2014, p. e90784.

75. **los bebés nacidos por parto vaginal tenían microbiomas más diversos:** Y. C. Shi, H. Guo, J. Chen *et al.*, "Initial Meconium Microbiome in Chinese Neonates Delivered Naturally or by Cesarean Section", *Scientific Reports*, vol. 8, núm. 1, 2018, p. 3255.

75. **En un estudio de 98 infantes, los 15 bebés nacidos por cesárea:** F. Backhed, J. Roswall, Y. Peng *et al.*, "Dynamics and Stabilization of the Human Gut Microbiome During The First Year of Life", *Cell Host & Microbe*, vol. 17, núm. 5, 2015, pp. 690-703; L. F. Stinson, M. S. Payne y J. A. Keelan, *op. cit.*, p. 135.

75. **las heces de los bebés nacidos por cesárea:** O. Sakwinska, F. Foata, B. Berger *et al.*, "Does the Maternal Vaginal Microbiota Play a Role in Seeding the Microbiota of Neonatal Gut and Nose?", *Beneficial Microbes*, vol. 8, núm. 5, 2017, pp. 763-778.

75. **microbiomas abundantes en bifidobacterias:** A. O'Callaghan y D. van Sinderen, "Bifidobacteria and Their Role as Members of the Human Gut Microbiota", *Frontiers in Microbiology*, vol. 7, 2016, p. 925.

76. **los bebés nacidos por cesárea elegida:** M. B. Azad, T. Konya, H. Maughan *et al.*, "Gut Microbiota of Healthy Canadian Infants: Profiles by Mode of Delivery and Infant Diet at 4 Months", *CMAJ*, vol. 185, núm. 5, 2013, pp. 385-394.

77. **El Colegio Americano de Obstetras y Ginecólogos ha declarado:** "Committee Opinion No. 725: Vaginal Seeding", *Obstetrics & Gynecology*, vol. 130, núm. 5, 2017, pp. e274-e278.

80. **Un estudio finlandés de 2001 con 72 bebés prematuros y 65 bebés que llegaron a término:** M. Siltanen, M. Kajosaari, M. Pohjavuori y E. Savilahti, "Prematurity at Birth Reduces the Long-Term Risk of Atopy", *Journal of Allergy and Clinical Immunology*, vol. 107, núm. 2, 2001, pp. 229-234.

80. **índices de alergias alimentarias entre 13 980 niños nacidos en 1995:** J. J. Liem, A. L. Kozyrskyj, S. I. Huq y A. B. Becker, "The Risk of Developing Food Allergy in Premature or Low-Birth-Weight Children", *Journal of Allergy and Clinical Immunology*, vol. 119, núm. 5, 2007, pp. 1203-1209.

80. **Un estudio realizado por David Fleischer en la Universidad de Colorado:** D. M. Fleischer, M. K. Conover-Walker, L. Christie *et al.*, "The Natural Pro-

gression of Peanut Allergy: Resolution and the Possibility of Recurrence", *Journal of Allergy and Clinical Immunology*, vol. 112, núm. 1, 2003, pp. 183-189.

80. Otros estudios han reportado índices cercanos a 20%: M. Dhar, "Can You Outgrow Your Allergies?". Consultado en <https://www.livescience.com/39257-outgrow-allergies-go-away.html>.

80. muchos niños alérgicos al huevo en sus primeros años de vida: *Idem.*

Capítulo 4. ¿Qué pasa ahora? Etiquetas alimentarias, cocinas, escuelas y otras cuestiones esenciales

88. La organización en apoyo ante alergias alimentarias, Investigación y Educación sobre Alergias Alimentarias (FARE): Investigación y Educación sobre Alergias Alimentarias (FARE), "Creating a Food Allergy Safety Zone at Home". Consultado en <https://www.foodallergy.org/sites/default/files/migrated-files/file/home-food-safety.pdf>.

89. El presidente Theodore Roosevelt aprobó la legislación de medicamentos y alimentos puros: E. Schlosser, "The Man Who Pioneered Food Safety". Consultado en <https://www.nytimes.com/2018/10/16/books/review/poison-squad-deborah-blum.html>.

89. La Administración de Alimentos y Medicamentos (FDA, por sus siglas en inglés) ya existía: Administración de Alimentos y Medicamentos de Estados Unidos, "When and Why Was FDA Formed?". Consultado en <https://www.fda.gov/about-fda/fda-basics/when-and-why-was-fda-formed>.

89. La legislación de empaquetado y etiquetado justo: Comisión Federal de Comercio, "Fair Packaging and Labeling Act". Consultado en <https://www.ftc.gov/enforcement/rules/rulemaking-regulatory-reform-proceedings/fair-packaging-labeling-act>.

89. la legislación de educación y etiquetado nutricional: "Nutrition Labeling and Education Act of 1990. Amendment". Consultado en <https://www.govinfo.gov/content/pkg/STATUTE-104/pdf/STATUTE-104-Pg2353.pdf>.

89. Todos los alérgenos [...] se debían listar voluntariamente en las etiquetas: S. Besnoff, "May Contain: Allergen Labeling Regulations". Consultado en <https://scholarship.law.upenn.edu/cgi/viewcontent.cgi?article=9446&context=penn_law review>.

90. Entre septiembre de 1999 y marzo de 2000: Administración de Alimentos y Medicamentos de Estados Unidos, "Food Allergies: When Food Becomes the Enemy". Consultado en <http://lobby.la.psu.edu/_107th/108_Food_Allergen_Act/Agency_Activities/FDA/FDA_Consumer_July-August_2001.htm>.

90. la noticia publicada en *BMJ*: D. Josefson, "FDA Targets Snack Foods Industry over Allergens", *BMJ*, vol. 322, 2001, p. 883.

90. La proteína de leche en los alimentos procesados: Kellymom.com, "Hidden Dairy 'Cheat Sheet'". Consultado en <https://kellymom.com/store/freehan douts/hidden-dairy01.pdf>.

90. No todas las familias con un miembro alérgico al huevo sabrían cómo evitar la albúmina: K. Gombas y E. Anderson, "The Challenge of Food Allergens: An Update", *Food Safety Magazine*, octubre-noviembre, 2001. Consultado en <https://www.foodsafetymagazine.com/magazine-archive1/octobernovem ber-2001/the-challenge-of-food-allergens-an-update/>.

91. un artículo de 2001 en FDA *Consumer,* una publicación de la FDA: Administración de Alimentos y Medicamentos de Estados Unidos, "Food Allergies: When Food Becomes the Enemy", *op. cit.*

90. la Ley de Protección al Consumidor y Etiquetado de Alérgenos Alimentarios de 2004: Administración de Alimentos y Medicamentos de Estados Unidos, "Food Allergen Labeling and Consumer Protection Act of 2004 Questions and Answers". Consultado en <https://www.fda.gov/food/food-allergensgluten-free-guidance-documents-regulatory-information/food-aller gen-labeling-and-consumer-protection-act-2004-questions-and-answers>.

90. Canadá y muchos otros países exigen que las empacadoras incluyan el ajonjolí: R. S. Gupta, C. M. Warren, B. M. Smith *et al., op. cit,* p. e185630.

91. alérgenos menos comunes, aunque preocupantes: Investigación y Educación sobre Alérgenos Alimentarios (FARE), "Other Food Allergens". Consultado en <https://www.foodallergy.org/common-allergens/other-food-allergens>.

91. no están regulados por la FDA: Holistic Perspectives, "The Problem with Food Allergen Labeling". Consultado en <https://holistic-perspectives.com/2018/01/28/the-problem-with-food-allergen-labeling/>.

92. la frase *puede contener*: S. Besnoff, *op. cit.*

92. Sin embargo, la FDA no tiene lineamientos: *Idem.*

92. Como señala una revisión legal de la FALCPA: *Idem.*

93. algunas personas con alergias alimentarias reaccionan a aceites ultrarrefinados: Administración de Alimentos y Medicamentos de Estados Unidos, "Have Food Allergies? Read the Label". Consultado en <https://www.fda.gov/con sumers/consumer-updates/have-food-allergies-read-label>.

93. Las nueces, los crustáceos y los pescados: I. G. Carabin, "Food Allergies and FALCPA (1) 2004". Consultado en <http://burdockgroup.com/food-allergies-and-falcpa-1-2004/>.

93. esta cláusula de exención deja un gran margen de error: S. Luccioli y J. Fasano, "Evaluating Labeling Exemptions for Food Allergens", *Food Safety Magazine*, octubre-noviembre, 2008. Consultado en <https://www.foodsafety magazine.com/magazine-archive1/octobernovember-2008/evaluating-labe ling-exemptions-for-food-allergens/>.

94. desde julio de 2018, la FDA ha recibido solo ocho notificaciones y cuatro peticiones: Administración de Alimentos y Medicamentos de Estados Unidos,

"Inventory of Notifications Received under 21 U.S.C. 343(w)(7) for Exemptions from Food Allergen Labeling". Consultado en <https://www.fda.gov/food/food-labeling-nutrition/inventory-notifications-received-under-21-usc-343w7-exemptions-food-allergen-labeling>.

94. **un requerimiento para que las empresas creen un "plan de control de alérgenos alimentarios":** S. Besnoff, *op. cit.*

94. **En 2014, la Unión Europea promulgó una nueva ley:** Comisión Europea, "Food Information to Consumers—Legislation". Consultado en <https://ec.europa.eu/food/safety/labelling_nutrition/labelling_legislation_en>.

95. **Canadá, en cambio:** Food Standards Australia New Zealand, "Plain English Allergen Labelling (PEAL)". Consultado en <http://www.foodstandards.gov.au/code/proposals/Documents/P1044%20CFS.pdf>.

95. **la vacuna triple (sarampión, paperas, rubeola) y la de la influenza:** Investigación y Educación sobre Alergias Alimentarias (FARE), "Egg Allergy and Vaccines". Consultado en <https://www.foodallergy.org/life-with-food-allergies/living-well-everyday/egg-allergy-and-vaccines>.

95. **Los medicamentos que se encuentran en cápsulas de gel:** M. H. Land, M. D. Piehl y A. W. Burks, "Near Fatal Anaphylaxis from Orally Administered Gelatin Capsule", *Journal of Allergy and Clinical Immunology: In Practice*, vol. 1, núm. 1, 2013, pp. 99-100.

96. **El término, que significa "sin protección" en griego:** Healthline, "The Long, Strange History of the EpiPen". Consultado en <https://www.healthline.com/health-news/strange-history-of-epipen#1>.

96. **En 1859, un médico británico de nombre Henry Salter:** G. Arthur, "Epinephrine: A Short History", *Lancet Respiratory Medicine*, vol. 3, núm. 5, 2015, pp. 350-351.

96. **Eustaquio, un italiano considerado fundador de la ciencia de la anatomía humana:** J. M. S. Pearce, "Links between Nerves and Glands: The Story of Adrenaline". Consultado en <https://pdfs.semanticscholar.org/8a42/dca930f51adae916568014b3abe4d4b5c81e.pdf>.

97. **"El efecto en los vasos sanguíneos:** *Idem.*

97. **En cuestión de años, Jokichi Takamine:** L. Ramsey, "The Strange History of the EpiPen, the Device Developed by the Military That Turned into a Billion-Dollar Business and Now Faces Generic Competition between Mylan and Teva", consultado en <https://www.businessinsider.com/the-history-of-the-epipen-and-epinephrine-2016-8>; Healthline, "The Long, Strange History of the EpiPen", *op. cit*; T. Yamashima, "Jokichi Takamine (1854-1922), the Samurai Chemist, and His Work on Adrenaline", *Journal of Medical Biography*, vol. 11, núm. 2, 2003, pp. 95-102.

97. **la epinefrina alguna vez se utilizó para tratar la peste bubónica y la incontinencia nocturna:** Healthline, "The Long, Strange History of the EpiPen", *op. cit.*; J. M. S. Pearce, *op. cit.*

97. Nuestras pupilas se dilatan, el corazón aumenta su ritmo: Wikipedia, "Adrenergic Receptor". Consultado en <https://en.wikipedia.org/wiki/Adrenergic_receptor>.

98. relajando la suave pared muscular de las vías respiratorias y elevando la presión sanguínea: S. F. Kemp, R. F. Lockey y F. E. Simons, "Epinephrine: The Drug of Choice for Anaphylaxis—A Statement of the World Allergy Organization", *World Allergy Organization Journal*, vol. 1, suplemento 7, 2008, pp. S18-S26.

98. el medicamento también amplía las vías respiratorias: *Idem.*

98. Cuando se inventó el autoinyector en la década de 1970: M. E. Bowden, "A Mighty Pen". Consultado en <https://www.sciencehistory.org/distillations/a-mighty-pen>.

98. La FDA aprobó el primer producto de marca, la EpiPen, en 1987: L. Ramsey, *op. cit.*

98. La epinefrina es el medicamento ideal: S. F. Kemp, R. F. Lockey y F. E. Simons, *op. cit.*, pp. S18-S26.

100. De acuerdo con un estudio de 48 fatalidades por comida en Reino Unido entre 1999 y 2006: *Idem.*

100. tres de cada cuatro personas que han muerto por anafilaxia por comida: R. Pumphrey, "Anaphylaxis: Can We Tell Who Is at Risk of a Fatal Reaction?", *Current Opinion in Allergy and Clinical Immunology*, vol. 4, núm. 4, 2004, pp. 285-290.

100. La mayoría de las muertes debido a la anafilaxia ocurren: S. F. Kemp, R. F. Lockey y F. E. Simons, *op. cit.*, pp. S18-S26.

100. Y en una revisión de 63 muertes en Estados Unidos por anafilaxia alimentaria: *Idem.*

100. las farmacias ofrecen instrucciones escritas: C. W. Barnett, "Need for Community Pharmacist-Provided Food-Allergy Education and Auto-Injectable Epinephrine Training", *Journal of the American Pharmacists Association (2003)*, vol. 45, núm. 4, 2005, pp. 479-485.

100. Aun si la mayoría dice sentirse confiado de utilizar el inyector: P. D. Arkwright y A. J. Farragher, "Factors Determining the Ability of Parents to Effectively Administer Intramuscular Adrenaline to Food Allergic Children", *Pediatric Allergy and Immunology*, vol. 17, núm. 3, 2006, pp. 227-229.

100. En una revisión de 601 casos de anafilaxia en 2006, en Estados Unidos: L. M. Webb y P. Lieberman, "Anaphylaxis: A Review of 601 Cases", *Annals of Allergy, Asthma & Immunology*, vol. 97, núm. 1, 2006, pp. 39-43.

100. Una encuesta descubrió que, en casi la mitad de los 68 casos de anafilaxia relacionada con comida: S. F. Kemp, R. F. Lockey, B. L. Wolf y P. Lieberman, "Anaphylaxis. A Review of 266 Cases", *Archives of Internal Medicine*, vol. 155, núm. 6, 1995, pp. 1749-1754.

101. Un estudio de 2006 descubrió que, para 122 niños con alergias alimentarias en Reino Unido: P. D. Arkwright y A. J. Farragher, *op. cit.*, pp. 227-229.

101. una encuesta de 1 000 adultos en Estados Unidos que habían tenido una severa reacción anafiláctica: R. A. Wood, C. A. Camargo, Jr., P. Lieberman *et al.*, "Anaphylaxis in America: The Prevalence and Characteristics of Anaphylaxis in the United States", *Journal of Allergy and Clinical Immunology*, vol. 133, núm. 2, 2014, pp. 461-467.

101. no hacen la recomendación a las familias de buscar el entrenamiento: R. Pumphrey, "When Should Self-Injectible Epinephrine Be Prescribed for Food Allergy and When Should It Be Used?", *Current Opinion in Allergy and Clinical Immunology*, vol. 8, núm. 3, 2008, pp. 254-260.

101. los padres que habían visto una demostración: P. D. Arkwright y A. J. Farragher, *op. cit.*, pp. 227-229.

101. Un estudio de 2016 que analizó la ansiedad y la calidad de vida entre las familias con alguna alergia alimentaria: D. A. Fedele, E. L. McQuaid, A. Faino *et al.*, "Patterns of Adaptation to Children's Food Allergies", *Allergy*, vol. 71, núm. 4, 2016, pp. 505-513.

101. en un estudio realizado en Montreal con más de 1 200 niños: A. Altman y R. A. Wood, "A Majority of Parents of Children with Peanut Allergy Fear Using the Epinephrine Auto-Injector", *Pediatrics*, vol. 134, suplemento 3, 2014, p. S148.

102. "Los autoinyectores no pueden salvar vidas: R. Pumphrey, "When Should Self..." *op. cit.*, pp. 254-260.

102. Reacciones más severas deberían provocar el uso inmediato de la epinefrina: K. Anagnostou y P. J. Turner, "Myths, Facts and Controversies in the Diagnosis and Management of Anaphylaxis", *Archives of Disease in Childhood*, vol. 104, núm. 1, 2019, pp. 83-90.

106. las escuelas suelen exigir que cualquier autoinyector tenga una vida útil de un año: Investigación y Educación sobre Alergias Alimentarias (FARE), "Managing Food Allergies in the School Setting: Guidance for Parents". Consultado en <https://www.foodallergy.org/sites/default/files/migrated-files/file/school-parent-guide.pdf>.

106. En 2016, Mylan, la empresa farmacéutica que vende la marca EpiPen: D. Beard, "Drugmaker Wants Billions from Mylan Related to EpiPen Rival". Consultado en <http://wvmetronews.com/2019/08/14/drugmaker-wants-billions-from-mylan-related-to-epipen- rival/>.

107. El incremento dejó a la empresa con cerca de 1 100 millones de dólares en ganancias: S. Bakewell, "The Troubled History of Mylan, Founded by Two US Army Buddies", consultado en <https://www.bloomberg.com/news/articles/2019-07-27/the-troubled-history-of-mylan-founded-by-two-u-s-army-buddies>; B. Mole, "Years after Mylan's Epic EpiPen Price Hikes, It Finally Gets a Generic Rival", consultado en https://arstechnica.com/science/2018/08/fda-approves-generic-version-of-mylans-600-epipens-but-the-price-is-tbd/>.

107. En agosto de 2018, finalmente estuvo disponible una epinefrina genérica: Healio, "Epinephrine Cost, Education Remain Crucial Obstacles in School Health", consultado en <https://www.healio.com/pediatrics/allergy-asthma-immunology/news/print/infectious-diseases-in-children/%7B97c4b55e-bff8-4684-b72f-faa24e86fbea%7D/epinephrine-cost-education-remain-crucial-obstacles-in-school-health>; Administración Federal de Medicamentos de Estados Unidos, "FDA Approves First Generic Version of EpiPen", consultado en <https://www.fda.gov/news-events/press-announcements/fda-approves-first-generic-version-epipen>.

107. el precio genérico inicial fue de 300 dólares: G. Kokosky, "Newly Approved Generic Version of EpiPen Is Not Cheaper Than Available Option". Consultado en <https://www.pharmacytimes.com/publications/issue/2019/january 2019/newly-approved-generic-version-of-epipen-is-not-cheaper-than-available-option>.

107. Una nueva ley en Illinois indica que las aseguradoras cubran la epinefrina: A. Slachta, "Illinois Becomes 1st State to Mandate EpiPen Coverage for Kids". Consultado en <https://www.cardiovascularbusiness.com/topics/healthcare-economics/illinois-1st-state-mandate-epipen-coverage-kids>.

107. Mientras tanto, otro autoinyector: A. Rubenfire, "EpiPen Rival AUVI-Q to Return to Market; Company Promises Affordability". Consultado en <https://www.modernhealthcare.com/article/20161026/NEWS/161029942/epipen-ri val-auvi-q-to-return-to-market-company-promises-affordability>.

107. El AUVI-Q es un aparato más pequeño: A. Kodjak, "An Alternative to the EpiPen Is Coming Back to Drugstores". Consultado en <https://www.npr.org/sections/health-shots/2016/10/26/499425541/-alternative-to-the-epipen-is-coming-back-to-drugstores>.

109. En un estudio de 2012 con más de 500 niños de preescolar alérgicos a algún alimento: D. M. Fleischer, T. T. Perry, D. Atkins *et al.*, "Allergic Reactions to Foods in Preschool-Aged Children in a Prospective Observational Food Allergy Study", *Pediatrics*, vol. 130, núm. 1, 2012, pp. e25-e32.

109. lineamientos unánimes que los educadores de todo el país puedan seguir: Allergy & Anaphylaxis Australia, "School Resources", consultado en <https://allergyfacts.org.au/allergy-management/schooling-childcare/school-resources>; Food Allergy Canada, "National School Policies", consultado en https://foodallergycanada.ca/professional-resources/educators/school-k-to-12/national-school-policies/>.

110. una pequeña prueba clínica con 68 personas: J. Wang, S. M. Jones, J. A. Pongracic *et al.*, "Safety, Clinical, and Immunologic Efficacy of a Chinese Herbal Medicine (Food Allergy Herbal Formula-2) for Food Allergy", *Journal of Aller gy and Clinical Immunology*, vol. 136, núm. 4, 2015, pp. 962-970.e961.

110. fórmulas herbales destinadas a mejorar el eczema, las alergias alimentarias y el asma: C. Gagné, "Dr. Li and Her Chinese Herbal Remedies". Consultado

con <https://www.allergicliving.com/2015/12/15/dr-li-and-her-chinese-her
bal-remedies/>.

Capítulo 5. El mito de la exclusión de alimentos: lo que solíamos pensar

115. **un niño de 13 años con una reacción extrema al huevo:** Gospel Hall, "Biography 89. Dr. Alfred T. Schofield". Consultado en <http://gospelhall.org/index. php/bible-teaching/138-history/brethren-biographies/3058-biography-89-dr-alfred-t-schofield>.

115. **La calle tenía alrededor de 100 consultorios médicos:** Wikipedia, "Harley Street". Consultado en <https://en.wikipedia.org/wiki/Harley_Street>.

115. **sus padres a Alfred Schofield, médico de Harley Street:** A. T. Schofield, "A Case of Egg Poisoning", *Lancet*, 1908, p. 716.

115. **en diciembre de 1906:** M. Smith, "Another Person's Poison", *Lancet*, vol. 384, núm. 9959, 2014, pp. 2019-2020.

116. **Tito Lucrecio Caro:** S. G. Cohen, "The Allergy Archives: Pioneers and Milestones". Consultado en <https://www.jacionline.org/article/S0091-6749(08)0 0777-X/pdf>.

116. **Un estudio de 1930 encontró:** *Idem.*

117. **Moisés Maimónides, un rabino y médico del siglo XII:** G. Thiara y R. D. Goldman, "Milk Consumption and Mucus Production in Children with Asthma", *Canadian Family Physician*, vol. 58, núm. 2, 2012, pp. 165-166.

117. **evitar los duraznos, los chabacanos y los pepinos:** F. Rosner, "Moses Maimonides' Treatise on Asthma", *Thorax*, vol. 36, núm. 4, 1981, pp. 245-251.

117. **Y Ricardo III, rey de Inglaterra:** A. Licence, "Was the Downfall of Richard III Caused by a Strawberry?", consultado en <https://www.newstatesman.com/ ideas/2013/08/was-downfall-richard-iii-caused-strawberry>; J. Rosenkek, "Gesundheit", consultado en <http://www.doctorsreview.com/history/mar06-history/>.

117. **En otro, de 1929, el dedo de una mujer enrojeció:** S. G. Cohen, *op. cit.*

117. **La palabra *alergia* apareció por primera vez en 1906:** J. M. Igea, "The History of the Idea of Allergy", *Allergy*, vol. 68, núm. 8, 2013, pp. 966-973.

117. **Von Pirquet sospechó un vínculo entre la alergia y el sistema inmunológico:** M. Smith, *op. cit.*, pp. 2019-2020.

117. **la palabra *reacción* no parecía describir por completo:** J. L. Turk, "Von Pirquet, Allergy and Infectious Diseases: A Review", *Journal of the Royal Society of Medicine*, vol. 80, núm. 1, 1987, pp. 31-33.

118. *Alergia*, **como la definió Von Pirquet:** *Idem.*

118. **(La palabra proviene del griego *allos*, que significa "otro":** A. Lal, S. Sunaina Waghray y N. N. Nand Kishore, "Skin Prick Testing and Immunotherapy in

Nasobronchial Allergy: Our Experience", *Indian Journal of Otolaryngology and Head and Neck Surgery*, vol. 63, núm. 2, 2011, pp. 132-135.

118. como forma de analizar la tuberculosis: J. L. Turk, *op. cit.*, pp. 31-33.

118. En 1912, un pediatra llamado Oscar Schloss: B. Wuthrich, "History of Food Allergy", *Chemical Immunology and Allergy*, vol. 100, 2014, pp. 109-119.

119. Un estimado de 50% o más de las pruebas de punción: Investigación y Educación sobre Alergias Alimentarias (FARE), "Skin Prick Tests". Consultado en <https://www.foodallergy.org/life-with-food-allergies/food-allergy-101/diag nosis-testing/skin-prick-tests>.

119. "alergólogos alimentarios": M. Smith, *op. cit.*, pp. 2019-2020.

120. En 1921, un bebé de un año casi muere: *Idem.*

120. un alergólogo de California llamado Albert Rowe: J. T. Nigg y K. Holton, "Restriction and Elimination Diets in ADHD Treatment", *Child and Adolescent Psychiatric Clinics of North America*, vol. 23, núm. 4, 2014, pp. 937-953; A. H. Rowe, "Elimination Diets and the Patient's Allergies; A Handbook of Allergy", *Journal of Allergy and Clinical Immunology*, vol. 13, núm. 1, 1944, p. 104.

120. diagnosticar una alergia alimentaria a través de una dieta de eliminación: H. Fagen, "Elimination Diets: Medical & Dietary Detective Work", consultado en <https://nursingclio.org/2017/04/12/elimination-diets-medical-dietary-de tective-work/#footnoteref3>; M. Smith, *op. cit.*, pp. 2019-2020.

120. una sesión con un psiquiatra sería el mejor tratamiento: M. Smith, *op. cit.*, pp. 2019-2020.

121. Quienes permanecían dedicados a las alergias alimentarias: *Idem.*

121. Un informe de 1989 sobre siete muertes a nivel mundial debido a una alergia a los cacahuates: G. A. Settipane, "Anaphylactic Deaths in Asthmatic Patients", *Allergy & Asthma Proceedings*, vol. 10, núm. 4, 1989, pp. 271-274; M. R. Waggoner, *op. cit.*, pp. 49-55.

121 "La alergia a los cacahuates es el problema más preocupante de alergias alimentarias que enfrentan los pediatras hoy en día": R. H. Schwartz, "Allergy, Intolerance, and Other Adverse Reactions to Foods". Consultado en <https://www.healio.com/pediatrics/journals/pedann/1992-10-21-10/%7B0c 5b78db-f463-4260-a4ca-2d2917149911%7D/allergy-intolerance-and-other-adverse-reactions-to-foods>.

121-122. Un informe de 1999 estimó que 1.1% de la población de Estados Unidos (3 millones de personas) era alérgica a los cacahuates: S. H. Sicherer, A. Muñoz Furlong, A. W. Burks y H. A. Sampson, "Prevalence of Peanut and Tree Nut Allergy in the US Determined by a Random Digit Dial Telephone Survey", *Journal of Allergy and Clinical Immunology*, vol. 103, núm. 4, 1999, pp. 559-562.

122. La desensibilización no funciona": G. A. Settipane, *op. cit.*, pp. 271-274; M. R. Waggoner, *op. cit.*, pp. 49-55; F. Speer, "Food Allergy: The 10 Common Offenders", *American Family Physician*, vol. 13, núm. 2, 1976, pp. 106-112.

122. **En 1934, dos pediatras de Chicago:** C. G. Grulee y H. N. Sanford, "The Influence of Breast and Artificial Feeding on Infantile Eczema", *Journal of Pediatrics*, vol. 9, 1936, pp.223-225.

122. **Hacia mediados de la década de 1980, un estudio con ratones:** S. Strobel y A. Ferguson, "Immune Responses to Fed Protein Antigens in Mice. 3. Systemic Tolerance or Priming Is Related to Age at Which Antigen Is First Encountered", *Pediatric Research*, vol. 18, núm. 7, 1984, pp. 588-594.

122. **En 1989, un grupo de California:** R. S. Zeiger, S. Heller, M. H. Mellon *et al.*, "Effect of Combined Maternal and Infant Food-Allergen Avoidance on Development of Atopy in Early Infancy: A Randomized Study", *Journal of Allergy and Clinical Immunology*, vol. 84, núm. 1, 1989, pp. 72-89.

123. **infantes que no tomaron leche durante sus primeros seis meses:** G. Hattevig, B. Kjellman, N. Sigurs *et al.*, "Effect of Maternal Avoidance of Eggs, Milk, and Fish During Lactation Upon Allergic Manifestations in Infants", *Clinical & Experimental Allergy*, vol. 19, núm. 1, 1989, pp. 27-32.

123. **En 2003, un estudio alemán con 945 infantes:** A. von Berg, S. Koletzko, A. Grubl *et al.*, "The Effect of Hydrolyzed Milk Formula for Allergy Prevention in the First Year of Life: The German Infant Nutritional Intervention Study, A Randomized Double-Blind Trial", *Journal of Allergy and Clinical Immunology*, vol. 111, núm. 3, 2003, pp. 533-540.

123. **Desde 1998, las autoridades sanitarias de Reino Unido sugirieron:** Comité de Toxicidad de Químicos en Alimentos, Productos de Consumo y Medioambiente, "Peanut Allergy". Consultado en <https://webarchive.nationalarchives.gov.uk/20120403140904/http://cot.food.gov.uk/pdfs/cotpeanutall.pdf>.

123. **La Academia Americana de Pediatría (AAP) hizo lo mismo empezando el año 2000:** Academia Americana de Pediatría, Comité de Nutrición, "Hypoallergenic Infant Formulas", *op. cit.*, pp. 346-349; M. R. Perkin, K. Logan, A. Tseng *et al.*, "Randomized Trial of Introduction of Allergenic Foods in Breast-Fed Infants", *New England Journal of Medicine*, vol. 384, núm. 18, 2016, pp. 1733-1743.

124. **En 2003, la AAP y dos sociedades médicas pediátricas en Europa publicaron lineamientos:** R. S. Zeiger, "Food Allergen Avoidance in the Prevention of Food Allergy in Infants and Children", *Pediatrics*, vol. 111, núm. 6, parte 3, 2003, pp. 1662-1671.

124. **Hacia 2008, sin embargo, la mayoría de las autoridades pediátricas en casi todos los países recomendaba:** C. Agostoni, T. Decsi, M. Fewtrell *et al.*, "Complementary Feeding: A Commentary by the ESPGHAN Committee on Nutrition", *Journal of Pediatric Gastroenterology and Nutrition*, vol. 46, núm. 1, 2008, pp. 99-110.

124. **Alergólogos de Mount Sinai y la Universidad de Duke:** J. M. Maloney, H. A. Sampson, S. H. Sicherer y W. A. Burks, "Food Allergy and the Introduction of Solid Foods to Infants: A Consensus Document", *Annals of Allergy, Asthma &*

Immunology, vol. 97, núm. 4, 2006, pp. 559-560; respuesta de los autores, 561-552.

124. La Sociedad Europea de Gastroenterología, Hepatología y Nutrición Pediátrica: C. Agostoni, T. Decsi, M. Fewtrell *et al.*, *op. cit.*, pp. 99-110.

124. Los padres recientes muchas veces retrasaban la introducción de alimentos sólidos: *Idem.*

124. 20% de las madres alemanas estaban posponiendo la introducción de alimentos sólidos: *Idem.*

125. informaron investigadores de Reino Unido en 2016: G. du Toit, R. X. Foong y G. Lack, "Prevention of Food Allergy—Early Dietary Interventions", *Allergology International*, vol. 65, núm. 4, 2016, pp. 370-377.

125. ¿Qué mostraba realmente la investigación científica sobre evitar alérgenos?: D. de Silva, M. Geromi, S. Halken *et al.*, "Primary Prevention of Food Allergy in Children and Adults: Systematic Review", *Allergy*, vol. 69, núm. 5, 2014, pp. 581-589.

126. El Estudio de Prevención de Alergias en Niños en Europa (SPACE): G. Halmerbauer, C. Gartner, M. Schier *et al.*, "Study on the Prevention of Allergy in Children in Europe (SPACE): Allergic Sensitization in Children at 1 Year of Age in a Controlled Trial of Allergen Avoidance from Birth", *Pediatric Allergy and Immunology*, vol. 13, núm. S15, 2002, pp. 47-54.

126. En un estudio de 2007 de 120 infantes en la Isla de Wight: S. H. Arshad, B. Bateman, A. Sadeghnejad *et al.*, "Prevention of Allergic Disease During Childhood by Allergen Avoidance: The Isle of Wight Prevention Study", *Journal of Allergy and Clinical Immunology*, vol. 119, núm. 2, 2007, pp. 307-313.

126. Un puñado de otros estudios en la revisión de los 74 estudios mostró una tendencia similar: S. Halken, A. Host, L. G. Hansen y O. Osterballe, "Effect of an Allergy Prevention Programme on Incidence of Atopic Symptoms in Infancy. A Prospective Study of 159 'High-Risk' Infants", *Allergy*, vol. 47, núm. 5, 1992, pp. 545-553; M. Bardare, A. Vaccari, E. Allievi *et al.*, "Influence of Dietary Manipulation on Incidence of Atopic Disease in Infants at Risk", *Annals of Allergy, Asthma & Immunology*, vol. 71, núm. 4, 1993, pp. 366-371; A. Marini, M. Agosti, G. Motta y F. Mosca, "Effects of a Dietary and Environmental Prevention Programme on the Incidence of Allergic Symptoms in High Atopic Risk Infants: Three Years' Follow-Up", *Acta Paediatrica Supplement*, vol. 414, 1996, pp. 1-21; G. Bruno, O. Milita, M. Ferrara *et al.*, "Prevention of Atopic Diseases in High-Risk Babies (Long-Term Follow-Up)", *Allergy & Asthma Proceedings*, vol. 14, núm. 3, 1993, pp. 181-186, comentarios 186-187; D. de Silva, M. Geromi, S. Halken *et al.*, *op. cit.*, pp. 581-589.

127. En 2010, el Instituto Nacional de Alergias y Enfermedades Infecciosas (NIAID, por sus siglas en inglés): J. A. Boyce, A. Assa'ad, A. W. Burks *et al.*, "Guidelines for the Diagnosis and Management of Food Allergy in the United States:

Summary of the NIAID Sponsored Expert Panel Report", *Journal of Allergy and Clinical Immunology*, vol. 126, núm. 6, 2010, pp. 1105-1118.

127. En 2012, un comité con la Academia Americana de Alergia, Asma e Inmunología: D. M. Fleischer, J. M. Spergel, A. H. Assa'ad y J. A. Pongracic, "Primary Prevention of Allergic Disease Through Nutritional Interventions", *Journal of Allergy and Clinical Immunology: In Practice*, vol. 1, núm. 1, 2013, pp. 29-36.

127. evitar los ácaros, el polen o el pelo de los animales: J. A. Boyce, A. Assa'ad, A. W. Burks *et al.*, *op. cit.*, pp. 1105-1118.

130. informaron investigadores de Reino Unido y Portugal en 2013: H. A. Brough, A. F. Santos, K. Makinson *et al.*, "Peanut Protein in Household Dust is Related to Household Peanut Consumption and Is Biologically Active", *Journal of Allergy and Clinical Immunology*, vol. 132, núm. 3, 2013, pp. 630-638.

130. Los residuos de cacahuate permanecen tres horas: H. A. Brough, K. Makinson, M. Penagos *et al.*, "Distribution of Peanut Protein in the Home Environment", *Journal of Allergy and Clinical Immunology*, vol. 132, núm. 3, 2013, pp. 623-629.

130. exposición a través de la piel: H. A. Brough, A. H. Liu, S. Sicherer *et al.*, "Atopic Dermatitis Increases the Effect of Exposure to Peanut Antigen in Dust on Peanut Sensitization and Likely Peanut Allergy", *Journal of Allergy and Clinical Immunology*, vol. 135, núm. 1, 2015, pp. 164-170.

132. En el pasado, quejas por reacciones provocadas por comida: C. D. May, "Are Confusion and Controversy About Food Hypersensitivity Really Necessary?", *Journal of Allergy and Clinical Immunology*, vol. 75, núm. 3, 1985, pp. 329-333.

132. los sociólogos han expresado su preocupación de que el revuelo alrededor de la alergia al cacahuate: G. A. Settipane, *op. cit.*, pp. 271-274; M. R. Waggoner, *op. cit.*, pp. 49-55.

133. Varias condiciones médicas: H. A. Sampson, "Food Allergy. Part 2: Diagnosis and Management", *Journal of Allergy and Clinical Immunology*, vol. 103, núm. 6, 1999, pp. 981-989.

134. Un diario puede revelar una fuente de contaminación: *Idem*.

135. Las pruebas de punción cutánea presentan un riesgo muy leve: C. Pitsios, A. Dimitriou, E. C. Stefanaki y K. Kontou-Fili, "Anaphylaxis During Skin Testing with Food Allergens in Children", *European Journal of Pediatrics*, vol. 169, núm. 5, 2010, pp. 613-615.

135. alto índice de falsos positivos: J. A. Boyce, A. Assa'ad, A. W. Burks *et al.*, *op. cit.*, pp. 1105-1118.

135. Una prueba de punción tiene menos de 50% de precisión: H. A. Sampson, *op. cit.*, pp. 981-989.

135. Los falsos negativos son en extremo raros: *Idem*.

135. los bebés de menos de dos años de edad son particularmente propensos a tener aros pequeños: *Idem*.

136. un índice de falso positivo de 50% o más: Investigación y Educación sobre Alergias Alimentarias (FARE), "Blood Tests". Consultado en <https://www.foo dallergy.org/life-with-food-allergies/food-allergy-101/diagnosis-testing/blood-tests>.

136. Los análisis de sangre pueden ser costosos: S. H. Sicherer y R. A. Wood, "Allergy Testing in Childhood: Using Allergen-Specific IgE Tests", *Pediatrics*, vol. 129, núm. 1, 2012, pp. 193-197.

136. alguien con alergia a los cacahuates puede tener un resultado positivo para alergia al polen del césped: Investigación y Educación sobre Alergias Alimentarias (FARE), "Blood Tests". Consultado en <https://www.foodallergy.org/life-with-food-allergies/food-allergy-101/diagnosis-testing/blood-tests>.

138. Las pruebas orales con alimentos: H. A. Sampson, "Immunologically Mediated Food Allergy: The Importance of Food Challenge Procedures", *Annals of Allergy, Asthma & Immunology*, vol. 60, núm. 3, 1988, pp. 262–269.

138. Verificada a principios de la década de 1980 como el método de referencia para diagnosticar alergias alimentarias: M. Bernstein, J. H. Day y A. Welsh, "Double-Blind Food Challenge in the Diagnosis of Food Sensitivity in the Adult", *Journal of Allergy and Clinical Immunology*, vol. 70, núm. 3, 1982, pp. 205-210.

139. Las pruebas con cacahuates pueden empezar con el equivalente de un décimo: A. Nowak-Wegrzyn, A. H. Assa'ad, S. L. Bahna *et al.*, "Work Group Report: Oral Food Challenge Testing", *Journal of Allergy and Clinical Immunology*, vol. 123, suplemento 6, 2009, pp. S365-S383.

140. Las primeras pruebas de activación de basófilos (PAB) surgieron hace algunos años: D. W. MacGlashan, Jr., "Basophil Activation Testing", *Journal of Allergy and Clinical Immunology*, vol. 132, núm. 4, 2013, pp. 777-787; E. C. McGowan y S. Saini, "Update on the Performance and Application of Basophil Activation Tests", *Current Allergy and Asthma Reports*, vol. 13, núm. 1, 2013, pp. 101-109.

140. Medían hasta dónde se activaban los basófilos: E. C. McGowan y S. Saini, *op. cit.*, pp. 101-109.

Capítulo 6. Darle la vuelta a la situación: la ciencia —y los métodos— de una introducción temprana

143. había notado la perturbadora información: J. O. Hourihane, R. Aiken, R. Briggs *et al.*, "The Impact of Government Advice to Pregnant Mothers Regarding Peanut Avoidance on the Prevalence of Peanut Allergy in United Kingdom Children School Entry", *Journal of Allergy and Clinical Immunology*, vol. 119, núm. 5, 2007, pp. 1197 1202.

144. un curioso estudio de Países Bajos sobre la alergia al níquel: I. M. van Hoogstraten, K. E. Andersen, B. M. von Blomberg *et al.*, "Reduced Frequency

of Nickel Allergy upon Oral Nickel Contact at an Early Age", *Clinical & Experimental Immunology*, vol. 85, núm. 3, 1991, pp. 441-445.

144. **Un estudio de 1996 realizado por Investigadores de Noruega y Finlandia:** H. Kerosuo, A. Kullaa, E. Kerosuo *et al.*, "Nickel Allergy in Adolescents in Relation to Orthodontic Treatment and Piercing of Ears", *American Journal of Orthodontics and Dentofacial Orthopedics*, vol. 109, núm. 2, 1996, pp. 148-154.

144. **Tal vez así era como funcionaba el cuerpo:** G. du Toit, Y. Katz, P. Sasieni *et al.*, "Early Consumption of Peanuts in Infancy Is Associated with a Low Prevalence of Peanut Allergy", *Journal of Allergy and Clinical Immunology*, vol. 122, núm. 5, 2008, pp. 984-991.

145. **Lack sabía de la evidencia:** G. Lack, D. Fox, K. Northstone y J. Golding, *op.cit.*, pp. 977-985.

145. **Las cremas líquidas para tratar el eczema que contenían aceite de cacahuate:** *Idem.*

145. **infantes con alergia al cacahuate estaban expuestos a la leguminosa a través de su ambiente:** A. T. Fox y G. Lack, "High Environmental Exposure to Peanut in Infancy as a Risk Factor for Peanut Allergy", *Journal of Allergy and Clinical Immunology*, vol. 115, núm. 2, 2005, p. S34.

145. **rastros de huevo, leche y pescado:** G. du Toit, Y. Katz, P. Sasieni *et al.*, *op. cit.*, pp. 984-991.

145. **la alergia al trigo era más común entre infantes que no habían comido cereal antes de los seis meses de edad:** J. A. Poole, K. Barriga, D. Y. Leung *et al.*, "Timing of Initial Exposure to Cereal Grains and the Risk of Wheat Allergy", *Pediatrics*, vol. 117, núm. 6, 2006, pp. 2175-2182.

145. **índices menores de asma, eczema y rinitis alérgica (también conocida como fiebre del heno):** M. I. Asher, S. Montefort, B. Bjorksten *et al.*, "Worldwide Time Trends in the Prevalence of Symptoms of Asthma, Allergic Rhino-Conjunctivitis, and Eczema in Childhood: ISAAC Phases One and Three Repeat Multi-Country Cross-Sectional Surveys", *Lancet*, vol. 368, núm. 9537, 2006, pp. 733-743.

146. **Y ambos países tenían altos niveles de asma:** G. du Toit, Y. Katz, P. Sasieni *et al.*, *op. cit.*, pp. 984-991.

147. **Lack y su equipo conocían las implicaciones de sus resultados:** *Idem.*

147. **Educación Temprana sobre Alergia al Cacahuate (LEAP):** G. du Toit, G. Roberts, P. H. Sayre *et al.*, "Randomized Trial of Peanut Consumption in Infants at Risk for Peanut Allergy", *New England Journal of Medicine*, vol. 372, núm. 9, 2015, pp. 803-813.

150. **una declaración conjunta que recomendaba introducir a temprana edad el cacahuate en infantes con alto riesgo:** D. M. Fleischer, S. Sicherer, M. Greenhawt *et al.*, "Consensus Communication on Early Peanut Introduction and the Prevention of Peanut Allergy in High-Risk Infants", *Pediatrics*, vol. 136, núm. 3, 2015, pp. 600-604.

150. **Hugh Sampson, un alergólogo pediatra del Hospital Mount Sinai en Nueva York:** M. Kim, "The New Wisdom on Nut Allergies and Infants: Pediatricians Endorse Early Exposure". Consultado en <https://www.washingtonpost.com/news/to-your-health/wp/2015/10/01/the-new-wisdom-on-nut-allergies-and-infants-pediatricians-endorse-early-exposure/>.

151. **Los resultados, publicados en el** *New England Journal of Medicine* **en 2016:** G. du Toit, P. H. Sayre, G. Roberts *et al.*, "Effect of Avoidance on Peanut Allergy After Early Peanut Consumption", *New England Journal of Medicine*, vol. 374, núm. 15, 2016, pp. 1435-1443.

151. **Otro estudio, conocido como Preguntar sobre Tolerancia (EAT):** M. R. Perkin, K. Logan, T. Marrs *et al.*, "Enquiring About Tolerance (EAT) Study: Feasibility of an Early Allergenic Food Introduction Regimen", *Journal of Allergy and Clinical Immunology*, vol. 137, núm. 5, 2016, pp. 1477-1486.e1478.

152. **Así como hizo la Academia Americana de Pediatría, este panel:** A. Togias, S. F. Cooper, M. L. Acebal *et al.*, "Addendum Guidelines for the Prevention of Peanut Allergy in the United States: Report of the NIAID-Sponsored Expert Panel", consultado en <https://www.niaid.nih.gov/sites/default/files/addendum-peanut-allergy-prevention-guidelines.pdf>; A. Togias, S. F. Cooper, M. L. Acebal *et al.*, "Addendum Guidelines for the Prevention of Peanut Allergy in the United States: Report of the NIAID-Sponsored Expert Panel", *Annals of Allergy, Asthma & Immunology*, vol. 118, núm. 2, 2017, pp. 166-173.e167.

153. **Un estudio japonés llamado Prevención de la Alergia al Huevo con Pequeñas Cantidades (PETIT):** O. Natsume, S. Kabashima, J. Nakazato *et al.*, "Two-Step Egg Introduction for Prevention of Egg Allergy in High-Risk Infants with Eczema (PETIT): A Randomised, Double-Blind, Placebo-Controlled Trial", *Lancet*, vol. 389, núm. 10066, 2017, pp. 276-286.

154. **En 2013, investigadores de Australia y Suecia:** D. J. Palmer, J. Metcalfe, M. Makrides *et al.*, "Early Regular Egg Exposure in Infants with Eczema: A Randomized Controlled Trial", *Journal of Allergy and Clinical Immunology*, vol. 132, núm. 2, 2013, pp. 387-392.e381.

155. **El polvo de huevo, al parecer, había reducido el desarrollo de la alergia:** J. Wei-Liang Tan, C. Valerio, E. H. Barnes *et al.*, "A Randomized Trial of Egg Introduction from 4 Months of Age in Infants at Risk for Egg Allergy", *Journal of Allergy and Clinical Immunology*, vol. 139, núm. 5, 2017, pp. 1621-1628.e1628.

155. **5.6% del grupo de intervención tenía sensibilidad al huevo:** J. Bellach, V. Schwarz, B. Ahrens *et al.*, "Randomized Placebo-Controlled Trial of Egg Consumption for Primary Prevention in Infants", *Journal of Allergy and Clinical Immunology*, vol. 139, núm. 5, 2017, pp. 1591-1599.e1592.

155. **Cinco estudios aportaron evidencia moderadamente certera:** D. Ierodiakonou, V. García Larsen, A. Logan *et al.*, "Timing of Allergenic Food Introduction to the Infant Diet and Risk of Allergic or Autoimmune Disease: A

Systematic Review and Meta-Analysis", JAMA, vol. 316, núm. 11, 2016, pp. 1181-1192.

161. **Y facilita mucho tener la cena lista:** Sociedad de Inmunología Clínica y Alergias de Australasia, "Infant Feeding and Allergy Prevention Guidelines", *op. cit.*

162. **Estudio en Ambientes Rurales [...] el cual incluyó 856 niños:** C. Roduit, R. Frei, M. Depner *et al.*, "Increased Food Diversity in the First Year of Life is Inversely Associated with Allergic Diseases", *Journal of Allergy and Clinical Immunology*, vol. 133, núm. 4, 2014, pp. 1056-1064.

Capítulo 7. Más allá de la exclusión de alimentos: el valiente nuevo mundo de la inmunoterapia

165. **más de 60 millones de personas en el mundo que viven con esta enfermedad:** Investigación y Educación sobre Alergias Alimentarias (FARE), "Facts and Statistics". Consultado en <https://www.foodallergy.org/life-with-food-aller gies/food-allergy-101/facts-and-statistics>.

168. **La historia nos dice que el rey Mitrídates VI:** M. Hyden, "Mithridates' Poison Elixir: Fact or Fiction?". Consultado en <https://www.ancient.eu/article/906/mithridates-poison-elixir-fact-or-fiction/>.

168. **La práctica de desensibilizar personas que padecen alergias respiratorias:** OIT 101, "History of OIT". Consultado en <https://www.oit101.org/history-of-oit/>.

169. **la introducción lenta de minúsculas cantidades de alérgenos:** R. A. Wood, "Oral Immunotherapy for Food Allergy", *Journal of Investigational Allergology and Clinical Immunology*, vol. 27, núm. 3, 2017, pp. 151-159.

169. **un incremento notable de IgG4:** B. P. Vickery, J. Lin, M. Kulis *et al.*, "Peanut Oral Immunotherapy Modifies IgE and IgG4 Responses to Major Peanut Allergens", *Journal of Allergy and Clinical Immunology*, vol. 131, núm. 1, 2013, pp. 128-134.e121-123; V. Sampath, S. B. Sindher, W. Zhang y K. C. Nadeau, "New Treatment Directions in Food Allergy", *Annals of Allergy, Asthma & Immunology*, vol. 120, núm. 3, 2018, pp. 254-262.

169. **también parece incrementar la cantidad de células T reguladoras:** Institutos Nacionales de Salud, "NIH Scientists Find Link Between Allergic and Autoimmune Diseases in Mouse Study", consultado en <https://www.nih.gov/news-events/news-releases/nih-scientists-find-link-between-allergic-autoimmune-diseases-mouse-study>; V. Sampath, S. B. Sindher, W. Zhang y K. C. Nadeau, *op. cit.*, pp. 254-262.

169. **además parece disminuir la cantidad de células Th2:** M. Domínguez Villar y D. A. Hafler, "Regulatory T Cells in Autoimmune Disease", *Nature Immunology*, vol. 19, núm. 7, 2018, pp. 665-673; V. Sampath, S. B. Sindher, W. Zhang y K. C. Nadeau, *op. cit.*, pp. 254-262; S. Tomicic, K. Falth-Magnusson, y M. F.

Bottcher, "Dysregulated Th1 and Th2 Responses in Food-Allergic Children— Does Elimination Diet Contribute to the Dysregulation?", *Pediatric Allergy and Immunology*, vol. 21, núm. 4, parte 1, 2010, pp. 649-655.

171. **un tratamiento de desensibilización para 19 personas que padecían una de varias alergias alimentarias:** C. Patriarca, A. Romano, A. Venuti *et al.*, "Oral Specific Hypo-Sensitization in the Management of Patients Allergic to Food", *Allergology and Immunopathology (Madrid)*, vol. 12, núm. 4, 1984, pp. 275-281.

171. **La primera prueba sustancial llegó a finales de la década de 1990:** H. S. Nelson, J. Lahr, R. Rule *et al.*, "Treatment of Anaphylactic Sensitivity to Peanuts by Immunotherapy with Injections of Aqueous Peanut Extract", *Journal of Allergy and Clinical Immunology*, vol. 99, núm. 6, parte 1, 1997, pp. 744-751.

172. **Los resultados, en conjunto con los hallazgos de un estudio de 1992 de inmunoterapia subcutánea:** J. J. Oppenheimer, H. S. Nelson, S. A. Bock *et al.*, "Treatment of Peanut Allergy with Rush Immunotherapy", *Journal of Allergy and Clinical Immunology*, vol. 90, núm. 2, 1992, pp. 256-262.

172. **Patriarca y su grupo volvieron a la literatura médica en 1998:** G. Patriarca, D. Schiavino, E. Nucera *et al.*, "Food Allergy in Children: Results of a Standardized Protocol for Oral Desensitization", *Hepatogastroenterology*, vol. 45, núm. 19, 1998, pp. 52-58.

172. **59 personas con alergias alimentarias se sometieron a una desensibilización oral:** G. Patriarca, E. Nucera, C. Roncallo *et al.*, "Oral Desensitizing Treatment in Food Allergy: Clinical and Immunological Results", *Alimentary Pharmacology & Therapeutics*, vol. 17, núm. 3, 2003, pp. 459-465.

173. **El siguiente paso significativo vino de Alemania:** U. Staden, C. Rolinck-Werninghaus, F. Brewe *et al.*, "Specific Oral Tolerance Induction in Food Allergy in Children: Efficacy and Clinical Patterns of Reaction", *Allergy*, vol. 62, núm. 11, 2007, pp. 1261-1269.

174. **investigadores de la Universidad de Johns Hopkins, liderados por Robert Wood, dividieron al azar a 20 niños:** J. M. Skripak, S. D. Nash, H. Rowley *et al.*, "A Randomized, Double-Blind, Placebo-Controlled Study of Milk Oral Immunotherapy for Milk Allergy", *Journal of Allergy and Clinical Immunology*, vol. 122, núm. 6, 2008, pp. 1154-1160.

175. **Casi todos los 60 niños de dos años de edad en un estudio de España:** A. Martorell, B. de la Hoz, M. D. Ibañez *et al.*, "Oral Desensitization as a Useful Treatment in 2-Year-Old Children with Milk Allergy", *Clinical & Experimental Allergy*, vol. 41, núm. 9, 2011, pp. 1297-1304.

175. **un estudio en Finlandia con niños en edad escolar alérgicos a la leche:** S. Salmivesi, M. Korppi, M. J. Makela y M. Paassilta, "Milk Oral Immunotherapy Is Effective in School-Aged Children", *Acta Paediatrica*, vol. 102, núm. 2, 2013, pp. 172-176.

175. **Para finales de 2014, por lo menos 278 niños alérgicos a la leche:** P. Begin, R. S. Chinthrajah y K. C. Nadeau, "Oral Immunotherapy for the Treatment of

Food Allergy", *Human Vaccines & Immunotherapeutics*, vol. 10, núm. 8, 2014, pp. 2295-2302.

175. **Un grupo de investigadores españoles:** M. Vázquez Ortiz, M. Álvaro Lozano, L. Alsina *et al.*, "Safety and Predictors of Adverse Events During Oral Immunotherapy for Milk Allergy: Severity of Reaction at Oral Challenge, Specific IgE and Prick Test", *Clinical & Experimental Allergy*, vol. 43, núm. 1, 2013, pp. 92-102.

175-176. **En un estudio de 2007 con siete niños, todos los participantes toleraban más proteína de huevo:** A. D. Buchanan, T. D. Green, S. M. Jones *et al.*, "Egg Oral Immunotherapy in Nonanaphylactic Children with Egg Allergy", *Journal of Allergy and Clinical Immunology*, vol. 119, núm. 1, 2007, pp. 199-205.

176. **Después de un año, los seis niños podían comer más de un huevo sin ninguna reacción:** N. Itoh, Y. Itagaki y K. Kurihara, "Rush Specific Oral Tolerance Induction in School-Age Children with Severe Egg Allergy: One Year Follow Up", *Allergology International*, vol. 59, núm. 1, 2010, pp. 43-51.

176. **Un año más tarde, un equipo español informó los resultados:** R. García Rodríguez, J. M. Urra, F. Feo Brito *et al.*, "Oral Rush Desensitization to Egg: Efficacy and Safety", *Clinical & Experimental Allergy*, vol. 41, núm. 9, 2011, pp. 1289-1296.

176. **En 2014, de los 165 niños que participaron en los estudios de ITO de huevo:** P. Begin, R. S. Chinthrajah y K. C. Nadeau, *op. cit.*, pp. 2295-2302.

176. **Y en 2017, un grupo de Francia:** M. Morisset, D. A. Moneret-Vautrin, L. Guenard *et al.*, "Oral Desensitization in Children with Milk and Egg Allergies Obtains Recovery in a Significant Proportion of Cases. A Randomized Study in 60 Children with Milk Allergy and 90 Children with Egg Allergy", *European Annals of Allergy and Clinical Immunology*, vol. 39, núm. 1, 2007, pp. 12-19.

176. **cuatro niños vieron desaparecer su alergia al cacahuate por completo:** A. T. Clark, S. Islam, Y. King *et al.*, "Successful Oral Tolerance Induction in Severe Peanut Allergy", *Allergy*, vol. 64, núm. 8, 2009, pp. 1218-1220.

176. **En Arkansas, 20 de los 28 niños inscritos:** A. M. Hofmann, A. M. Scurlock, S. M. Jones *et al.*, "Safety of A Peanut Oral Immunotherapy Protocol in Children with Peanut Allergy", *Journal of Allergy and Clinical Immunology*, vol. 124, núm. 2, 2009, pp. 286-291, 291.e281-e286.

177. **Y 298 pacientes (85%) fueron capaces de tolerar:** R. L. Wasserman, J. M. Factor, J. W. Baker *et al.*, "Oral Immunotherapy for Peanut Allergy: Multi-Practice Experience with Epinephrine-Treated Reactions", *Journal of Allergy and Clinical Immunology: In Practice*, vol. 2, núm. 1, 2014, pp. 91-96.

177. **Hacia finales de 2014, por lo menos 516 niños alérgicos a los cacahuates:** P. Begin, R. S. Chinthrajah y K. C. Nadeau, *op. cit.*, pp. 2295-2302.

177. **Entre los más importantes de ellos se encuentra el PALISADE:** B. P. Vickery, A. Vereda, T. B. Casale *et al.*, "AR101 Oral Immunotherapy for Peanut Allergy", *New England Journal of Medicine*, vol. 379, núm. 21, 2018, pp. 1991-2001.

179. Otro estudio angular, conocido como POISED (abreviatura en inglés de Estudio de Inmunoterapia Oral de Cacahuate: Seguridad, Eficacia y Descubrimiento): R. S. Chinthrajah, N. Purington, S. Andorf *et al.*, "Sustained Outcomes in Oral Immunotherapy for Peanut Allergy (POISED Study): A Large, Randomised, Double-Blind, Placebo-Controlled, Phase 2 Study", *Lancet*, vol. 394, núm. 10207, 2019, pp. 1437-1449.

179. Después de dos años, 84% del grupo en tratamiento: V. Sampath, D. Tupa, M. T. Graham *et al.*, "Deciphering the Black Box of Food Allergy Mechanisms", *Annals of Allergy, Asthma & Immunology*, vol. 118, núm. 1, 2017, pp. 21-27.

180. niveles menores de anticuerpos IgE y otros indicadores de alergia: Science Daily, "Few People with Peanut Allergy Tolerate Peanut After Stopping Oral Immunotherapy". Consultado en <https://www.sciencedaily.com/releases/2019/09/190913120828.htm>.

181. Donald Leung y otros colegas habían probado el omalizumab: D. Y. M. Leung, H. A. Sampson, J. W. Yunginger *et al.*, "Effect of Anti-IgE Therapy in Patients with Peanut Allergy", *New England Journal of Medicine*, vol. 348, 2003, pp. 986-993.

181. Once niños con antecedentes de reacciones fuertes a la leche: K. C. Nadeau, L. C. Schneider, L. Hoyte *et al.*, "Rapid Oral Desensitization in Combination with Omalizumab Therapy in Patients with Milk Allergy", *Journal of Allergy and Clinical Immunology*, vol. 127, núm. 6, 2011, pp. 1622-1624.

181. entre más pronto quede una persona libre de su alergia será mejor: *Idem.*

182. Nuestro segundo estudio de fase 1: P. Bégin, L. C. Winterroth, T. Domínguez *et al.*, "Safety and Feasability of Oral Immunotherapy to Multiple Allergens for Food Allergy", *Allergy, Asthma & Clinical Immunology*, vol. 10, 2014, p. 1.

189. Un artículo de *New York Times Magazine* sobre las ITO: M. Thernstrom, "The Allergy Buster". Consultado en <https://www.nytimes.com/2013/03/10/magazine/can-a-radical-new-treatment-save-children-with-severe-allergies.html>.

189. En un estudio de fase 2 en Stanford, dividimos al azar a 48 niños: S. Andorf, N. Purington, W. M. Block *et al.*, "Anti-IgE Treatment with Oral Immunotherapy in Multi-Food Allergic Participants: A Double-Blind, Randomised, Controlled Trial", *Lancet Gastroenterology and Hepatology*, vol. 3, núm. 2, 2018, pp. 85-94.

193. sus vidas habían mejorado emocional y socialmente: N. Epstein-Rigbi, M. R. Goldberg, M. B. Levy *et al.*, "Quality of Life of Food-Allergic Patients Before, During, and After Oral Immunotherapy", *Journal of Allergy and Clinical Immunology: In Practice*, vol. 7, núm. 2, 2019, pp. 429-436.e422.

193. Un equipo de investigadores de Reino Unido midió la calidad de vida: K. Anagnostou, S. Islam, Y. King *et al.*, "Study of Induction of Tolerance to Oral Peanut: a Randomised Controlled Trial of Desensitisation Using Peanut

Oral Immunotherapy in Children (STOP II). Efficacy and Mechanism Evaluation No. 1.4", Southampton, 2014.

193. Los estudios de inmunoterapia para múltiples alérgenos alrededor del mundo: A. M. Scurlock, "Oral and Sublingual Immunotherapy for Treatment of IgE-Mediated Food Allergy", *Clinical Reviews in Allergy & Immunology*, vol. 55, núm. 2, 2018, pp. 139-152; I. M. Otani, P. Bégin, C. Kearney *et al.*, "Multiple-Allergen Oral Immunotherapy Improves Quality of Life in Caregivers of Food-Allergic Pediatric Subjects", *Allergy, Asthma & Clinical Immunology*, vol. 10, núm. 1, 2014, p. 25; P. Bégin, T. Domínguez, S. P. Wilson *et al.*, "Phase 1 Results of Safety and Tolerability in a Rush Oral Immunotherapy Protocol to Multiple Foods Using Omalizumab", *Allergy, Asthma & Clinical Immunology*, vol. 10, núm. 1, 2014, p. 7.

194. más de 40 padres de niños registrados en un estudio de ITO: I. M. Otani, P. Bégin, C. Kearney *et al.*, *op. cit.*, p. 25.

194. la desensibilización permaneció en pacientes anteriores de ITO de cacahuate que no comieron la leguminosa durante un año entero: R. S. Chinthrajah, N. Purington, S. Andorf *et al.*, *op. cit.*, pp. 1437-1449.

198. A principios del siglo XXI, un grupo en España: Colegio Americano de Alergias, Asma e Inmunología Clínica, "Sublingual Immunotherapy (SLIT)", consultado en <https://acaai.org/allergies/allergy-treatment/allergy-immuno therapy/sublingual-immunotherapy-slit>; E. Enrique, F. Pineda, T. Malek *et al.*, "Sublingual Immunotherapy for Hazelnut Food Allergy: A Randomized, Double-Blind, Placebo-Controlled Study with a Standardized Hazelnut Extract", *Journal of Allergy and Clinical Immunology*, vol. 116, núm. 5, 2005, pp. 1073-1079.

198. En su informe del estudio en 2013, los investigadores comentaron que un año de ITSL: D. M. Fleischer, A. W. Burks, B. P. Vickery *et al.*, "Sublingual Immunotherapy for Peanut Allergy: Randomized, Double-Blind, Placebo-Controlled Multicenter Trial", *Journal of Allergy and Clinical Immunology*, vol. 131, núm. 1, 2013, pp. 119-127.e111-117.

198. Los investigadores, liderados por David Fleischer en Denver: A. W. Burks, R. A. Wood, S. M. Jones *et al.*, "Sublingual Immunotherapy for Peanut Allergy: Long-Term Follow-Up of a Randomized Multicenter Trial", *Journal of Allergy and Clinical Immunology*, vol. 135, núm. 5, 2015, pp. 1240-1248. e1241-1243.

198. la ITO era más efectiva en el tratamiento de la alergia al cacahuate: S. D. Narisety, P. A. Frischmeyer-Guerrerio, C. A. Keet *et al.*, "A Randomized, Double-Blind, Placebo-Controlled Pilot Study of Sublingual Versus Oral Immunotherapy for the Treatment of Peanut Allergy", *Journal of Allergy and Clinical Immunology*, vol. 135, núm. 5, 2015, pp. 1275-1282.e1271-1276.

199. Diez pacientes llegaron al nivel de una falta de respuesta sostenida: E. H. Kim, L. Yang, P. Ye *et al.*, "Long-Term Sublingual Immunotherapy for Peanut

Allergy in Children: Clinical and Immunologic Evidence of Desensitization", *Journal of Allergy and Clinical Immunology*, vol. 144, núm. 5, 2019, pp. 1320-1326.e1321.

199. **Un estudio de fase 1 con 100 personas alérgicas al cacahuate:** S. M. Jones, W. K. Agbotounou, D. M. Fleischer *et al.*, "Safety of Epicutaneous Immunotherapy for the Treatment of Peanut Allergy: A Phase 1 Study Using the Viaskin Patch", *Journal of Allergy and Clinical Immunology*, vol. 137, núm. 4, 2016, pp. 1258.1261.e1210.

199. **Un estudio de fase 3 le siguió poco después:** S. M. Jones, S. H. Sicherer, A. W. Burks *et al.*, "Epicutaneous Immunotherapy for the Treatment of Peanut Allergy in Children and Young Adults", *Journal of Allergy and Clinical Immunology*, vol. 139, núm. 4, 2017, pp. 1242-1252.e1249.

201. **Investigadores de Carolina del Norte y Australia unieron fuerzas:** M. L. Tang, A. L. Ponsonby, F. Orsini *et al.*, "Administration of a Probiotic with Peanut Oral Immunotherapy: A Randomized Trial", *Journal of Allergy and Clinical Immunology*, vol. 135, núm. 3, 2015, pp. 737-744.e738.

201. **Cuatro años más tarde, los investigadores informaron:** K. C. Hsiao, A. L. Ponsonby, C. Axelrad *et al.* "Long-Term Clinical and Immunological Effects of Probiotic and Peanut Oral Immunotherapy After Treatment Cessation: 4-Year Follow-Up of a Randomised, Double-Blind, Placebo-Controlled Trial", *Lancet Child & Adolescent Health*, vol. 1, núm. 2, 2017, pp. 97-105.

201. **En 2017, la Academia Europea de Alergias e Inmunología Clínica (EAACI) publicó:** Academia Europea de Alergias e Inmunología Clínica (EAACI), "Allergen Immunotherapy Guidelines Part 2: Recommendations". Consultado en <https://www.eaaci.org/documents/Part_II_-_AIT_Guidelines_-_web_edi tion.pdf>.

202. **En 2019, la Sociedad de Inmunología Clínica y Alergia de Australasia (AS-CIA) recomendó:** Sociedad de Inmunología Clínica y Alergia de Australasia, "Oral Immunotherapy for Food Allergy". Consultado en <https://www.allergy. org.au/patients/allergy-treatment/oral-immunotherapy-for-food-allergy>.

202. **una ITO de cacahuate puede ser segura y efectiva:** J. Wang y A. J. Bird, "What You Should Know About Immunotherapy for Food Allergies". Consultado en <https://www.aappublications.org/news/2019/05/31/oralimmunotherapy 053119?sso=1&sso_redirect_count=1&nfstatus=401&nftoken=00000000-0000-0000-0000-000000000000&nfstatusdescription=ERROR%3a+No+local +token>.

203. **En un estudio de fase 1 de una vacuna para la alergia al cacahuate llamada PVX108:** S. W. Boyles, "Novel Injected Peanut Allergy Treatment Shows Promise". Consultado en <https://www.medpagetoday.com/meetingcoverage/a aaai/78210>.

203. **la vacuna no provocaba reacciones alérgicas:** S. R. Prickett, P. L. C. Hickey, J. Bingham *et al.*, "Safety and Tolerability of a Novel Peptide-Based Immu-

notherapy for Peanut Allergy", *Journal of Allergy and Clinical Immunology*, vol. 143, núm. 2, p. AB431.

203. **Los basófilos [...] no se activaron ante la presencia de PVX108:** Pharmaceutical Technology, "Aravax Takes a Step Closer to Developing a Peanut Allergy Vaccine". Consultado en <https://www.pharmaceutical-technology.com/com ment/aravax-takes-a-step-closer-to-developing-a-peanut-allergy-vaccine/>.

203. **Otra vacuna para el cacahuate, HAL-MPE1:** C. Bindslev-Jensen, P. J. de Kam, E. van Twuijver *et al.*, "SCIT-Treatment with a Chemically Modified, Aluminum Hydroxide Adsorbed Peanut Extract (HAL-MPE1) Was Generally Safe and Well Tolerated and Showed Immunological Changes in Peanut Allergic Patients", *Journal of Allergy and Clinical Immunology*, vol. 139, núm. 2, p. AB191.

Capítulo 8. La inmunoterapia y tú

209. **A principios de 2017, dos alergólogos pediatras de la Universidad Johns Hopkins:** J. H. Dunlop y C. A. Keet, "Goals and Motivations of Families Pursuing Oral Immunotherapy for Food Allergy", *Journal of Allergy and Clinical Immunology: In Practice*, vol. 7, núm. 2, 2019, pp. 662-663.e618.

217. **Es más o menos 18% de todo el producto interno bruto del país:** Centros para los Servicios de Medicare y Medicaid, "Historical". Consultado en <https://www.cms.gov/Research-Statistics-Data-and-Systems/Statistics-Trends-and-Reports/NationalHealthExpendData/NationalHealthAccounts Historical>.

219. **Conforme los medicamentos de inmunoterapia reciban aprobaciones de la FDA, sabremos más de su precio:** P. Taylor, "Aimmune Gets FDA Panel Backing for Peanut Allergy Therapy". Consultado en <http://www.pmlive.com/phar ma_news/aimmune_gets_fda_panel_backing_for_peanut_allergy_therapy_ 1301656>.

219. **De acuerdo con la interpretación de la OMS, una medicina es rentable:** Instituto para Revisiones Clínicas y Económicas, "Evaluating the Value of New Drugs". Consultado en <http://icer-review.org/wp-content/uploads/2014/01/ ICER-value-assessment-framework-for-drug-assessment-and-pricing-re ports-v7-26.pdf>.

220. **Un informe de ICER de junio de 2019 comentó que el AR101:** Instituto para Revisiones Clínicas y Económicas, "A Look at Oral Immunotherapy and Viaskin Peanut for Peanut Allergy". Consultado en <https://icer-review.org/wp-c ontent/uploads/2019/07/ICER_PeanutAllergy_RAAG_071019.pdf>.

220. **41% de la gente apta para recibir AR101 podría tener el tratamiento:** *Idem.*

220. **Esta postura era fallida:** T. Eiwegger, K. Anagnostou, S. Arasi *et al.*, "ICER Report for Peanut OIT Comes Up Short", *Annals of Allergy, Asthma & Immunology*, vol. 123, núm. 5, 2019, pp. 430-432.

220. Un estudio de inmunoterapia de cacahuate epicutánea e inmunoterapia de cacahuate oral: M. Shaker y M. Greenhawt, "Estimation of Health and Economic Benefits of Commercial Peanut Immunotherapy Products: A Cost-Effectiveness Analysis", JAMA *Network Open*, vol. 2, núm. 5, 2019, p. e193242.

222. Los mecanismos celulares que alguna vez hicieron que el cuerpo se llenara de ronchas: T. P. Moran y A. W. Burks, "Is Clinical Tolerance Possible After Allergen Immunotherapy?", *Current Allergy and Asthma Reports*, vol. 15, núm. 5, 2015, p. 23.

Capítulo 9. El futuro (no tan lejano) del cuidado de las alergias alimentarias

234. pulsar los cacahuates con luz ultravioleta: R. Khamsi, "Is It Possible to Make a Less Allergenic Peanut?". Consultado en <https://www.nytimes.com/2016/12/15/magazine/is-it-possible-to-make-a-less-allergenic-peanut.html>.

234. Tales proteínas —Ara h1, Ara h2, Ara h3 y Ara h6—: S. J. Koppelman, M. Wensing, M. Ertmann *et al.*, "Relevance of Ara h1, Ara h2 and Ara h3 in Peanut-Allergic Patients, As Determined by Immunoglobulin E Western Blotting, Basophil-Histamine Release and Intracutaneous Testing: Ara h2 is the Most Important Peanut Allergen", *Clinical & Experimental Allergy*, vol. 34, núm. 4, 2004, pp. 583-590; S. Joost, P. Maarten, H. Geert *et al.*, "The Individual Role of Peanut Proteins Ara h1, 2, 3, and 6 in Peanut Allergy", *Clinical and Translational Allergy*, vol. 1, 2011.

234. Investigadores de la Universidad Estatal de Agricultura y Tecnología de Carolina del Norte crearon una solución enzimática: Food Safety News, "Hypoallergenic Peanuts Move Closer to Commercial Reality". Consultado en <https://www.foodsafetynews.com/2014/06/hypoallergenic-peanut-products-one-step-closer-to-commercial-reality/#more-92889>.

234. Pruebas de punción cutánea realizadas con las leguminosas alteradas: G. Sullivan, "Researchers Say They Have Invented a Non-Allergenic Peanut", consultado en <https://www.washingtonpost.com/news/morning-mix/wp/2014/08/27/researchers-say-they-have-invented-non-allergenic-peanuts/>; Food Safety News, "Hypoallergenic Peanuts Move Closer to Commercial Reality", *op. cit.*

234. Un equipo en Alabama ha intentado eliminar el gen que codifica el Ara h2: H. W. Dodo, K. N. Konan, F. C. Chen *et al.*, "Alleviating Peanut Allergy Using Genetic Engineering: The Silencing of the Immunodominant Allergen Ara h2 Leads to Its Significant Reduction and a Decrease in Peanut Allergenicity", *Plant Biotechnology Journal*, vol. 6, núm. 2, 2008, pp. 135-145.

234. La tecnología permite a los científicos alterar los genes de forma barata y sencilla: J. Bennet, "11 Crazy Gene-Hacking Things We Can Do with CRIS-

PR". Consultado en <https://www.popularmechanics.com/science/a19067/11-crazy-things-we-can-do-with-crispr-cas9/>.

234. Con su identidad así alterada, el sistema inmunológico ya no las atacará: T. Lewis, "In Five Years, We Could Be Eating a New Kind of GMO". Consultado en <https://www.businessinsider.com/crispr-allergy-free-gmo-peanuts-2015-10>.

234. Peggy Ozias-Akins, una genetista molecular de la Universidad de Georgia: J. Splitter, "Allergy-Free Peanuts? Not So Fast". Consultado en <https://blogs.scientificamerican.com/guest-blog/allergy-free-peanuts-not-so-fast/>.

234-235. Eliminar todos los genes responsables de las proteínas alérgicas [...] en el genoma del cacahuate: R. Khamsi, "Is It Possible to Make a Less Allergenic Peanut?", *op. cit.*

235. El genoma del cacahuate se secuenció por completo en 2019: Science Daily, "Researchers Crack the Peanut Genome". Consultado en <https://www.sciencedaily.com/releases/2019/05/190502143351.htm>.

235. Hortense Dodo, de la Universidad de Alabama: H. W. Dodo, C. J. Arntzen, O. M. Viquez y K. N. D. Konan, "Down-Regulation and Silencing of Allergen Genes in Transgenic Peanut Seeds". Consultado en <https://patents.google.com/patent/US8217228>.

235. En 2018, describió su planta de cacahuate genéticamente modificada: L. R. McRobbie, "Allergies Change How We All Eat". Consultado en <http://apps.bostonglobe.com/ideas/graphics/2018/11/the-next-bite/the-ingredients/>.

235. la industria alimentaria use su cacahuate modificado: *Idem.*

235. han eliminado la proteína alergénica de las plantas de cacahuate por medio del cultivo: T. Perkins, D. A. Schmitt, T. G. Isleib *et al.*, "Breeding a Hypoallergenic Peanut", *Journal of Allergy and Clinical Immunology*, vol. 117, núm. 2, 2008, p. S328.

236. hacer que el sistema inmunológico olvide que alguna vez reconoció una proteína alimentaria como enemiga: J. Al-Kouba, A. N. Wilkinson, M. R. Starkey *et al.*, "Allergen-Encoding Bone Marrow Transfer Inactivates Allergic T Cell Responses, Alleviating Airway Inflammation", *JCI Insight*, vol. 2, núm. 11, 2017.

236. Los investigadores, liderados por el inmunólogo Ray Steptoe: Science Daily, "Gene Therapy Could 'Turn Off' Severe Allergies", consultado en <https://www.sciencedaily.com/releases/2017/06/170602090731.htm>; J. Al-Kouba, A. N. Wilkinson, M. R. Starkey *et al.*, *op. cit.*

237. la Iniciativa Científica de Alergias Alimentarias en el Instituto Broad: Synthego, "CRISPR Could Uncover the Causes of Food Allergies". Consultado en <https://www.synthego.com/blog/crispr-could-uncover-the-causes-of-food-allergies>.

238. Nuestra empresa está creando una forma de epinefrina en atomizador nasal: Bryn Pharma, "Program Development". Consultado en <https://brynpharma.com/program.html>.

239. la FDA le otorgó al producto una "designación de canal rápido": Bryn Phar-
ma, "Bryn Pharma Completes Dosing in Pivotal Clinical Trial Designed to
Support US Approval of Intranasal Epinephrine Spray". Consultado en
<https://bryn-api.fishawack.solutions/wp-content/uploads/2019/10/Bryn-
Pharma-Corporate-Press-Release-Oct-10.pdf>.

239. Aibi es un brazalete que siente los cambios en los niveles de histamina:
Made by Chip, "Aibi: Anaphylaxis Prevention System for Children", consultado en <http://madebychip.com/aibi.html>; M. Nguyen, "Wearable Aller-
gens-Detecting Devices", consultado en <https://www.wearable-technologies.
com/2016/09/wearable-allergens-detecting-devices/>.

239. Un dispositivo anexo suministraría epinefrina de inmediato: E. Riemer,
"Teen's Death from Allergic Reaction Inspires Work on Lifesaving Devices".
Consultado en <https://www.wcvb.com/article/teens-death-from-allergic-re
action-inspires-work-on-lifesaving-devices/24888841>.

239-240. obtuvo el nombre de Abbie Benford, quien murió de anafilaxia en 2013:
Wyss Institute, "Project Abbie". Consultado en <https://wyss.harvard.edu/te-
chnology/project-abbie/.

240. De acuerdo con las regulaciones de Estados Unidos, un alimento debe contener menos de 20 partes por millón (ppm) de gluten: Administración de
Alimentos y Medicamentos de Estados Unidos, "'Gluten-Free' Means What It
Says". Consultado en <https://www.fda.gov/consumers/consumer-updates/
gluten-free-means-what-it-says>.

240. En un estudio publicado en marzo de 2019, investigadores analizaron la
capacidad de Nima: J. Zhang, S. B. Portela, J. B. Horrell et al., "An Integrated,
Accurate, Rapid, and Economical Handheld Consumer Gluten Detector",
Food Chemistry, vol. 275, 2019, pp. 446-456.

241. En un estudio de 2018, al dispositivo le costó todavía más trabajo detectar
el gluten en 20 ppm: S. L. Taylor, J. A. Nordlee, S. Jayasena y J. L. Baumert,
"Evaluation of a Handheld Gluten Detection Device", Journal of Food Protection, vol. 81, núm. 10, 2018, pp. 1723-1728.

241. Como explicó el periodista Alex Shultz en una reseña exhaustiva de Nima:
A. Shultz, "The Potentially Perilous Promise of Food Allergen Sensors". Consultado en <https://www.theverge.com/2019/4/1/18080666/nima-sensor-tes
ting-fda-food-allergy-gluten-peanut-transparency-data>.

241. Se realizaron dos pruebas externas del sensor de cacahuate: Idem.

242. No existe un estándar establecido para el cacahuate equivalente a las 20
ppm consideradas seguras para el gluten: Idem.

243. El grupo informó el éxito inicial de su invención en la revista ACS Nano en
2017: Asociación Americana de los Avances en la Ciencia (AAAS), "Keychain
Detector Could Catch Food Allergens Before It's Too Late", consultado en
<https://www.eurekalert.org/pub_releases/2017-09/acs-kdc090617.php>;
H. Y. Lin, C. H. Huang, J. Park et al., "Integrated Magneto-Chemical Sensor

for On-Site Food Allergen Detection", *ACS Nano*, vol. 11, núm. 10, 2017, pp. 10062-10069.

243. **un equipo de extracción del alérgeno:** B. McDermott, "Meet iEAT: This Pocket-Sized Food Allergen Detector Could Save Your Life". Consultado en <https://www.ireviews.com/news/2017/09/12/ieat-allergen-detector>.

243. **El grupo probó cinco alérgenos:** H. Y. Lin, C. H. Huang, J. Park *et al.*, *op. cit.*, pp. 10062-10069.

243. **Este dispositivo aún no está disponible comercialmente:** S. Cox, "Made in Brunel: A Portable Food Allergen Test Designed to Check 'Free-From' Meals". Consultado en <https://www.brunel.ac.uk/news-and-events/news/articles/Made-in-Brunel-Portable-food-allergen-test-designed-to-check-%27free-from%27-meals>.

244. **una alerta inmediata en el dispositivo del llavero:** Allergy Amulet, "The Science Behind Our Sensors: Molecular Detection". Consultado en <https://www.allergyamulet.com/technology>.

244. **En cuestión de segundos, la nube envía de vuelta una lista:** Tellspec, "Tellspec's Mission". Consultado en <http://tellspec.com/faq/#toggle-id-1>.

244-245. **Y la información del escáner se guarda en la nube:** Isabel Hoffmann, "Making Food Transparent". Consultado en <https://www.youtube.com/watch?v=nk9dO6XOjrc& feature=youtu.be>.

245. **Una de las desarrolladoras principales detrás de Tellspec, Isabel Hoffmann:** *Idem.*

245. **Un aparato similar, SCiO, es un minisensor:** SCiO, por Consumer Physics. Consultado en <https://shop.consumerphysics.com>.

246. **solo cuatro dosis de la vacuna:** Drug Development and Delivery, "DNA Vaccine Technology—A Vaccine Breakthrough That Could Change Lives & Enable Vaccine Development Programs". Consultado en <https://drug-dev.com/dna-vaccine-technology-a-vaccine-breakthrough-that-could-change-lives-enable-vaccine-development-programs/>.

246. **ARA-LAMP-Vax podría ser efectiva en el tratamiento de la alergia al cacahuate:** X. M. Li, Y. Song, Y. Su *et al.*, "Immunization with ARA h1, 2, 3, Lamp-Vax Peanut Vaccine Blocked Ige Mediated-Anaphylaxis in a Peanut Allergic Murine Model", *Journal of Allergy and Clinical Immunology*, vol. 135, núm. 2, 2015, p. AB167.

246. **Un estudio de fase 1, financiado con becas y por el fabricante:** ClinicalTrials.gov, "A Study to Evaluate Safety, Tolerability and Immune Response in Adults Allergic to Peanut After Receiving Intradermal or Intramuscular Administration of ASP0892 (ARA-LAMP-Vax), a Single Multivalent Peanut (Ara h1, h2, h3) Lysosomal Associated Membrane Protein DNA Plasmid Vaccine". Consultado en <https://clinicaltrials.gov/ct2/show/NCT02851277>.

247. **Otra vacuna, la PVX108, desarrollada por Robyn O'Hehir y sus colegas en Australia:** Pharmaceutical Technology, "Aravax Takes a Step Closer to Developing a Peanut Allergy Vaccine", *op. cit.*

247. **un segmento de la secuencia genética del anticuerpo monoclonal usado en el omalizumab:** R. Crystal, "New Gene Therapy Protects against Peanut Allergy". Consultado en <https://news.weill.cornell.edu>.

247. **Cuando inyectaron el virus a un ratón alérgico al cacahuate:** O. E. Pagovich, B. Wang, M. J. Chiuchiolo *et al*, "Anti-hIgE Gene Therapy of Peanut-Induced Anaphylaxis in a Humanized Murine Model of Peanut Allergy", *Journal of Allergy and Clinical Immunology*, vol. 138, núm. 6, 2016, pp. 1652-1662, e1657.

247. **muchos métodos creativos de tratamiento:** M. Chen y M. Land, "The Current State of Food Allergy Therapeutics", *Human Vaccines & Immunotherapeutics*, vol. 13, núm. 10, 2017, pp. 2434-2442.

248. **células dendríticas pueden sortear múltiples alérgenos a la vez:** V. Sampath y K. C. Nadeau, "Newly Identified T Cell Subsets in Mechanistic Studies of Food Immunotherapy", *Journal of Clinical Investigation*, vol. 129, núm. 4. 2019, pp. 1431-1440.

248. **En un estudio reciente en Stanford, dividimos al azar a 20 adultos con una severa alergia a los cacahuates para recibir un antibiótico que inhibe la IL-33 o un placebo:** S. Chinthrajah, S. Cao, C. Liu *et al.*, "Phase 2a Randomized, Placebo-Controlled Study Of Anti-IL-33 in Peanut Allergy", *JCI Insight*, vol. 4, núm. 22, 2019.

249. **Una larga lista de fármacos experimentales:** R. N. Bauer, M. Manohar, A. M. Singh *et al.*, "The Future of Biologics: Applications for Food Allergy", *Journal of Allergy and Clinical Immunology*, vol. 135, núm. 2, 2015, pp. 312-323.

249. **Escondidas, las proteínas podrían escapar de la respuesta alérgica inicial:** Takeda, "Takeda Acquires License for First-in-Class Celiac Disease Therapy from COUR Pharmaceuticals Following Positive Phase 2a Proof-of-Concept Study". Consultado en <https://www.takeda.com/newsroom/newsreleases/2019/takeda-acquires-license-for-first-in-class-celiac-disease-therapy-from-cour-pharmaceuticals-following-positive-phase-2a-proof-of-concept-study/>.

251. **Ninguno de los bebés que completó el grupo de mezcla del estudio:** Spoonful One, "Protection Possible with Food Allergy Protection Plan". Consultado en <http://hcp.spoonfulone.com>.

252. **tocar el botón envía un mensaje a los paramédicos y los contactos personales de emergencia:** K. Hinkel, "Rescufy Launches Anaphylaxis Emergency Mobile App". Consultado en <https://www.pci.upenn.edu/pcinews/rescufy-launches-anaphylaxis-emergency-mobile-app/>.

252. **para 2025, el mercado de tratamientos para las alergias equivaldrá a 40 000 millones de dólares:** Cision, "Allergy Treatment Market to Reach $40.36 bn, Globally, by 2025 at 6.3% CAGR, Says Allied Market Research". Consultado en <https://www.prnewswire.com/news-releases/allergy-treatment-market-

to-reach-40-36-bn-globally-by-2025-at-6-3-cagr-says-allied-market-research-803169902.html>.

253. **el mercado global de la alergia al cacahuate crecería 90% de 2019 a 2023:** Cision, "The Global Peanut Allergy Market Is Forescasted [*sic*] to Grow at a CAGR of 89.68% During the Period 2019-2023". Consultado en <https://www.prnewswire.com/news-releases/the-global-peanut-allergy-market-is-fo rescasted-to-grow-at-a-cagr-of-89-68-during-the-period-2019-2023–300749510.html>.

Capítulo 10. El costo emocional de las alergias alimentarias

259. **Un grupo de alergólogos pediatras y psicólogos de la Universidad de Maryland preguntaron a 87 cuidadores:** M. E. Bollinger, L. M. Dahlquist, K. Mudd *et al.*, "The Impact of Food Allergy on the Daily Activities of Children and Their Families", *Annals of Allergy, Asthma & Immunology*, vol. 96, 2006, pp. 415-421.

259. **Un grupo de investigadores de Reino Unido:** N. J. Avery, R. M. King, S. Knight y J. O. Hourihane, "Assessment of Quality of Life in Children with Peanut Allergy", *Pediatric Allergy and Immunology*, vol. 14, 2003, pp. 378-382.

260. **Si los adultos jóvenes con alergias alimentarias se sienten apenados:** A. C. Lyons y E. M. E. Forde, "Food Allergy in Young Adults: Perceptions and Psychological Effects", *Journal of Health Psychology*, vol. 9, 2004.

260. **Un estudio de hace muchos años encontró que la mayoría de los adolescentes:** M. H. Gowland, "Food Allergen Avoidance—The Patient's Viewpoint", *Allergy*, vol. 56, suplemento 67, 2001, pp. 117-120.

261. **Investigadores de Nueva Zelanda cuestionaron a un grupo de adultos jóvenes:** A. C. Lyons y E. M. E. Forde, *op. cit.*

261. **Puede ser complicado, escribió un grupo de pediatras:** L. Herbert, E. Shemesh y B. Bender, "Clinical Management of Psychosocial Concerns Related to Food Allergy", *Journal of Allergy and Clinical Immunology*, vol. 4, 2016, pp. 205-213.

263. **En 2017, un adolescente británico alérgico a los lácteos murió:** H. Siddique, "Boy with Allergy Died After Cheese Was Flicked at Him, Inquest Told", *The Guardian*, 2 de mayo, 2019.

263. **80 de 251 niños encuestados dijeron que los habían molestado:** R. A. Annunziato, M. Rubes, M. A. Ambrose *et al.*, "Longitudinal Evaluation of Food Allergy-Related Bullying", *Journal of Allergy and Clinical Immunology*, vol. 2, 2014, pp. 639-641.

263. **tres cuartas partes de los niños que habían sido víctimas de bullying el año anterior:** *Idem.*

264. **dos terceras partes de 174 adolescentes con alergias alimentarias:** M. A. Sampson, A. Muñoz Furlong y S. H. Sicherer, "Risk-Taking and Coping Stra-

tegies of Adolescents and Young Adults with Food Allergy", *Journal of Allergy and Clinical Immunology*, vol. 117, 2006, pp. 1440-1445.

264. las mamás, descubrió el estudio, dicen que sus hijos adolescentes: M. A. Ferro, R. J. van Lieshout, J. Ohayon y J. G. Scott, "Emotional and Behavioral Problems in Adolescents and Young Adults with Food Allergy", *Allergy*, vol. 71, 2016, pp. 532-540.

264. los adolescentes estaban minimizando sus comentarios o las mamás estaban exagerando los suyos: Science Daily, "It's Mom Who Sees Troubles for Teens with Food Allergies", 20 de enero, 2016.

265. Los psicólogos han identificado diversas características de personalidad: R. S. Conner, M. Mirosa, P. Bremer y R. Peniamina, "The Role of Personality in Daily Food Allergy Experiences", *Frontiers in Psychology*, 6 de febrero, 2018. Consultado en <https://www.frontiersin.org/articles/10.3389/fpsyg.2018.0 0029/full>.

267. Pero es bueno conocer las señales de una sobrecarga de ansiedad: J. Herzog, "Managing the Emotional Impact of Living with a Food Allergy", webinar presentado por la organización Investigación y Educación sobre Alergias Alimentarias (FARE).

278. los niños en este grupo tuvieron menos síntomas leves conforme aumentaba la dosis de ITO: L. C. Howe, K. A. Leibowitz, M. A. Perry *et al.*, "Changing Mindsets About Non-Life-Threatening Symptoms During Oral Immunotherapy: A Randomized Clinical Trial", *Journal of Allergy and Clinical Immunology*, vol. 7, 2019, pp. 1550-1559.

Capítulo 11. El futuro del fin de las alergias alimentarias

283. adoptar un estilo de vida "occidentalizado" pude estar contribuyendo a diagnósticos de alergias alimentarias: S. L. Prescott, R. Pawanker, K. J. Allen *et al.*, *op. cit.*, pp. 1-12.

284. la extensión de la condición a lo largo del continente: P. G. Burney, J. Potts, I. Kummeling y E. N. Mills, "The Prevalence and Distribution of Food Sensitization in European Adults", *Allergy*, vol. 69, 2014, pp. 365-371.

284. Eslovenia, Estonia, Suiza, Grecia y Bélgica: M. Steinke, A. Fiocchi, V. Kirchlechner *et al.*, "Perceived Food Allergy in Children in 10 European Nations. A Randomised Telephone Survey", *International Archives of Allergy and Immunology*, vol. 143, 2007, pp. 290-295.

284-285. 3% de los niños de un año de edad y más de 7% de los niños de ocho años: E. Ostblom, G. Lilja, G. Pershagen *et al.*, "Phenotypes of Food Hypersensitivity and Development of Allergic Diseases During The First 8 Years of Life", *Clinical & Experimental Allergy*, vol. 38, 2008, pp. 1325-1332.

285. Estudios en Ghana: B. B. Obeng, A. S. Amoah, I. A. Larbi *et al.*, "Food Allergy in Ghanaian Schoolchildren: Data on Sensitization and Reported Food Allergy", *International Archives of Allergy and Immunology*, vol. 155, 2011, pp. 63-73.

285. **y Sudáfrica:** M. E. Levin, P. N. Le Souëf y C. Motala, "Total IgE in Urban Black South African Teenagers: The Influence of Atopy and Helminth Infection", *Pediatric Allergy and Immunology*, vol. 19, 2008, pp. 449-454.

285. **400 casas en Tanzania:** M. Justin-Temu, P. Risha, O. Abla y A. Massawe, "Incidence, Knowledge and Health Seeking Behavior for Perceived Allergies at Household Level: A Case Study in Ilala District Dar es Salaam Tanzania", *East African Journal of Public Health*, vol. 5, 2008, pp. 90-93.

285. **un estudio de 2005 en Mozambique:** N. Lunet, H. Falcão, M. Sousa *et al.*, "Self-Reported Food and Drug Allergy in Maputo, Mozambique", *Public Health*, vol. 119, 2005, pp. 587-589.

285. **China ha estado poniendo atención:** S. L. Prescott, R. Pawanker, K. J. Allen *et al.*, *op. cit.*, pp. 1-12.

285. **más de 30 000 personas en Taiwán:** T. C. Wu, T. C. Tsai, C. F. Huang *et al.*, "Prevalence of Food Allergy in Taiwan: A Questionnaire-Based Survey", *Internal Medicine Journal*, vol. 42, 2012, pp. 1310-1315.

286. **Un estudio en el sur de India:** P. A. Mahesh, G. W. Wong, L. Ogorodova *et al.*, "Prevalence of Food Sensitization and Probably Food Allergy Among Adults in India: The EuroPrevail INCO Study", *Allergy*, vol. 71, 2016, pp. 1010-1019.

286. **Las alergias a frutas y verduras son comunes en Colombia:** J. Marrugo, L. Hernández y V. Villalba, "Prevalence of Self-Reported Food Allergy in Cartagena (Colombia) Population", *Allergology and Immunopathology (Madrid)*, vol. 36, 2008, pp. 320-324.

286. **"la capital mundial de las alergias alimentarias":** S. Reddiex y C. Nguyen-Robertson, "Why Is Australia the Food Allergy Capital of the World?", The Royal Society of Victoria, 18 de junio, 2018. Consultado en <https://rsv.org.au/food-allergy-capital/>.

287. **más comunes para niños árabes:** Y. Graif, M. German, I. Livne y T. Shohat, "Association of Food Allergy with Asthma Severity and Atopic Diseases in Jewish and Arab Adolescents", *Acta Paediatrica*, vol. 101, 2012, pp. 1083-1088.

287. **estudio de los 89 países:** S. L. Prescott, R. Pawanker, K. J. Allen *et al.*, *op. cit.*, pp. 1-12.

288. **las alergias alimentarias ya cuestan un estimado de 25 000 millones de dólares al año solo en Estados Unidos:** R. Gupta, D. Holdford, L. Bilaver *et al.*, "The Economic Impact of Childhood Food Allergy in the United States", *JAMA Pediatrics*, vol. 167, 2013, pp. 1026-1031.

288. **permitirán a las plantas adaptarse al cambio climático:** P. J. Beggs y N. E. Walczyk, "Impacts of Climate Change on Plant Food Allergens: A Previously Unrecognized Threat to Human Health", *Air Quality, Atmosphere & Health*, vol. 1, núm. 2, 2008, pp. 119-123.

288. **la cantidad de proteínas alergénicas puede variar mucho:** H. A. Sampson, "Update on Food Allergy", *Journal of Allergy and Clinical Immunology*, vol. 113, núm. 5, 2004, pp. 805-819.

288. **produjeron una concentración mucho mayor de Ara h1:** L. H. Ziska, J. Yang, M. B. Tomacek y P. J. Beggs, "Cultivar-Specific Changes in Peanut Yield, Biomass, and Allergenicity in Response to Elevated Atmospheric Carbon Dioxide Concentration", *Crop Science*, vol. 56, 2016, pp. 2766-2774.

289. **Los registros de polen de 17 locaciones diferentes en 12 países:** K. Knowlton, "It's Official: Climate Change Worsens Pollen Season", National Resources Defense Council, 26 de marzo, 2019. Consultado en <https://www.nrdc.org/experts/kim-knowlton/its-official-climate-change-worsens-global-pollen-season>.

290. **diferencias regionales en alergias alimentarias provocadas por un síndrome de alergia oral:** C. H. Katelaris y P. J. Beggs, "Climate Change: Allergens and Allergic Diseases", *Internal Medicine Journal*, vol. 48, 2018, pp. 129-134.

290. **Pueden además hacer que las plantas sean más alergénicas:** Y. Shahali y M. Dadar, "Plant Food Allergy: Influence of Chemicals on Plant Allergens", *Food and Chemical Toxicology*, vol. 115, 2018, pp. 365-374.

291. **Los informes han vinculado las proteasas con la piel reseca y el eczema:** K. Sarlo, H. L. Ritz, E. R. Fletcher *et al.*, "Proteolytic Detergent Enzymes Enhance the Allergic Antibody Responses of Guinea Pigs to Nonproteolytic Detergent Enzymes in a Mixture: Implications for Occupational Exposure", *Journal of Allergy and Clinical Immunology*, vol. 100, 1997, pp. 480-487.

291. **sobre todo de estudios con animales:** D. A. Basketter, J. S. English, S. H. Wakelin e I. R. White, "Enzymes, Detergents and Skin: Facts and Fantasies", *British Journal of Dermatology*, vol. 158, 2008, pp. 1177-1181.

292. **los detergentes pueden hacer que las células de la piel se desprendan:** M. Wang, G. Tan, A. Eljaszewicz *et al.*, "Laundry Detergents and Detergent Residue After Rinsing Directly Disrupt Tight Junction Barrier Integrity in Human Bronchial Epithelial Cells", *Journal of Allergy and Clinical Immunology*, vol. 143, 2019, pp. 1892-1903.

293. **Los bebés y niños que mantienen la protección de su barrera dérmica:** K. C. Nadeau, S. Sindher, E. Berdyshev *et al.*, "Skin TEWL Measurements Show Significant Improvement with Trilipid Emollient Compared to Controls in Infants and Young Children", presentado en la Reunión Anual de la Academia Americana de Asma, *Allergy and Immunology*, 13-16 de marzo, Filadelfia.

El fin de las alergias alimentarias de Kari Nadeau y Sloan Barnett
se terminó de imprimir en el mes de abril de 2023
en los talleres de Diversidad Gráfica S.A. de C.V.
Privada de Av. 11 #1 Col. El Vergel, Iztapalapa,
C.P. 09880, Ciudad de México.